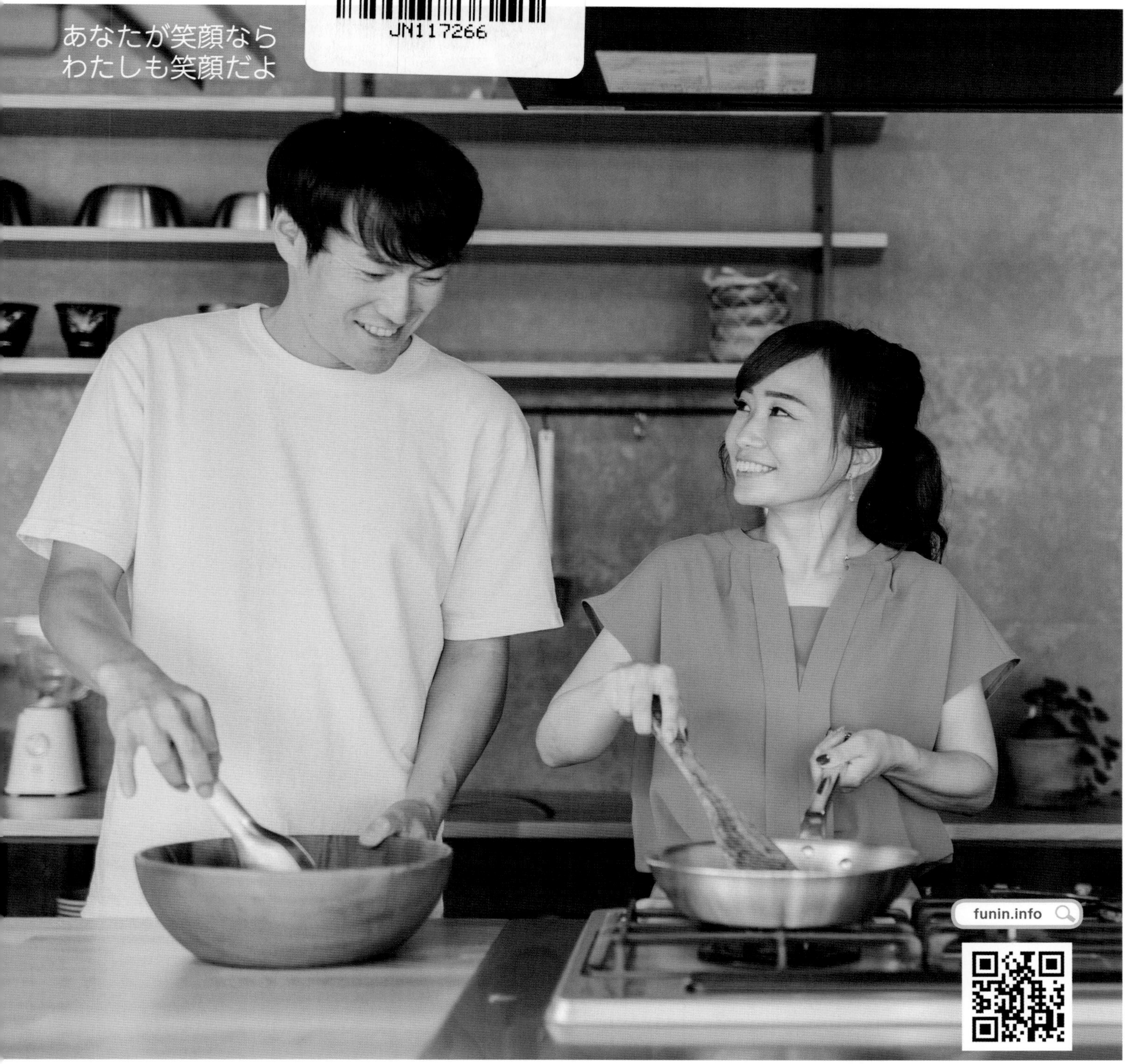

i-wish ママになりたい

パパ＆ママになりたい！そう願うご夫婦のために、私たちは不妊治療から妊娠、出産に関する情報を提供しています。

不妊治療を行う医療者と治療を受けるご夫婦の架け橋となるよう「i-wish ママになりたい」とポータルサイト不妊治療情報センター・funin.info(www.funin.info) で、不妊に関すること、治療に関すること、病院に関することなど、さまざまな情報を提供し、また全国の ART 施設も一覧紹介しています。

TWITTER　FACEBOOK　LINE

Twitter や Facebook、LINE からも情報発信しています。
ぜひ、お友達登録してくださいね。

胚移植 - 凍結融解胚移植 -

目次

企画・編集／不妊治療情報センター funin.info（CION corporation）　スタッフ／谷高哲也、松島美紀、織原靖子、土屋恵子、飯田早恵、織戸康雄、池田碧、天野美雪　イラスト／植木美江

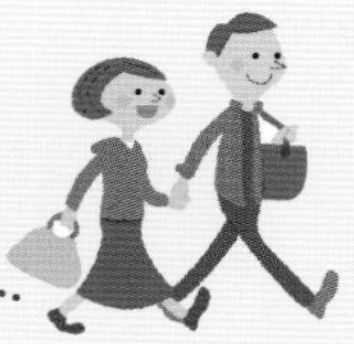

治療を考えている
ご夫婦にオススメ！

セミナー＆説明会　実施施設紹介

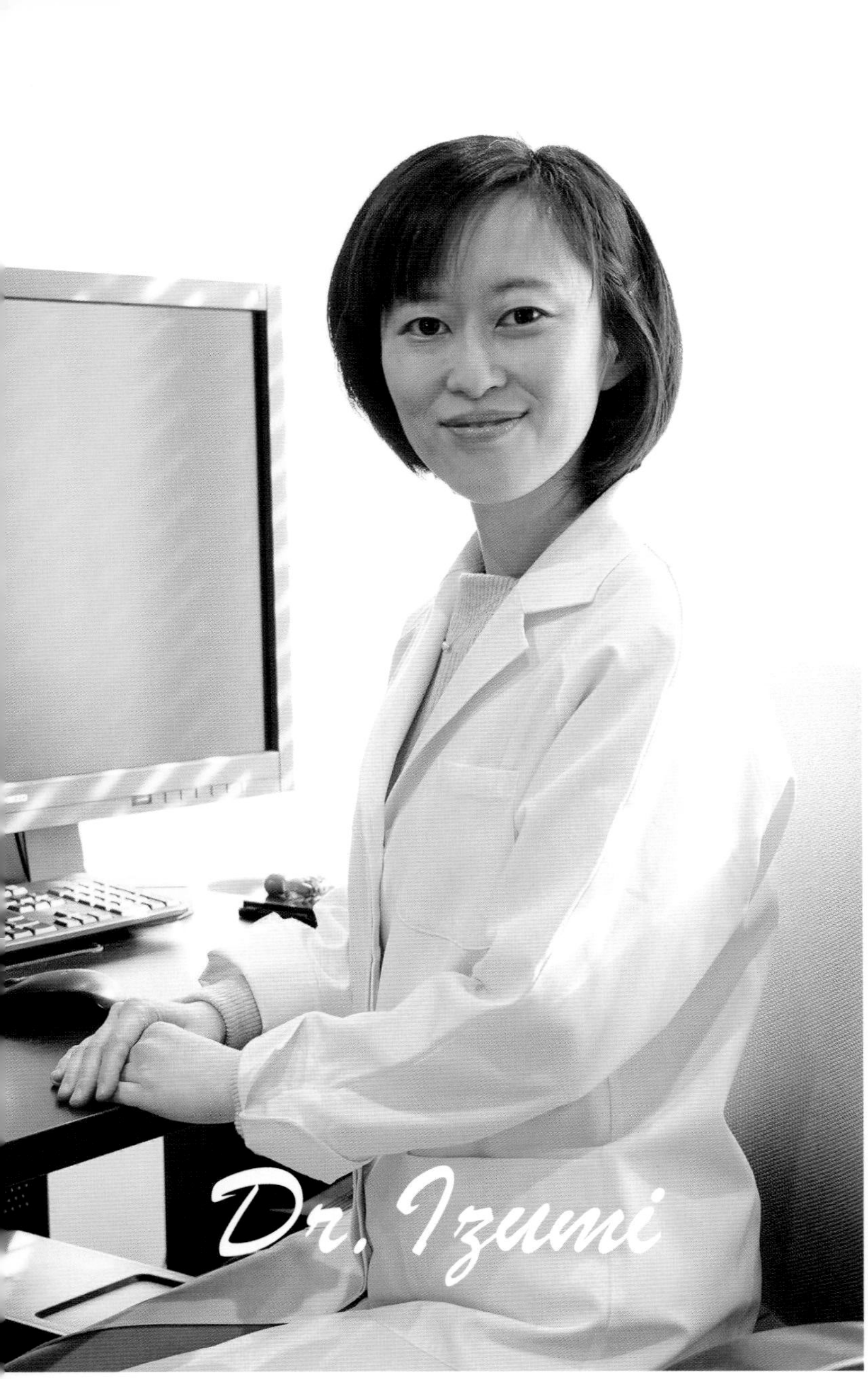

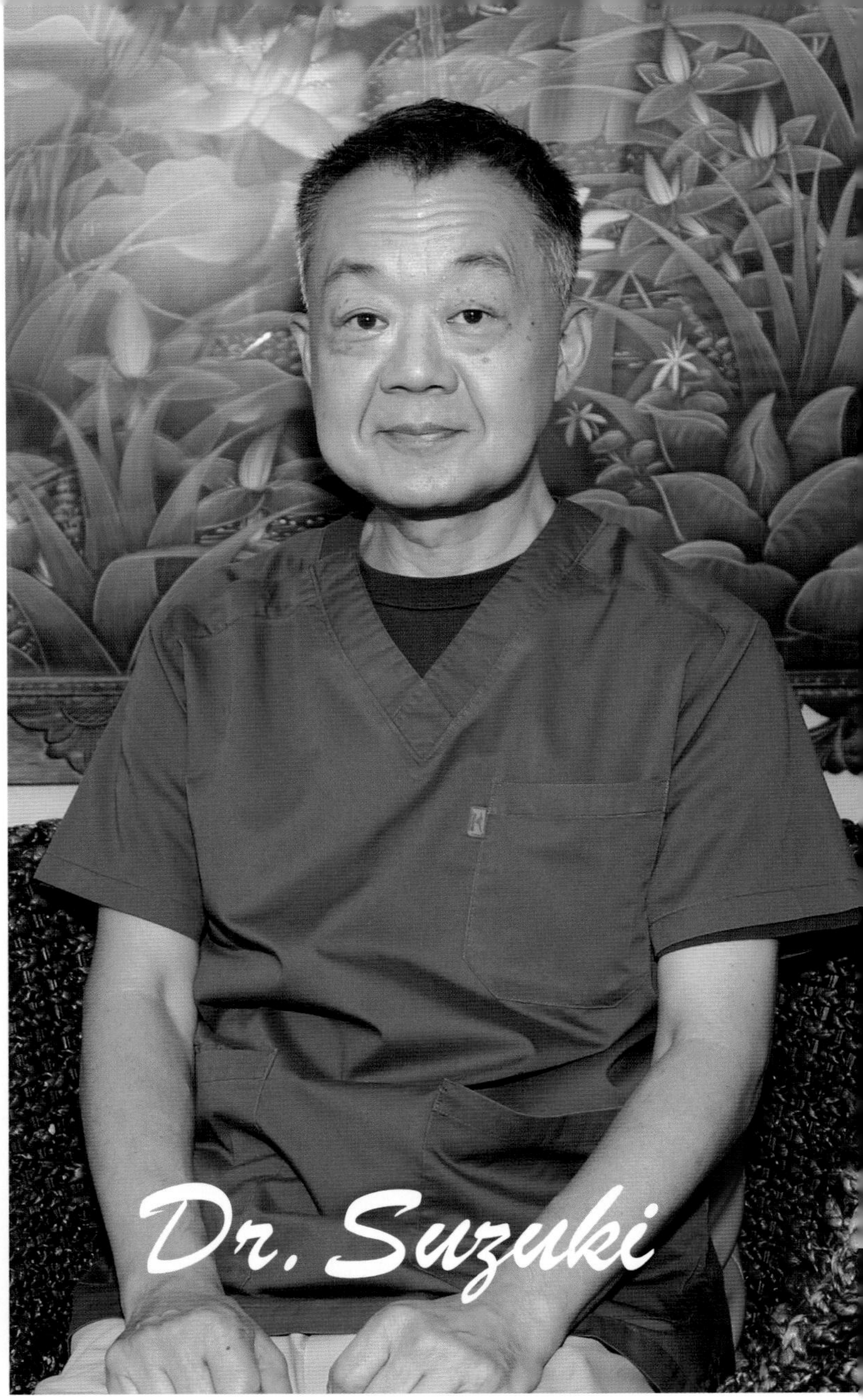

妊娠と安全な出産へのサポート

丁寧な説明、そして検査から始める幅広い対応と治療。

ご夫婦に寄り添ったテーラーメイド診療でリプロダクション部門がさらに充実。

神奈川県・横浜市

コシ産婦人科・リプロダクション部門

リプロダクション部門長 医師 鈴木 隆弘　　医師 和泉 春奈

伝統ある産婦人科で期待の不妊治療・ARTが始まっている

1957年開院の伝統ある産婦人科医院・コシ産婦人科が、新たに生殖医療部門を始めたのは2018年の春。分娩まで扱う施設として診療を開始した歴史において、「思春期から老年期に至る女性の一生に寄り添い、地域に根差した医療を提供する」という信念は当初から変わらないとのこと。

そして今、分娩は大病院に任せるセミオープンシステムを取り入れることで産科外来を継承し、定評ある超音波検査を組み込んだ妊婦健診を可能にしながら、リプロダクション（不妊・生殖医療）部門が強化されました。本部門をリードするお2人の医師にお話を伺いました。

ご自慢の診療内容から、部門開設3年にしての実績と長年大学病院で積み重ねてきた専門性の高さが、見えてきます。

一般不妊治療からART(生殖補助医療)まで、丁寧に診療!

2人の医師は話します。

「当院のリプロ部門の特徴は、複数の生殖医療専門医（男性と女性）が常勤していることです。生殖医療は、検査や技術の進歩が早い分野ですから、常に専門医として高水準の診療を行っています。一方、イラストを利用した丁寧な説明を行い、気軽に相談できる雰囲気作りを目指しています。

不妊原因の約半数は男性因子が関わっていますから、ご夫婦それぞれに検査を行います。一般不妊治療で妊娠ができそうな場合はタイミング指導や人工授精から始めます。年齢・不妊因子・AMH値などから早めのステップアップが望ましい場合には体外受精や顕微授精を提案し、早期に妊娠出来るよう努めます。

原因が、男性側の（精子に関する）ことであれば泌尿器科生殖医療専門医と連携して対応していますし、子宮内膜ポリープ等は日帰りで子宮鏡手術も可能です。リプロ部門を開設して4年目を迎えるところですが、個別対応のテーラーメイドに配慮しているためかとても良い妊娠率が得られています。また、妊娠成立され当部門を卒業された方も、継続して妊婦健診に移行できる安心さも当院の特徴の1つです（入院病床完備）。」

採卵と胚移植

▼体外受精について具合的にお聞きします。採卵はどのように?

「不妊因子や妊娠歴などはご夫婦それぞれで異なるため、画一的な治療ではなくテーラーメイドを心がけています。体外受精の適応であれば、基本は調節卵巣刺激で、複数卵子の獲得を目指します。年齢や卵巣予備能から自然周期法で採卵を行うこともあります。お仕事と両立しつつ通院されている患者様は多く、自己注射指導も行っています。不安・心配を極力取り除いくことがモットーですから、採卵には麻酔科医を招聘しています。」

▼胚移植はどのように?

「主流は、通常媒精（か必要時顕微授精）で体外培養後、胚凍結保存し凍結融解胚移植ですが、年齢や胚分割状況、子宮内膜やホルモン状態から新鮮胚移植をすることもあります。移植は、子宮の状態により経腹もしくは経腟超音波ガイド下に行っています。反復着床不全の場合は、子宮内膜着床期のズレをERAで判定した移植時期修正や子宮内細菌叢是正で良い結果に繋がっています。」

最後に

「コロナ禍で、集団の説明会が出来ずご不便をおかけしていますが、オンラインでの個別対応を強化して、ご夫婦の力になれるよう努めています。」

神奈川県の地に、また一つ良い施設が動き始めていました。

患者様の
身になって
親切・丁寧・
迅速に

診療の特徴

◆産婦人科

- 思春期から更年期まで幅広い対応
- 産科外来はセミオープンシステム
- 分娩までの妊婦検診が可能
- 乳がん検診（マンモグラフィーおよび超音波）
- 切迫流産・早産、つわり等の入院加療可能

◆リプロダクション部門

- 一般不妊治療から体外受精まで
- 生殖医療専門医（男性医師、女性医師）
- 妊娠成立後も安心して妊婦健診
- テーラーメイドな診療
- 患者説明は図を駆使してわかりやすく
- 疑問点はその場で解決
- 卵巣刺激は低刺激から高刺激まで
- PPOS 法も導入
- 胚移植は超音波ガイド下に施行
- 採卵時麻酔は、局所麻酔・静脈麻酔のどちらにも対応
- ART 説明会は個別にオンライン開催
- 低出力レーザー治療を実施
- 男性因子は泌尿器科生殖医療専門医連携
- 子宮鏡手術（日帰り手術）が可能

先生のプロフィール紹介

Dr.Takahiro Suzuki profile

コシ産婦人科
鈴木 隆弘 副院長プロフィール

● 略歴
東海大学医学部 卒業
東海大学医学部産婦人科 准教授
コシ産婦人科医院 副院長・リプロダクション部門長

● 資格
日本産科婦人科学会専門医・指導医／日本生殖医学会 生殖医療専門医／日本女性医学学会 女性ヘルスケア専門医・指導医／日本産科婦人科内視鏡学会 技術認定医（腹腔鏡）

Dr.Haruna Izumi profile

コシ産婦人科
和泉 春奈 プロフィール

● 略歴
横浜市立大学医学部卒業
コシ産婦人科 常勤
横浜市立大学市民総合医療センター・生殖医療センター 非常勤

● 資格／日本産科婦人科学会専門医・指導医／日本生殖医学会 生殖医療専門医／日本産科婦人科遺伝診療学会 認定医（周産期領域）／女性アスリート健康支援委員会講習会 受講医師

コシ産婦人科
電話番号. 045-432-2525
診療科目／『産科・婦人科』『リプロダクション部門』
診療時間／ 8:30 ～ 12:30　15:00 ～ 18:30
（最終受付 12:00）（最終受付 18:00）
休 診 日／ 日曜・祝日、木曜日は外来休診
変更情報等、HP での確認をお願いします。
https://www.koshi-sanfujinka.com//

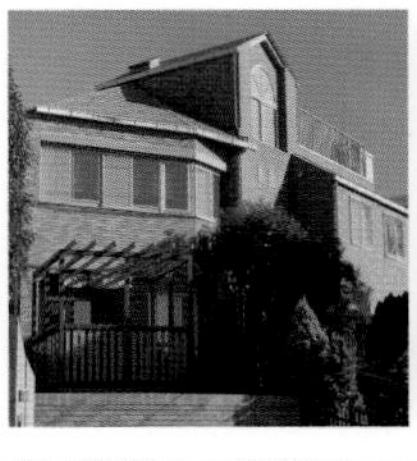

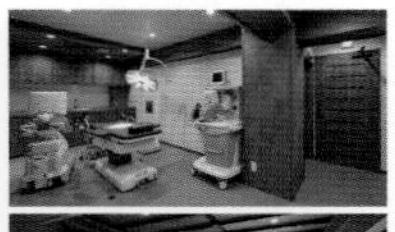

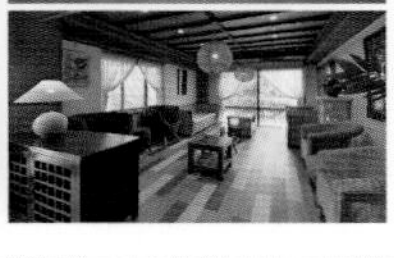

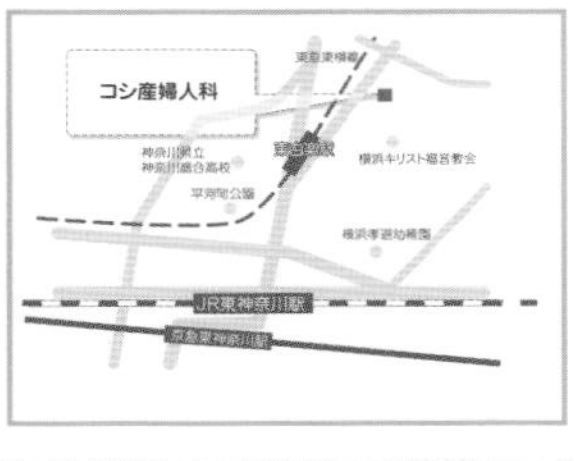

所在地
〒221-0065
横浜市神奈川区白楽 71-8
アクセス
東急東横線東白楽駅 徒歩 3 分
白楽駅 徒歩 5 分

胚移植

- 凍結融解胚移植 -

わたし、妊娠できるかな。

胚移植は、体外受精のなかで妊娠への期待がもっとも高まるときです。
妊娠へつなげるためには、どのような胚を、どのように移植したらいいのか、
その選択が大切です。

また近年は、胚の凍結技術が向上したことから、採卵した周期に胚を移植するよりも、胚を凍結して採卵した周期とは別の周期に、融解した胚を移植する方法が主流となり、その妊娠率の向上によって、積極的に、凍結融解胚移植を行う治療施設も増えています。

体外受精では、胚移植に至るまでに排卵誘発、採卵手術、受精、胚培養といくつもの過程を経ています。そして、それぞれがとても大切なことです。

そこで、今号では「胚移植」についてお伝えしていきます。

胚移植のときに多くの人が抱く
「妊娠できるのかな」という心配がとり越し苦労に終わりますように。
「妊娠への期待」が現実へとつながりますように。

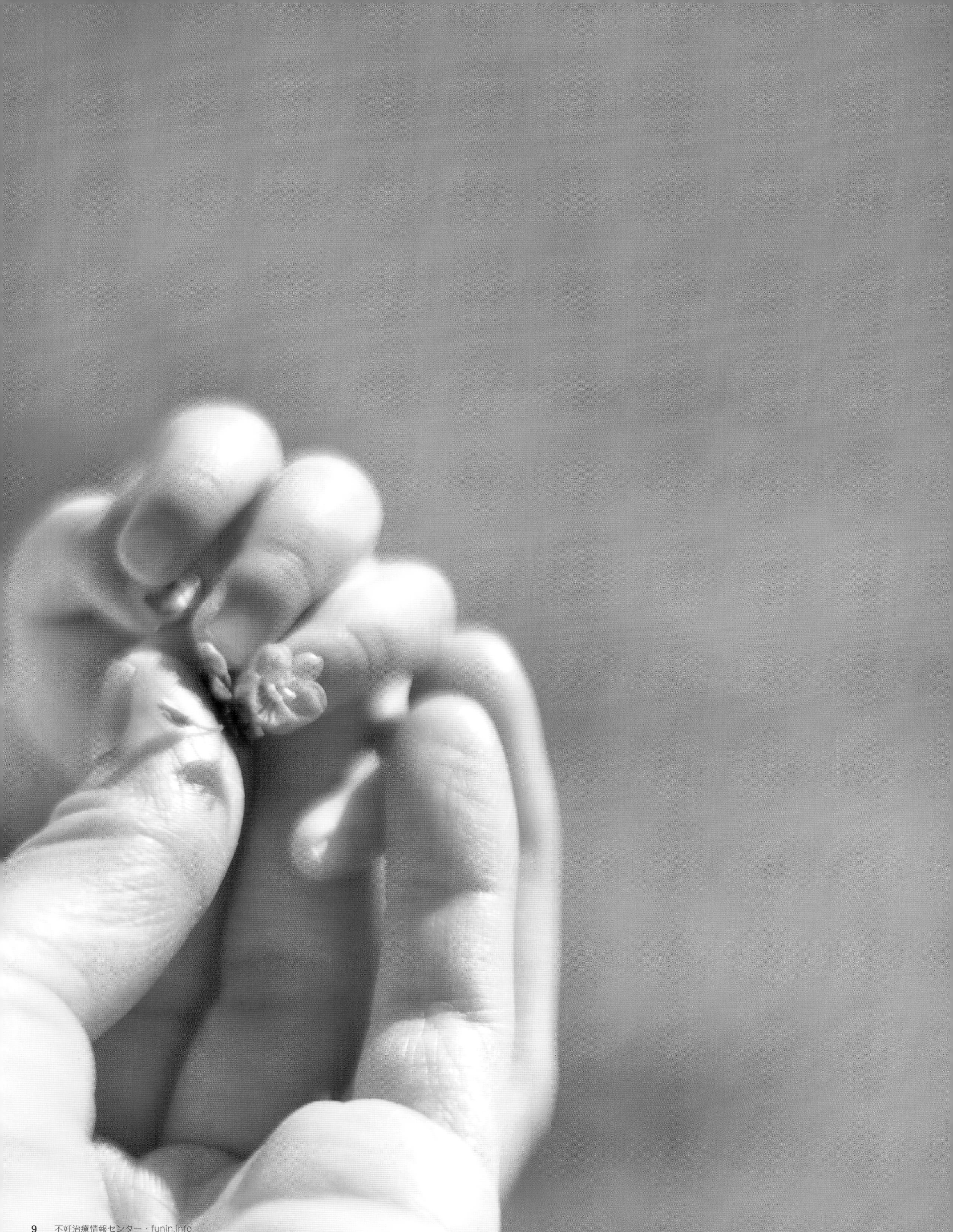

① 胚移植とは？

胚を子宮へ戻しましょう

胚移植とは、胚を子宮へ戻すことをいいます。

移植方法には、採卵した周期に移植をする新鮮胚移植と、採卵した周期に移植しなかった胚を凍結しておき、夫婦のスケジュールに合わせて、融解した胚を移植する凍結融解胚移植があります。

また、移植する胚は受精から2～3日目の初期胚か、受精から5、6日目の胚盤胞で行われます。

	胚盤胞を移植	初期胚を移植
新鮮胚移植	新鮮胚盤胞移植	新鮮初期胚移植
凍結融解胚移植	凍結融解胚盤胞移植	凍結融解初期胚移植
	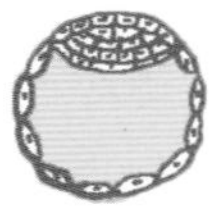	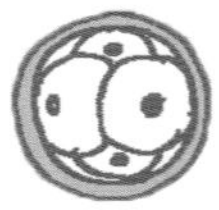

胚移植の方法は？

胚移植は、多くの治療施設で採卵と同じ手術室で行われます。

はじめに、子宮頸部を洗浄して頸管粘液をできるだけ取り除くことからはじまります。

頸管粘液は粘稠性が高いため、移植カテーテルに絡んでしまうと、カテーテルの先をつまらせてしまい、胚がカテーテルからうまく出なかったり、胚がカテーテルと一緒に引き抜かれてしまったりする原因になるからです。

頸管の洗浄が終わったら、いよいよ胚移植です。

超音波で子宮の形、内膜の厚さなどを確認し、子宮底から1～1.5cmほどの場所へ静かに置いてくるように胚を移植します。カテーテルは、超音波で確認しながら腟から挿入されます。最近では、経腟超音波ガイド下で行われる胚移植も増えてきましたが、経腹超音

経腟超音波ガイド下胚移植

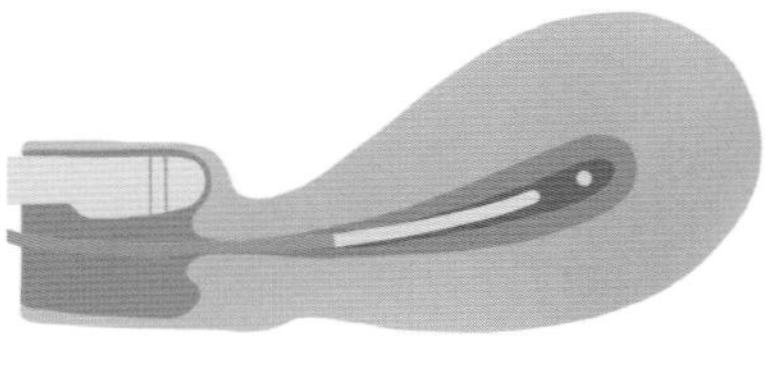

この図は、経腟超音波ガイド下胚移植のようすです。この方法のメリットは、尿を溜めずに移植を行えることです。

胚移植のリハーサル

子宮頸管や子宮の形などには個人差があり、何も情報がないまま移植を行うのは大変困難です。大切な胚をなくしてしまったり、子宮を刺激し着床を難しくすることにもつながります。

そこで、胚移植時に使用するカテーテル（トライアル用など）を使い子宮の形や奥行き、子宮頸管の通りやすさなどを、エコーで確認するゾンデ診を行うことがあります。

これによって、胚移植時に使用する移植用カテーテルの選択、カテーテルをどこまで挿入したらよいかなどがわかります。ゾンデ診の際、膀胱に尿をためることで子宮が見やすく、またカテーテルが通りやすくなるため尿を溜めておくように指示をされます。経腹超音波ガイド下胚移植の場合は、胚移植当日にも、尿を溜めておくように指示されるので、どれくらいの水分量を摂取して臨めばいいかの目安にもなるでしょう。

波で胚移植を行う治療施設も少なくありません。

移植を受ける際、患者がモニターで確認できる治療施設もあります。

胚が移植されたとき光って見えたり、白くホワッと広がるようすが確認できるでしょう。胚が移植された後、胚培養士が顕微鏡でカテーテル内に胚が残っていないことを確認し、問題がなければ移植は終わりです。

移植用カテーテルの確認と選択

採卵周期の前周期、または凍結融解胚移植を行う前周期には、トライアル・カテーテルを使って子宮の形状や奥行き、子宮頸管の通りやすさなどを確認する場合があります。

子宮の形状や奥行き、子宮頸管の通りやすさなどには個人差があり、胚移植前に確認することで、使用するカテーテルの種類、カテーテルをどれくらい挿入したらよいかなどがわかり、移植をスムーズに行うことができます。

ただし、すべての治療施設、すべての人に行うわけではありません。

卵胞の成長や子宮内膜の厚さなどを確認するためのエコー検査の際に、プローブの挿入具合などで胚移植の確認を兼ねることも多いようです。

胚移植の流れ

1、移植胚の説明と確認

胚移植日の血中エストロゲンとプロゲステロン（10.0mIU/ml 程度）の値、子宮内膜の厚さ（10mm くらい）を調べます。

移植前の診察で移植する胚の評価などの説明を受けます。

2、子宮頚部の洗浄

子宮頚部を洗浄して頚管粘液をできるかぎり除去します。頚管粘液が残っていると胚移植カテーテルの先がつまってしまい、胚がカテーテルから出なかったり、頚管粘液を子宮腔内に入れることになってしまいます。

～ 子宮頚部洗浄方法 ～

① 腟鏡（クスコ）を慎重に挿入する。

② 37℃に温めた生理食塩水で腟内を洗浄する。

③ 次に子宮頚管内洗浄用カテーテルで子宮頚管内を洗浄する。

3、カテーテルの確認

カテーテルの最終確認をする場合は、カテーテルを挿入して確認、使用するカテーテルを胚培養士に伝えます。

少量の培養液とともに胚を吸い上げたカテーテルを胚培養士から受け取ります。

4、胚移植

経腟超音波、または経腹超音波でカテーテルの走行を確認しながら、子宮内膜をつついたりしないように挿入していきます。

胚を移植する場所は、子宮底の 1 cm くらい手前に、そっと置いてくるようにして移植します。

5、移植の完了

カテーテルを抜き、胚培養士に渡します。

胚培養士は、顕微鏡でカテーテルの内や外に胚が残っていないかを確認します。問題がなければ、胚移植は完了です。

移植後、患者は処置台から降りて、歩いて着替えをした部屋へ戻ります。

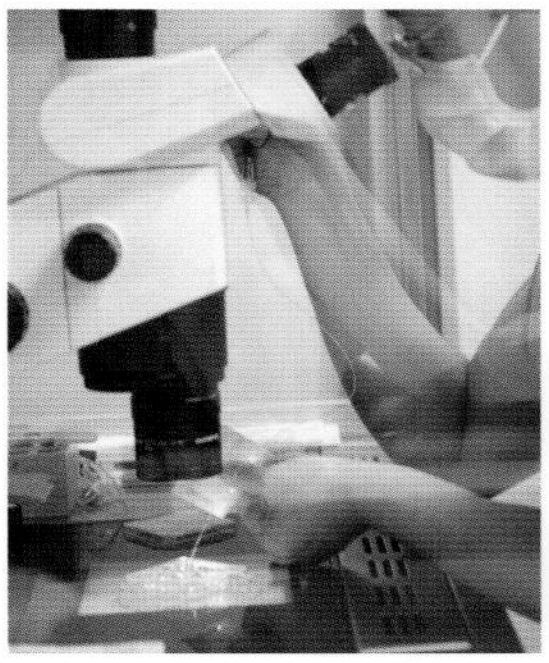

培養室で胚培養士が移植する胚をカテーテルに吸い上げます。
その際に、カテーテルの先端に直接触れないようにします。

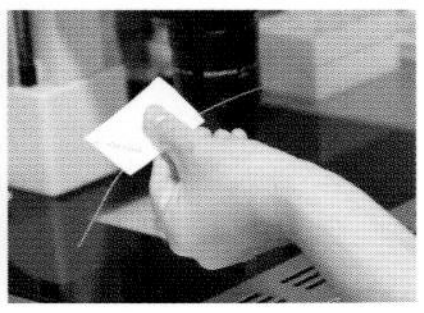

培養室から胚移植を行う手術室へカテーテルが渡ります。医師は、エコーを確認しながら、子宮内膜などをカテーテルで突かないように挿入し、子宮底の少し手前にそっと置いてくるようにして移植をします。

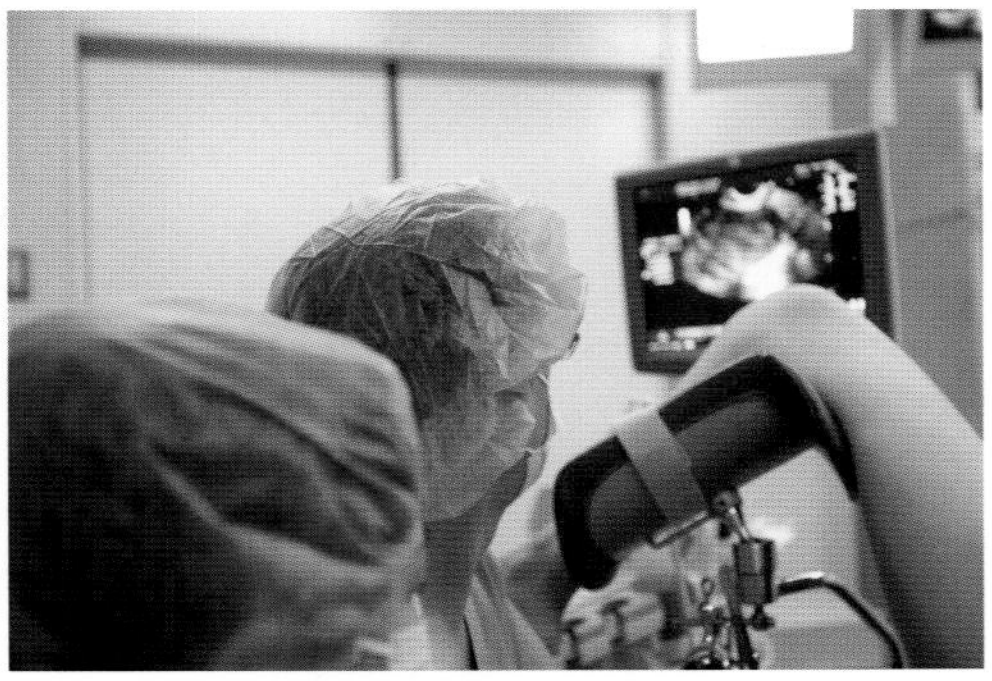

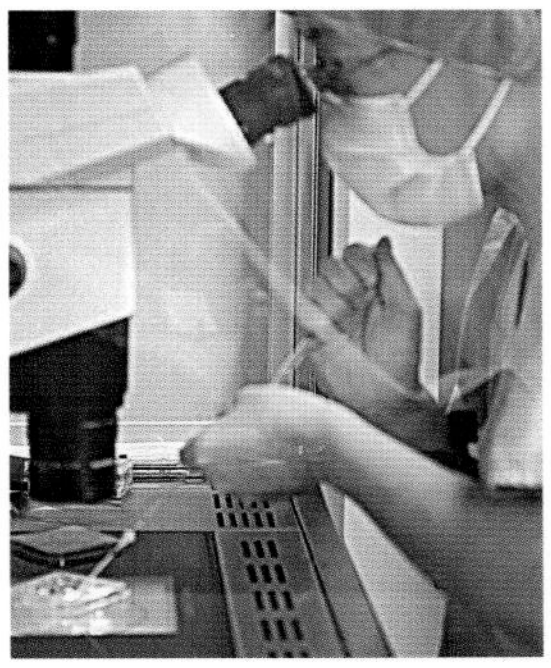

移植カテーテルは、再度培養室へと戻ってきます。
胚培養士が、カテーテルの内や外に胚が残っていないかを慎重に素早く確認し、医師へ伝えます。

❷ 胚の成長

卵子と精子の出会いから着床まで

卵子と精子は卵管膨大部で出会い、受精します。自然妊娠の場合は卵管膨大部で、体外受精の場合はディッシュの上で起こります。

　卵子と精子の出会いから、胚の着床まで順に見てみましょう。

— 体外受精の場合 —

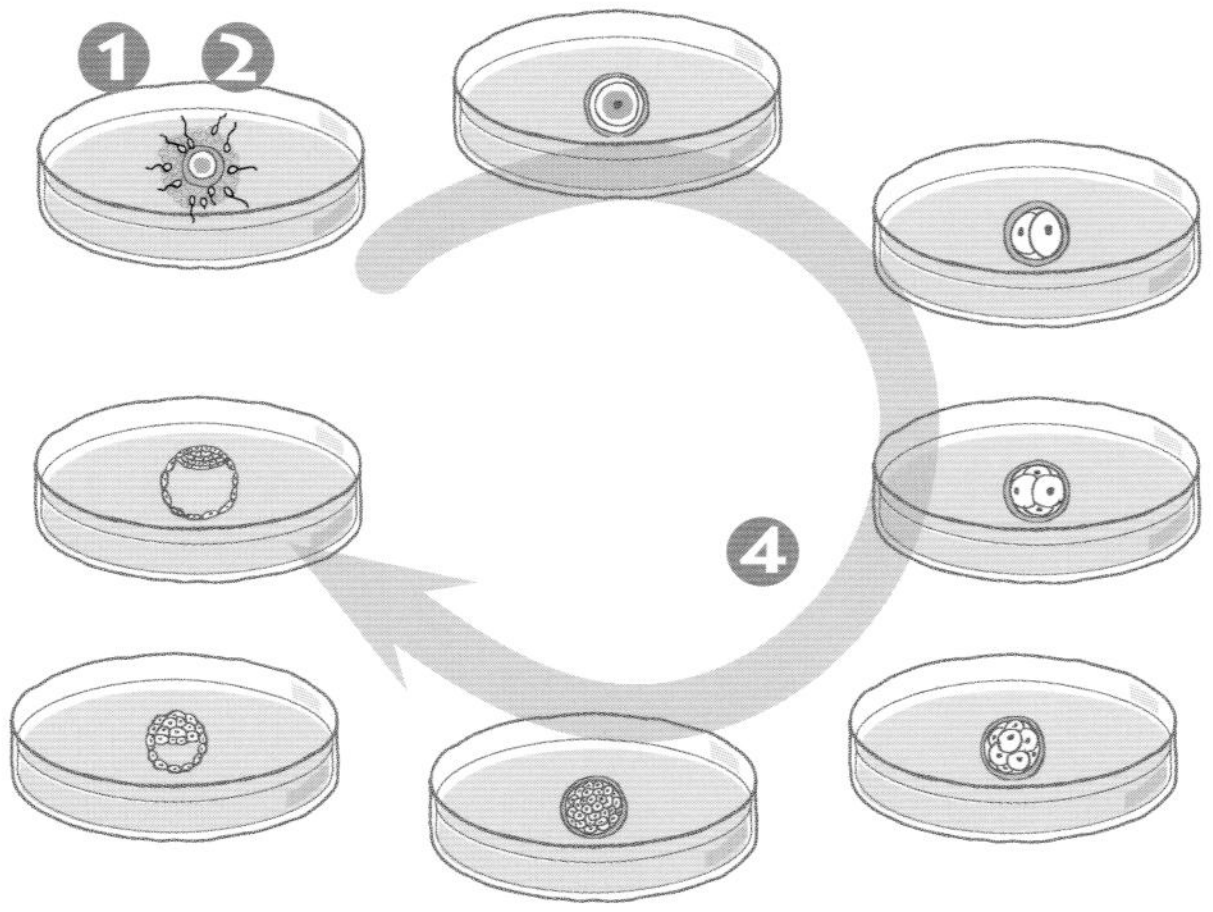

❸ 飲み薬、貼付薬、腟座薬、注射などの黄体ホルモン剤で黄体ホルモンを補充します。

❺ 胚移植によって、胚は子宮へと戻ります。

— 自然妊娠の場合 —

❶ 卵子と精子が出会う

卵管膨大部へと泳ぎ着いた精子は、ここで卵子と出会います。タイミング的には精子が卵子を待つのがいいといわれています。なぜなら卵子の寿命が24時間程度といわれるのに対し、精子の寿命は3日程度と長く、また、卵子の受精可能な時間が排卵から8～12時間程度であるといわれているからです。

❷ 卵子と精子が受精する

卵子と出会った精子は、卵子に頭をくっつけて群がります。精子の頭部には先体があり、そこから分泌される酵素で、少しずつ卵子の透明帯を溶かしていきます。

射精時には1～3億個もいる精子ですが、卵子にたどり着くのは数百個で、そのうち卵子にくっつくことができる精子は数十個ほどではないかといわれています。また、受精に挑む間に力尽きていく精子も少なくありません。その中で透明帯を破り、運良くグイっと頭を入れることのできた精子と、卵子は受精します。

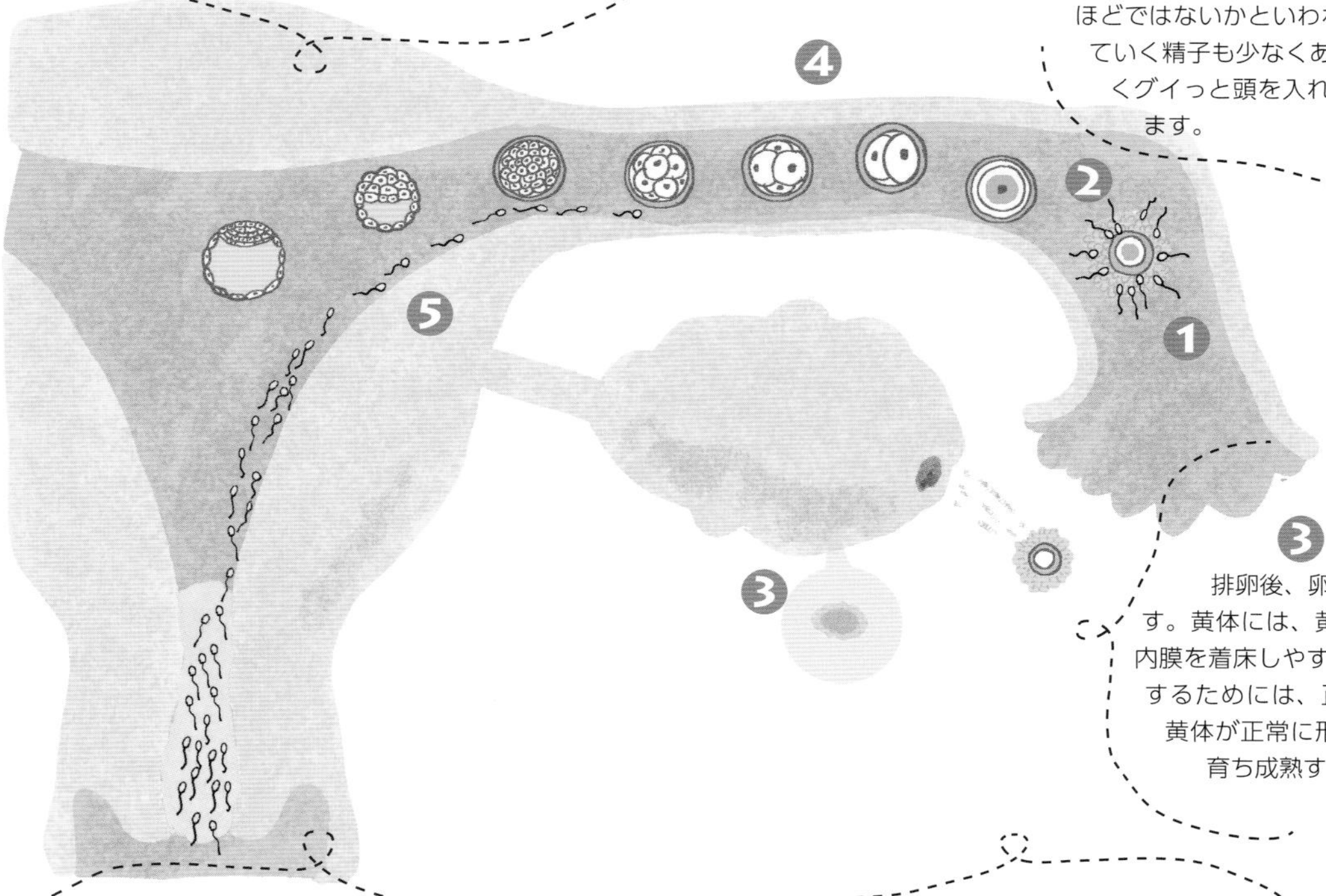

❸ 正常な黄体が形成される

排卵後、卵巣に残った卵胞は、黄体に変化します。黄体には、黄体ホルモンを活発に分泌して、子宮内膜を着床しやすい環境に整える役割があります。妊娠するためには、正常な黄体が形成される必要があり、黄体が正常に形成されるためには、卵胞が十分に育ち成熟することが大切です。

❹ 受精卵（胚）が順調に分割する

精子が卵子の細胞質に入り込むと、第二極体が放出されます。これにより細胞質には父方と母方の前核が現れ受精が完了します。この2つの前核が融合し、胚は分割を繰り返し発育、成長していきます。

❺ 胚が子宮に運ばれる

胚は、2細胞、4細胞、8細胞と細胞数を増やし、成長しながら卵管の中を通り、子宮へと運ばれていきます。受精から約5日目には胚盤胞へと成長し、子宮に到着して着床へと進みます。胚が順調に発育、成長するためには、卵子と精子の染色体に異常がないことも重要です。

受精の完了から胚盤胞まで

卵子の卵細胞膜（透明帯の内側にある膜）を破り、1個の精子が卵細胞（卵子そのもの）へ進入すると、卵子の透明帯が変化し、卵子の周りに群がる他のすべての精子の進入をブロックします。これにより、1個の精子が卵子と受精することができます。

卵子に精子が進入してから約17時間後に前核という父方の核と母方の核の2つの核が見えるようになります。

この2つの前核と卵子が放出した2つの極体が見えれば、受精が完了したことがわかります。その後、父方の前核、母方の前核は1つになり、ふたりの遺伝子が融合します。

1つになった核は、2つに分割し、順調に成長すれば2日後には4つの細胞、3日目には8つと、細胞数を倍々に増やし成長していきます。成長に従って細胞数は増えますが、1つずつの細胞は小さくなっていきます。8細胞期あたりから、細胞と細胞のくっつきが強くなり（コンパクション）、4日目には桑の実がたくさん集まったように見える桑実胚に成長します。

さらに5日目には、将来赤ちゃんになる内部細胞塊と、将来胎盤になる栄養外胚葉を持つ胚盤胞へと成長します。

こうして受精後から胚盤胞に成長するまで、卵管液から栄養をもらい、卵管上皮の線毛細胞や卵管液の流れに乗って子宮へと運ばれていきます。

着床のはじまり

胚は、透明帯という卵子の周りを覆っている糖たんぱく質の膜に守られて成長します。透明帯には、分割して、増えていく細胞がバラバラにならないように胚を守る役割があるといわれています。

しかし、着床するには、透明帯から脱出する必要があります。子宮へと到達した胚が、大きくなったり、小さくなったりを繰り返すことで透明帯の一部が薄くなって破け、そこから胚盤胞が出てきます。これを孵化（ハッチング）といいます。

透明帯から脱出した後、急激に大きさを増しながら、内部細胞塊（将来赤ちゃんになる細胞）を子宮内膜に接着させます。接着するとすぐに、子宮内膜上皮を溶かしながら子宮内膜へと潜りこんでいきます。

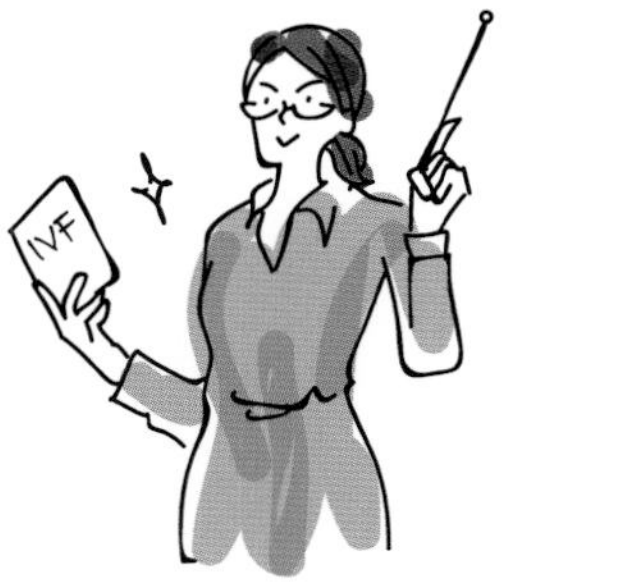

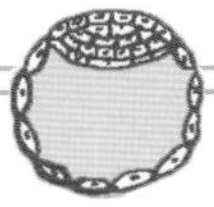
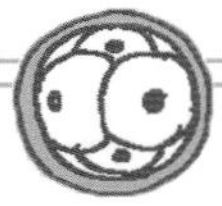

	胚盤胞のとくちょう	初期胚のとくちょう
	受精から５日目頃、将来赤ちゃんになる内部細胞塊と将来胎盤になる栄養外胚葉に分かれた胚	受精から３日目、８細胞期頃までの胚
栄養	● ８細胞期以降は胚の力でタンパク質が合成されるようになり、グルコースを主なエネルギー源として成長します。	● 卵子の力でタンパク質を合成し、ピルビン酸と乳酸を主なエネルギー源として成長します。
状態	● 胞胚腔という胚の内部に存在する細胞のない空間が、成長に従って広がっていきます。	● 細胞の数が２、４、８と倍々に増えていきます。 ● 細胞の数が増えるごとに１つ１つは小さくなります。
細胞の特性	● 内部細胞塊は、さまざまな細胞に分化できる多能性を持っています。	● 体の全ての細胞、組織に分化できる全能性を持ちます。
発育の様子	● 拡張胚盤胞になると胚盤胞腔の容積がさらに大きくなり、透明帯が薄くなっていきます。透明帯の一部から胚が脱出し、完全に脱出すると内部細胞塊を子宮内膜へくっつけて着床がはじまります。	● 細胞は、分割する際にできる卵割溝に沿って分かれます。そのとき、卵割溝に沿って細胞の断片（フラグメント）が発生します。フラグメントは、細胞に吸収され消えていくものもありますが、フラグメントが多いものは胚の発育の妨げになるといわれています。

③ 胚培養 －体外受精－

― 培養室とは？

培養室とは、卵子、精子、胚を扱う専門の部屋で、胚培養士が業務に当たっています。

卵子や胚を扱うには、卵管内の環境を作り出すことが必要で、そのための機器類は多く、役割も機能もさまざまです。

培養室内は、高性能フィルター（HEPAフィルター）を利用してホコリやチリなどを取り除き、室内は常に清浄で、一年を通して室温は27～28℃、湿度は40％以下に保たれています。こうしたシステムにより培養室内は陽圧に保たれるため、外部からのウイルスや細菌の侵入を防ぐことができます。

培養室内の環境を整え、卵子、精子、胚を専門的に扱うのが胚培養士です。胚培養士は、培養室入室時には手洗いを敢行し、帽子、マスクを着用します。また、多くの施設で専用衣に着替え、エアーシャワーでホコリやチリを落として入室します。

― 卵管内の環境を作り出すために

胚の培養や管理をするためには、卵管内の環境を作り出すこと、また遠ざけないことが重要で、そのために使用する機器や試薬類の選択も重要です。

卵管内の環境を作り出すための機器や試薬類を紹介しましょう。

● インキュベーター

胚の成長・発育のために欠かせないインキュベーターは、温度、酸素濃度、二酸化炭素濃度、そしてpHを一定に保つことができ、胚が育つ卵管内を模倣することができます。

インキュベーターにも、いくつかの種類があり、最近では1つの扉に1夫婦の胚を培養する個別インキュベーターが主流です。

タイムラプス型インキュベーターは、庫内に内蔵されたカメラで胚を撮影し、インキュベーターから出すことなく成長を観察できる最新機器で、国内外の5社ほどで開発され、なかにはAI搭載型もあります。これにより胚へのストレスが軽減され、胚盤胞到達率が上昇しています。

胚の成長を動画で確認できることから、受精から胚盤胞へと発育する一つひとつの胚の様子がわかるようになってきました。

● 培養液

胚に栄養を与え、老廃物を受け取る卵管液の役目は培養液が担います。

8細胞期あたりから必要となる栄養が変わることに合わせて2種類の培養液を使い分けるシーケンシャルメディ

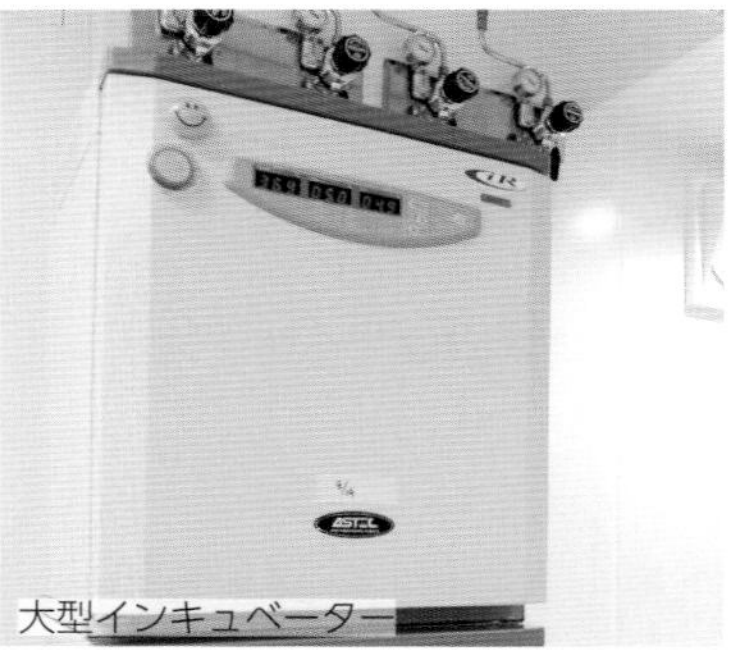
大型インキュベーター

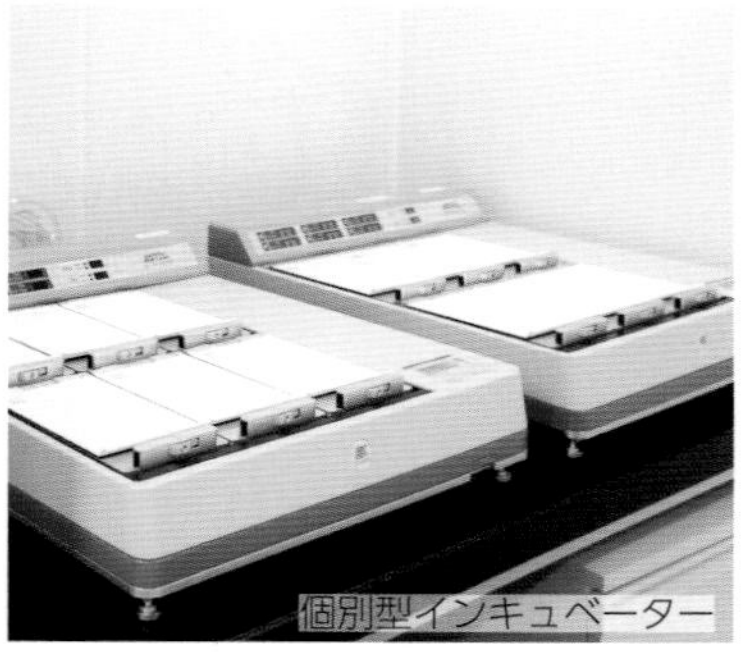
個別型インキュベーター

● インキュベーター

卵管環境を模したインキュベーターが、卵子の前培養から受精、胚培養まで担います。インキュベーターにもさまざまなタイプがあります。

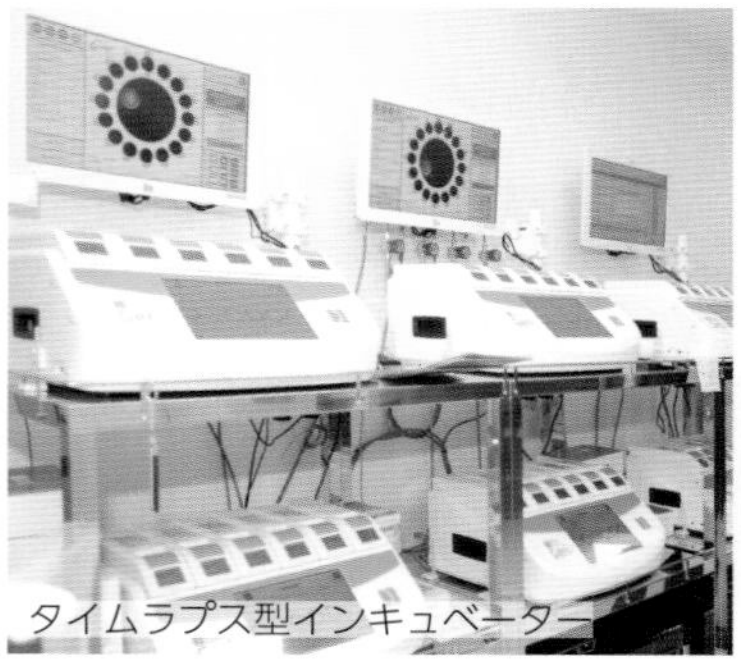
タイムラプス型インキュベーター

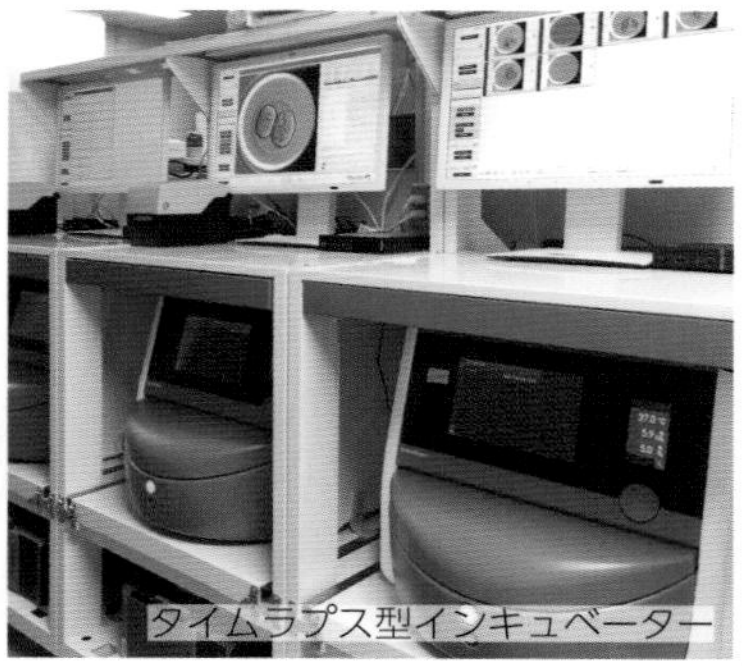
タイムラプス型インキュベーター

ウムと、胚は成長に合わせて必要な栄養を利用しているとされていることから、受精から胚盤胞まで1種類の培養液を使うシングルステップメディウムがあります。

管理のしやすさや成績の差もないこと、受精から胚盤胞到達までタイムラプス型インキュベーターで培養することができるようになったことから、シングルステップメディウムを採用する治療施設も増えてきました。

培養室内の機器

インキュベーターや培養液のほかにも大切な役割を担う機器があります。それら機器類を紹介します。

● クリーンベンチ

採卵手術後の卵胞液から卵子を探す検卵や通常媒精、胚の成長確認、培養液交換などはクリーンベンチという作業台で行います。

クリーンベンチは、ホコリやチリの侵入を防ぐことができ、さらに卵子や胚へのストレスを最小限にするために作業スペースなどを体内温度となる約37度に保つことができます。通常タイプが主流ですが、新生児医療で使用する保育器（クベース）タイプのものもあります。

顕微鏡がセットされているクリーンベンチでは、通常媒精、培養液の交換、胚の評価、精液調整などを行います。

顕微鏡の設置されていないクリーンベンチでは、培養液の準備などを行います。

● 顕微鏡

検卵や精液検査、C-IVFなどは、実体顕微鏡で行います。実体顕微鏡は、観察対象をスライスせずに、そのままの状態で見ることができます。

顕微授精やアシステッドハッチング（AHA）は、倒立顕微鏡で行います。倒立顕微鏡は、観察対象を下側から見るための顕微鏡です。

● 凍結タンク

凍結した胚は、液体窒素が充満したタンクに入れて保管します。タンクの蓋は二重になっており、胚はストローやシートに納められて凍結され、これをケーンという器具に納め、さらにキャニスターに入れてタンクで保管します。

● 遠心分離機

精液調整をするために、遠心分離機を使います。運動精子を抽出する機器です。

体外受精の心臓部ともいわれる培養室の質の高さ、また胚培養士の技術や知識の高さは妊娠率にも大きく関係しています。胚培養士は、採卵から胚移植までの間、胚を育て、新しい命につながるために日々努めています。

培養室の機器類

● 凍結保存タンク

凍結された胚は、液体窒素が充満した凍結タンクに保存されます。液体窒素を適切に補充することで半永久的に胚を保存することができます。

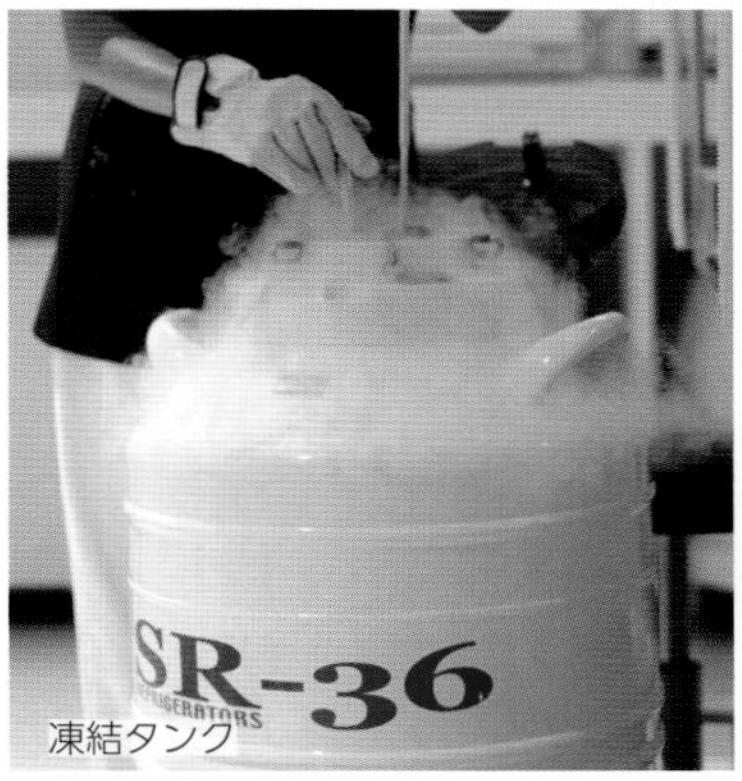

凍結タンク

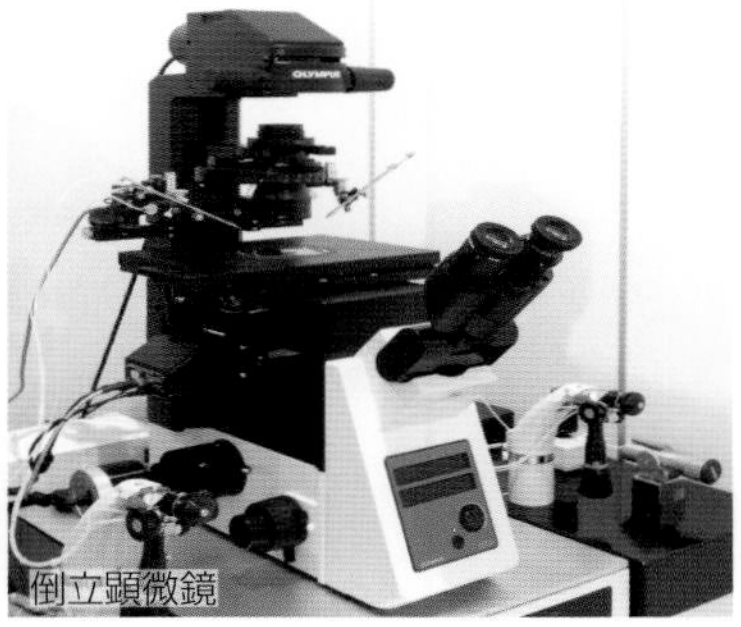
倒立顕微鏡

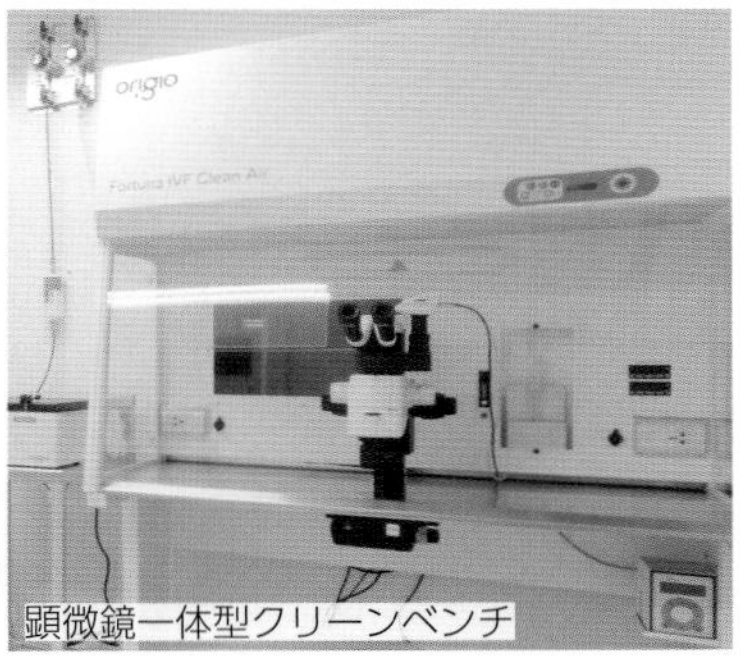
顕微鏡一体型クリーンベンチ

● 顕微鏡

検卵から受精、胚の成長の確認。顕微授精やAHAなどを行います。

● クリーンベンチ

検卵から受精、胚の成長確認、精子の調整などを行います。

● 遠心分離機

精液を調整して、運動精子の抽出を行います。

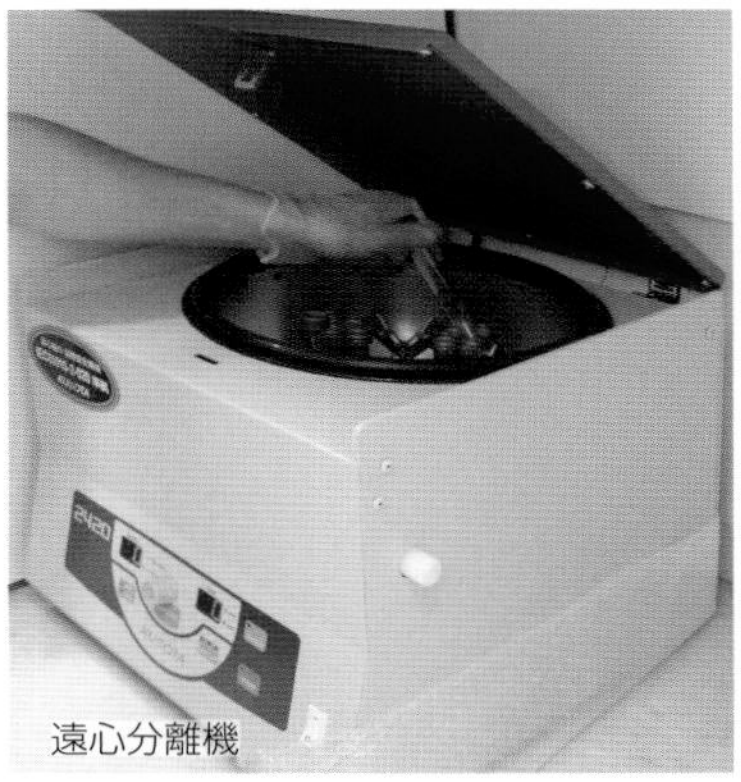
遠心分離機

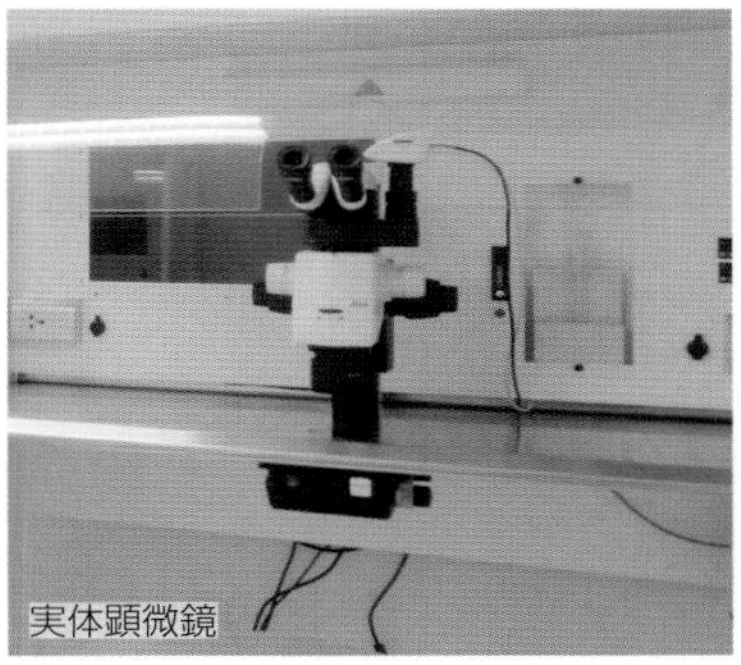
実体顕微鏡

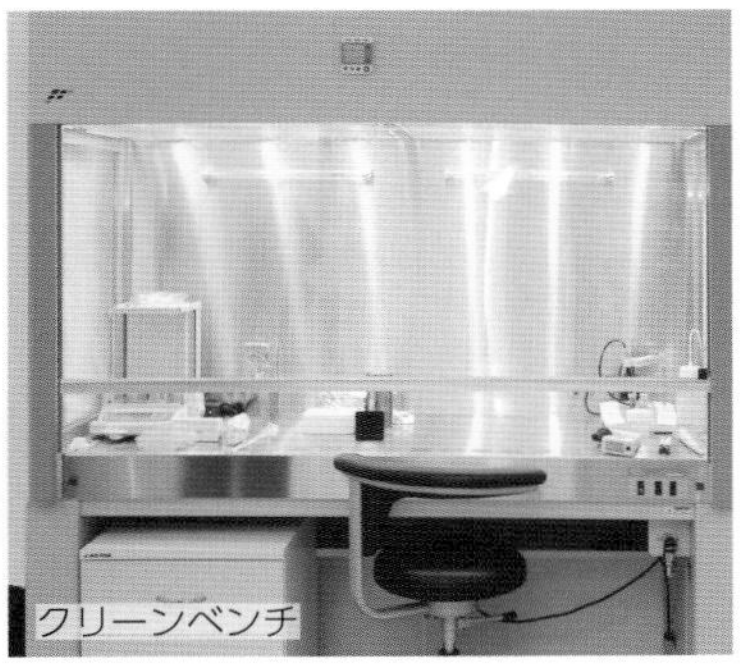
クリーンベンチ

❹ 胚の評価と移植胚の選定

一 胚を評価する

胚の評価は、その成長段階に応じて行います。従来のインキュベーターで胚培養した場合、1日に1回インキュベーターから出し、胚の成長の確認と評価をし、受精から3日目、8細胞期になった頃に培養液の交換を行います。

近年、タイムラプス型インキュベーターの登場により、インキュベーターから出すことなく胚を観察することができるようになりました。庫内に内蔵されたカメラで数分～10分に1回（治療施設ごと設定が異なります）胚を撮影し、それを連続して確認することで、動画のように胚の成長を確認することができます。

通常のインキュベーターで胚を培養した場合、出したタイミングでの胚の成長しか確認することができませんでした。しかし、タイムラプス型インキュベーターによって、培養期間中の成長を観察できるようになりました。これにより、これまでわからなかったこと、判断の難しかったことがわかるようになり、今までの評価に加えて予測もできるようになってきました。

一般的に胚の評価は、形良く、適切なスピードで育った胚の評価が高くなり、妊娠率も高いとされています。

初期胚は、受精から2日目なら細胞は4つ程度あり、割球のサイズが均等で、フラグメント（細胞が分裂する際にできる細胞の断片）のないグレード1が一番評価が高く、妊娠率も良いことがわかっています。

胚盤胞は、受精から5日目（6日目の場合もある）の胚盤胞の成長を1から6までの数字で表し、内部細胞塊（ICM：胎児になる細胞）、栄養外胚葉（TE：胎盤になる細胞）の細胞の数や状態をAからCの3段階に分類して評価します。

たとえば、3BCという評価の胚盤胞であれば、完全胚盤胞で内部細胞塊は密で細胞が多く、栄養外胚葉の細胞は少ないということになります。

5日目胚盤胞と6日目胚盤胞が同じ

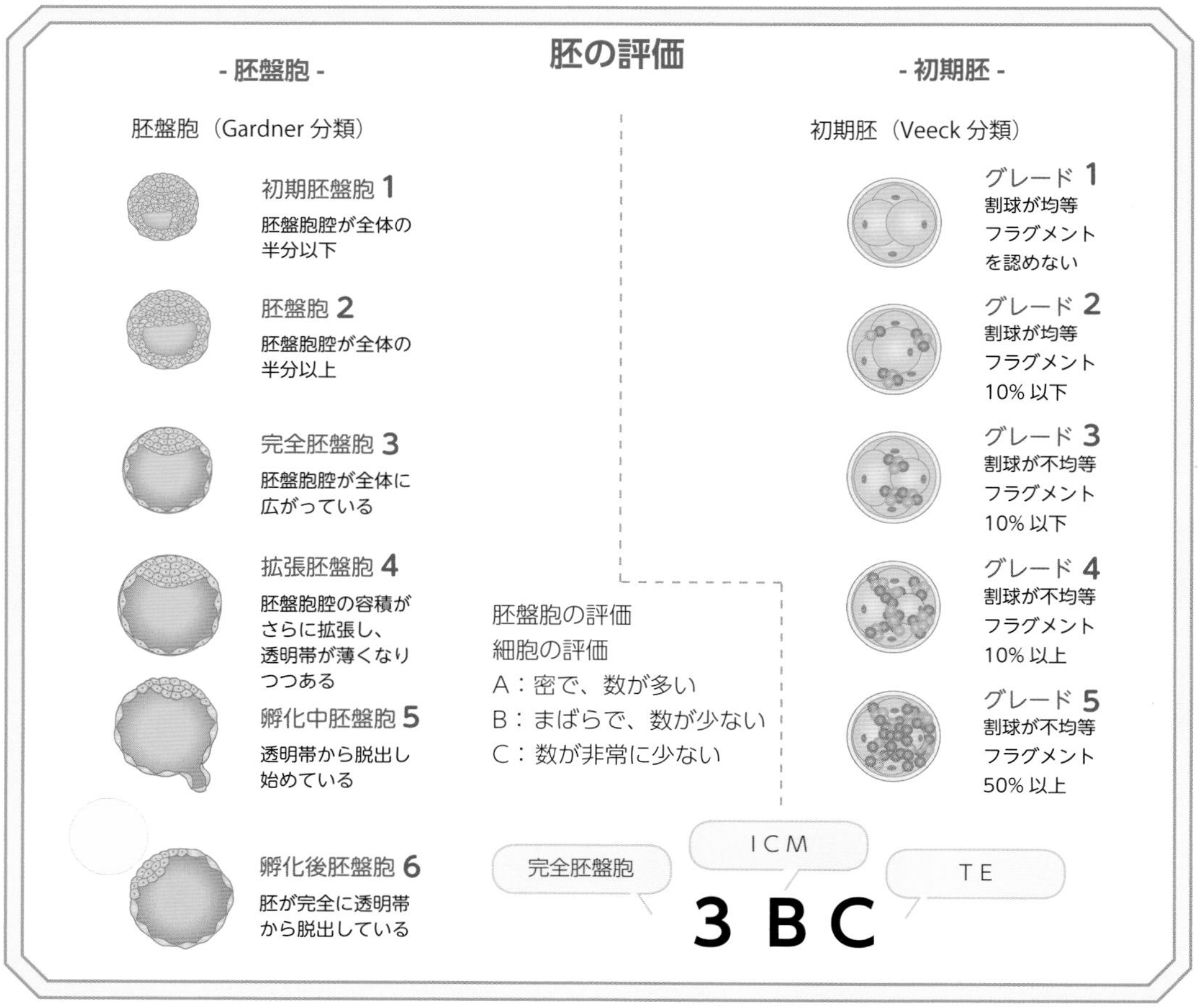

3BCだった場合、5日目胚盤胞のほうが高い評価となります。

タイムラプス型インキュベーターに高まる期待

胚の発育に問題や障害となるのがストレスです。胚は、本来、卵管の中にありますが、体外受精の場合は胚移植に至るまでは培養室で管理されます。

胚は、ディッシュの上で培養液に栄養をもらいながら、インキュベーターの中で育ちます。小さな胚にとって、体外環境はストレスで、このストレスが成長・発育へ影響し、また妊娠率にもつながっていきます。

グラフ1

インキュベーター別胚盤胞達成率

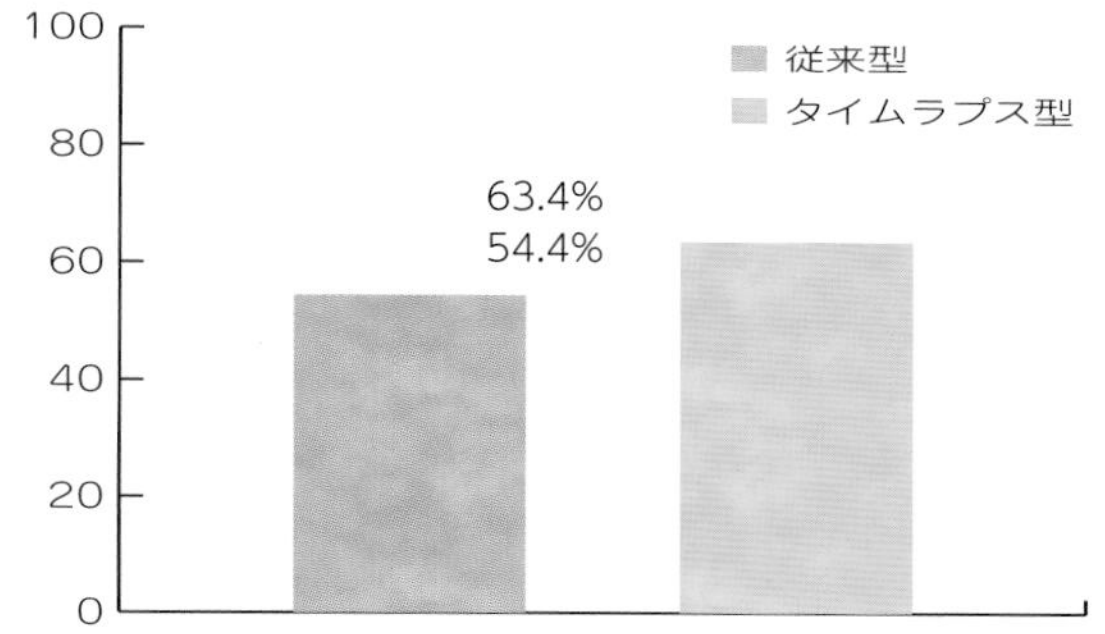

不妊治療情報センター調べ

体外受精に臨むカップルの高年齢化から、胚培養におけるストレスの軽減は重要視されています。タイムラプス型インキュベーターには期待が高まり、さまざまな企業から、タイムラプス型インキュベーターが開発・販売されており、最近では人工知能（AI）を搭載したものもあります。

タイムラプス型インキュベーターの導入によって胚盤胞到達率が向上した治療施設は多く、各治療施設がホームページや説明会資料などで公表しているデータを合わせ読むと、従来型が約48〜60％だったのに対して、タイムラプス型では約60〜70％と高いことがわかりました。

すべての患者の胚培養をタイムラプス型インキュベーターで行っている治療施設もあれば、これまで胚盤胞に到達しなかった人、高年齢の人などを対象に胚培養する治療施設もあります。対象を絞ってタイムラプス型インキュベーターを使用する治療施設の場合、医療費が加算されることもあります。

移植する胚を決める

移植する胚は、グレードが良いものから選択するのが一般的です。

なぜなら、グレードの高い胚のほうが妊娠率が高いことがわかっているからです。また、Human Reproductionに2011年に発表された研究では、胚盤胞移植においてICMよりもTEのグレードを重視すべきだと発表しています（※1）。これは、1117周期の新鮮胚単一胚盤胞移植の評価と生児獲得率を調べたものです（表1）。

表1

胚盤胞の評価と生児獲得率

4ABの胚盤胞と3BAの胚盤胞と比べてみましょう。評価からすると、4AB（拡張胚盤胞：ICMの細胞は密で多い：TEの細胞はまばらで数が少ない）のほうがいいのかと思いますが、生児獲得率からすると3BA（完全胚盤胞：ICMの細胞はまばらで数が少ない：TEの細胞は密で多い）の胚盤胞との差はあまりありません。これを1つの参考に、移植胚の選択時に栄養外胚葉の評価にも注目してみましょう。

（%）

胚盤胞の成長とICM	4A			3A			4B			3B			4C			3C		
TE	A	B	C	A	B	C	A	B	C	A	B	C	A	B	C	A	B	C
32歳	56	45	14	52	40	12	51	40	12	47	35	10	31	22	5	27	19	4
35歳	51	39	11	46	35	10	46	35	10	41	30	8	27	19	4	23	16	4
39歳	44	32	9	39	28	7	39	28	7	34	24	6	21	14	3	18	12	3
40歳	42	31	8	37	27	7	37	27	7	33	23	6	20	14	3	17	11	2
45歳	33	23	6	29	20	5	29	22	5	25	17	4	15	10	2	12	8	2

※1　Hum Reprod. 2011 Dec;26(12):3289-96.doi: 10.1093

5 胚を凍結する

一なぜ胚を凍結するの？

採卵した周期に胚移植をすることを新鮮胚移植といいます。また、一度凍結して、採卵周期とは別の周期に胚を移植することを凍結融解胚移植といいます。凍結する胚のステージは、前核期胚（受精が完了したばかりの胚）、初期胚、胚盤胞と、どのステージでも凍結することができます。

胚を凍結する理由は、

1、未移植胚を凍結して保存する

移植する胚は、多胎予防のため原則1個です。そのため、複数の卵子が採取でき、移植可能な胚が複数ある場合の未移植胚は、次回の移植に備え、凍結をして保存します。

複数の凍結胚があることで、採卵回数を減らすことができます。また、妊娠をした場合、凍結保存を延長し、第二子、第三子へとつながる可能性があります。

2、OHSS重症化からの回避

排卵誘発によって卵巣が腫れ、卵巣過剰刺激症候群（OHSS）の重症化が心配される場合には、新鮮胚移植を見送り、胚を凍結します。

3、凍結融解胚移植の妊娠率の向上

採卵周期に子宮が移植、着床に適していない環境だと判断される場合には、新鮮胚移植を見送り、胚を凍結します。また最近は、胚の凍結技術が上がったことから、積極的に凍結融解胚移植を行う治療施設も増えてきました。胚を凍結することにより、移植に適したホルモン環境、子宮環境を整え、胚が着床するタイミングと子宮が胚を受け入れやすくなるタイミングを合わせることが可能になり、凍結融解胚移植での妊娠率が高くなっています。

4、移植胚の数を増やす

体外受精に挑戦中の夫婦のなかで、少しでも若い間に胚を凍結しておきたい人や、子宮筋腫や子宮内膜症などの手術を優先させる人などが一度、また複数回の排卵誘発・採卵手術を行い、胚を凍結保存することもあります。

移植する胚を確保することで、年齢的、時間的心配を軽減させたり、病気の治療を優先させることができます。

一胚はガラス化保存法で凍結

胚は、ガラス化保存法で凍結します。

ガラス化保存法は、胚を高濃度の凍結保護剤などで処理しながらマイナス196℃の液体窒素で急速に凍結する方法です。

その手順を簡単に説明しましょう。

① 胚を凍結保護剤に浸す

胚を凍結保護剤に浸すことによって、

卵巣過剰刺激症候群（OHSS）とは

卵巣過剰刺激症候群（OHSS）は、HMGなどの排卵誘発剤のあと、卵胞を成熟させ排卵を誘起させるHCG注射をすることによって卵巣が腫れ発症します。

お腹や胸に水が溜まるなどの症状が起こり、これまで履いていたパンツやスカートなどがきつく感じることで気がつく人もいます。

重症になると、血液が濃くなることから血栓症を始め、さまざまな合併症を引き起こすことがあります。HCG 注射の半減期（体内に入った薬が、代謝や排泄などによって半分に減るまで）は 30 ～ 32 時間で、その後 OHSS の症状は軽くなります。しかし、妊娠成立によって胎盤形成に多量の hCG ホルモンが分泌されるため、OHSS の症状が重症化することもあります。

排卵誘発の際、卵巣の腫れは多くのケースで起こりますが、OHSS を発症しないためにＨＣＧ注射を必要としないアンタゴニスト法や低刺激法で排卵誘発を第一選択とする治療施設も増えています。

凍結のダメージから守ります。

② 胚をガラス化液に移す

胚の90％は水分です。ですから、このまま凍結してしまうと、胚の内部に氷の結晶ができ、胚がダメージを受けます。そのためガラス化液に浸して、浸透圧により胚の水分を脱水させます。

また、胚の周囲にある水分もガラス化液によって氷の結晶となるのを防ぐことができます。

③ 胚を液体窒素に浸す

胚をクライオトップという専用のシートに乗せて、マイナス196℃の液体窒素で一気に凍結します。

④ 胚を凍結タンクで保管する

胚の乗ったシートは、凍結保管用容器（ケーン）に収めます。1本のケーンに5〜10本ほどのシートを収めることができます。

ケーンは、さらに凍結タンクにあるキャニスターに入れます。キャニスターには、ケーンが5〜40本収められます。この本数は、凍結タンクの大きさによって違いがあります。キャニスターは1つのタンクに6本入っています。

シートには、それぞれ患者IDや名前などが明記されます。

胚は、液体窒素が充満したタンクに保管することで、半永久的に保存することが可能です。また胚だけでなく、精子や卵子の凍結も可能です。

胚の凍結方法

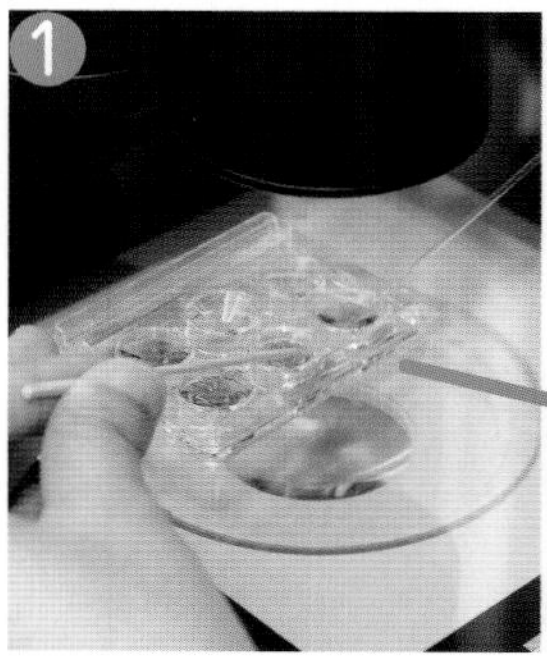

凍結するために、胚を凍結保護剤の入ったディッシュに移し、十分浸します。また、ガラス化液に胚を浸し、胚をシートに乗せます。

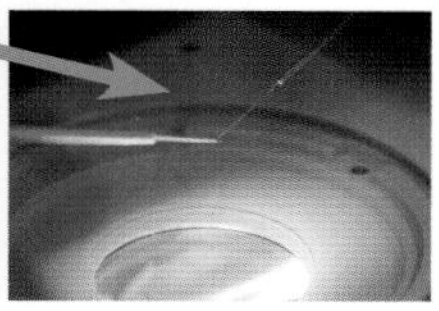

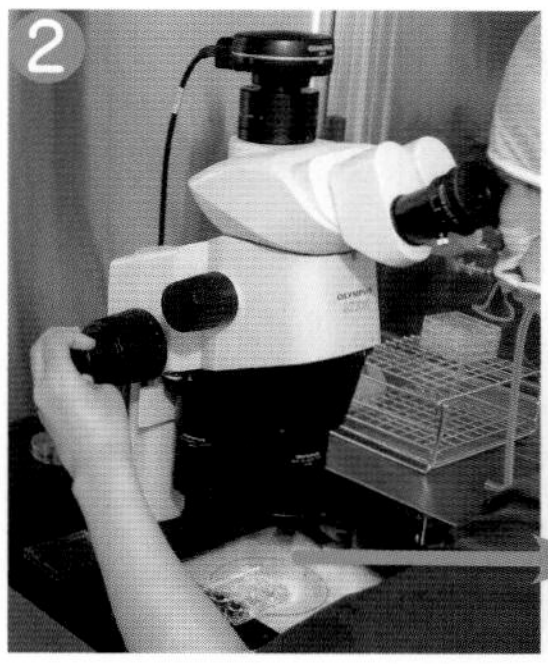

シートに胚がきちんと乗っているか、確認します。

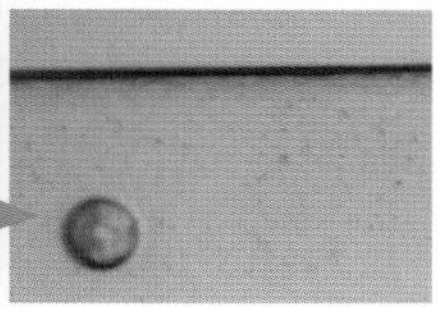

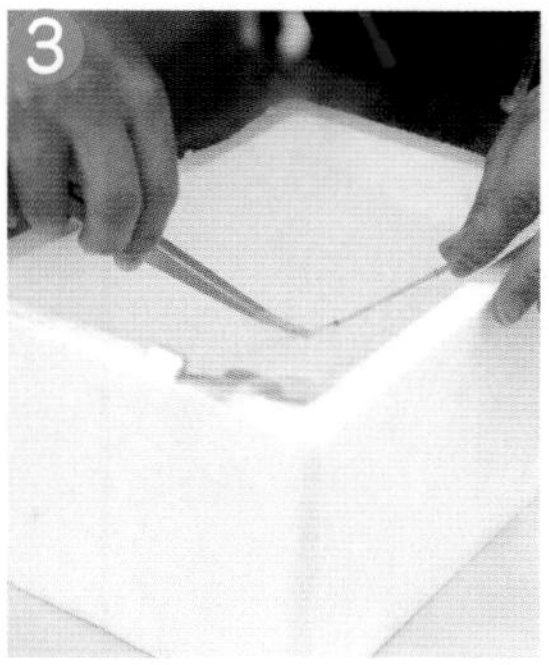

胚が乗ったシートをマイナス196℃の液体窒素に一気に浸けます。

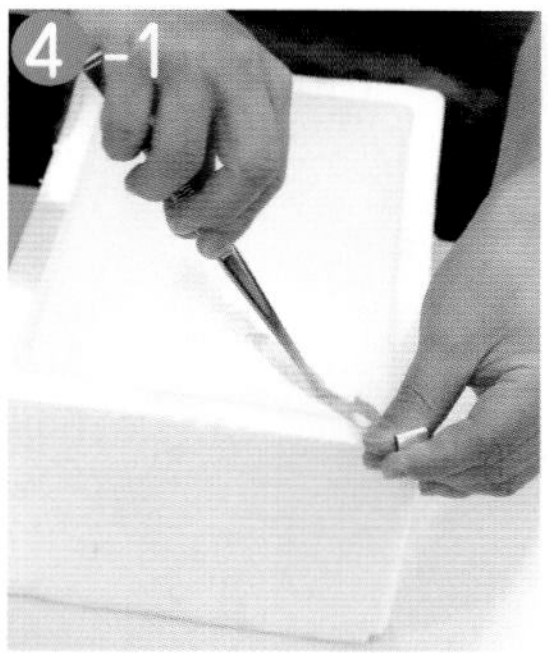

凍結したシートをケーンに収めます。

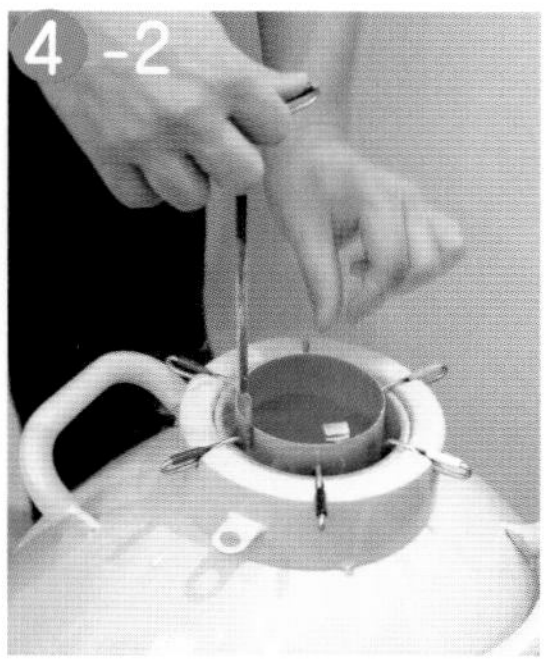

ケーンに収められたシートは、凍結タンクに保存するため、さらにキャニスターに入れます。

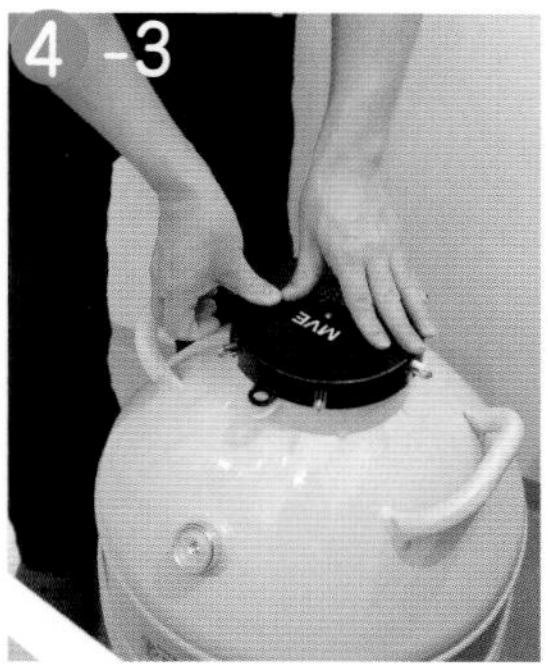

キャニスターは、液体窒素の充満したタンクで保管します。
タンク内が液体窒素で充満している状態であれば半永久的に胚を保存しておくことができます。

⑥ 新鮮胚移植 -妊娠率とスケジュール-

一 採卵した周期に胚移植をする 新鮮胚移植

新鮮胚移植とは、採卵した周期に胚移植することをいいます。

８細胞期くらいに発育した胚を初期胚（受精から3日目程度）といい、桑の実のように細胞がたくさんある胚を桑実胚（受精から4日目程度）、そして、胚の中に胚盤胞腔が見られるようになった胚を胚盤胞（受精から5日目程度）といいます。

新鮮胚移植は、初期胚から胚盤胞まで、どの成長ステージの胚も移植することが可能です。

近年は、凍結技術の向上や培養環境、培養技術の向上により、凍結融解胚移植の妊娠率が高くなっていることから積極的に凍結融解胚移植を行う治療施設が増えています。しかし、長期培養や凍結が胚に与える影響、これまで凍結融解胚移植で着床しなかった人やなかなか胚盤胞にならない人などを対象に新鮮胚移植、新鮮初期胚移植を行うこともあります。

日本産科婦人科学会の発表によると、２０１７年の新鮮初期胚移植の妊娠率の平均は19・8％、新鮮胚盤胞移植の妊娠率の平均は29・5％でした。

ただし、年齢が高くなればなるほど、確率は低くなり、妊娠が難しくなることがわかります（グラフ2）。

一 新鮮胚移植のメリットは？

新鮮胚では、採卵と同じ周期に移植を行うため、排卵誘発－採卵－胚培養－胚移植－妊娠判定までの治療期間が短いことと、凍結による胚へのストレスがないことがメリットにあげられます。

デメリットは、排卵誘発をしたことにより着床に適さない環境になる可能性があることです。

たとえば、排卵誘発でクロミフェンを服用した場合、子宮内膜が厚くならないという副作用や、多量の排卵誘発剤の使用によるエストロゲンの高値などは着床に適した環境とはいえず、新

新鮮胚移植のスケジュール

排卵誘発法

● アンタゴニスト法の場合（一例）

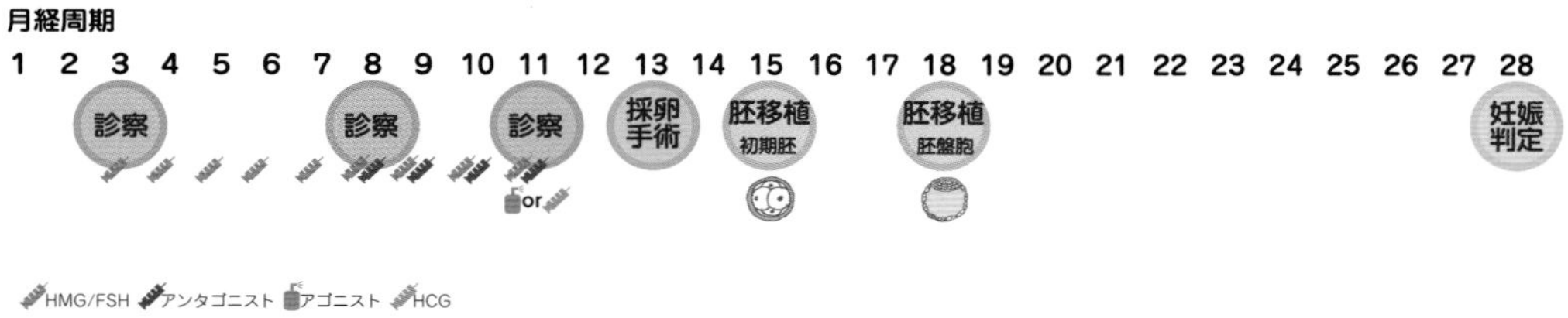

移植胚のステージ

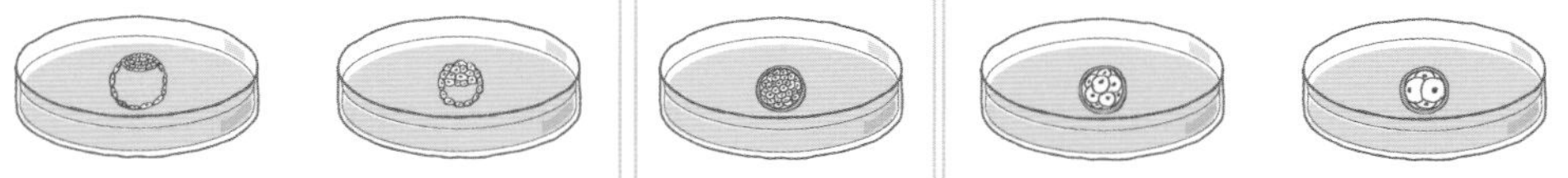

- 胚盤胞 -	- 桑実胚 -	- 初期胚 -
受精から５～６日目の胚の中に胚盤胞腔が見られる胚	受精から４日目くらいの桑の実が集まったような胚	受精から２～３日目の４～８細胞期程度の胚

新鮮胚移植の場合、排卵誘発から胚移植、妊娠判定まで同一周期に治療周期が終わり、治療期間が短いこと、凍結による胚へのストレスがないことがメリットにあげられます。

鮮胚移植での妊娠は難しいと判断されることもあります。そのほかでは、移植後に妊娠成立することでOHSSが重症化するケースがあることです。

　こうした子宮環境、ホルモン環境などが整えられていない場合は、胚を凍結することで回避できます。

　また、凍結融解胚移植よりも新鮮胚移植のほうが異所性妊娠（子宮外妊娠）が多いことが知られています。

■新鮮胚移植のスケジュール

　新鮮胚移植は、採卵手術を行った同一周期に胚移植します。原則1個の胚を移植しますが、その胚は初期胚から胚盤胞まで、どのステージでも移植することができます。

　これまでなかなか胚盤胞にならなかった人は、初期胚移植を選択することが多くなるかもしれません。

　排卵誘発法のなかでも、ショート法、アンタゴニスト法、低刺激周期法などを選択した人は、月経周期3日目頃から排卵誘発が始まります。ロング法を選択した人は、採卵手術を行う前周期の黄体期中期頃から排卵誘発が始まります。完全自然周期の人は、排卵誘発は行いませんが、月経周期3日目頃の受診から治療周期が始まります。

　たとえば、アンタゴニスト法（一例）のおおよそのスケジュールは、月経3日目から卵巣を刺激する薬を連日注射し、複数の卵胞を育てます。一番大きい卵胞の大きさが16ミリ程度になったら、早期排卵を抑制するアンタゴニストを注射します。卵胞の大きさが20ミリ程度、エストロゲン（E2：卵胞ホルモン）値が1個当たり250pg/mlになったら、HCG注射またはアゴニスト点鼻スプレーを行い、卵胞成熟と排卵を促します。この投薬後、34〜36時間以内に採卵手術を行い、卵子を採取します。

　採卵手術によって採取された卵子は、通常媒精（コンベンショナル－IVF）または顕微授精で受精を促し、受精した胚を培養します。

　子宮内膜の厚さ、エストロゲン値などに問題がなければ、受精から2日目の初期胚、または受精から5日目の胚盤胞を子宮へ移植します。

　移植後は、服薬、貼付剤、注射などで黄体を補充し、受精から約14日後に血液や尿で妊娠判定を行います。

　薬の使い方や実際の採卵手術日には個人差はありますが、おおよそこのようなスケジュールで進められます。

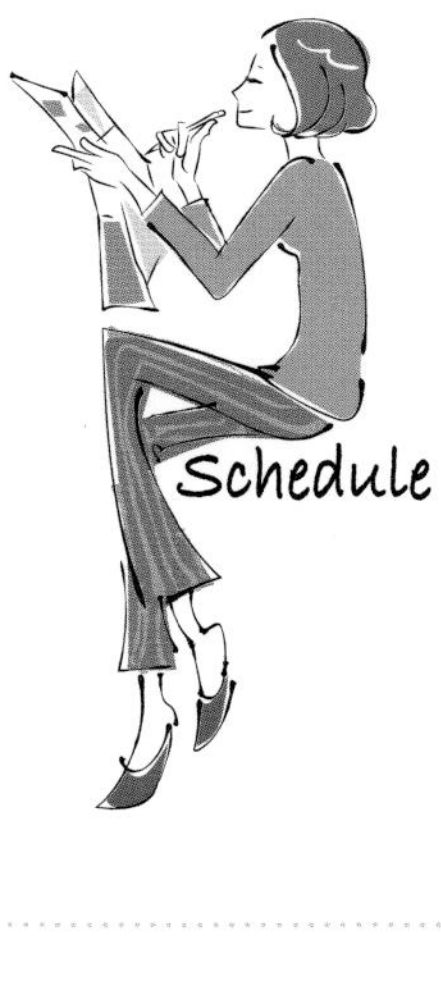

グラフ2

新鮮胚移植の妊娠率

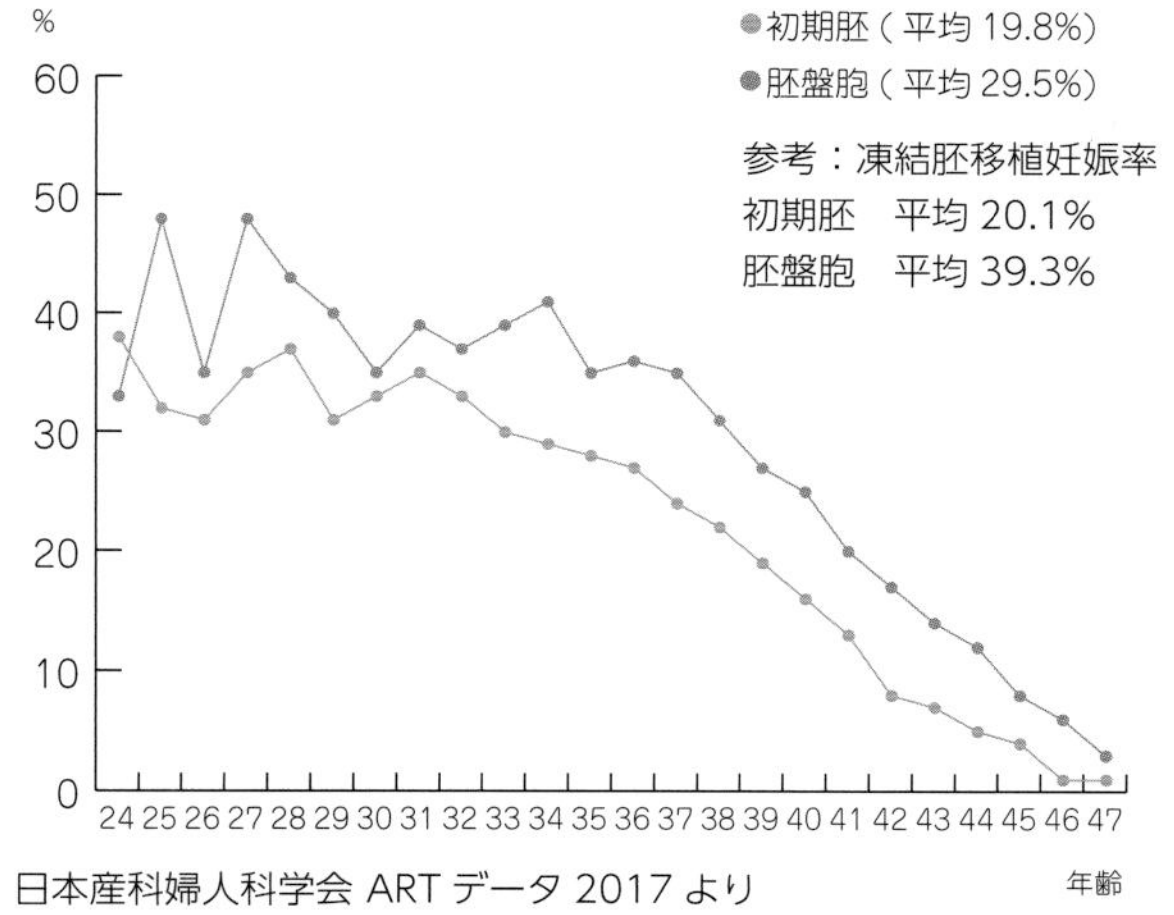

日本産科婦人科学会 ARTデータ 2017 より

着床のようす

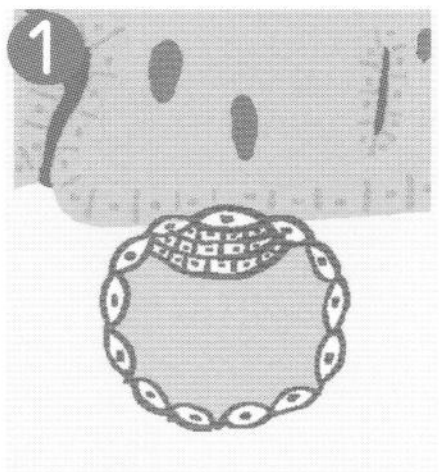

胚は、透明帯から脱出して将来赤ちゃんになる細胞（内部細胞塊）を子宮内膜にくっつけます。これが着床の始まりです。

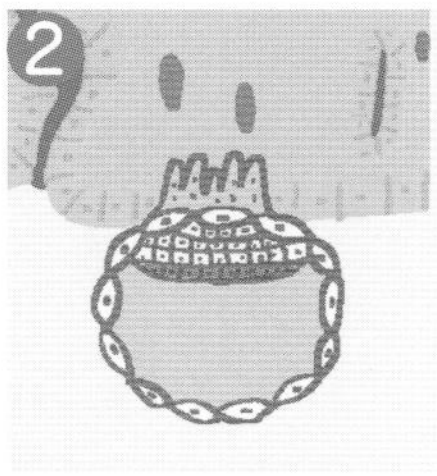

胚は、絨毛という根のようなもので子宮内膜に潜り込むようにして着床を進めていきます。

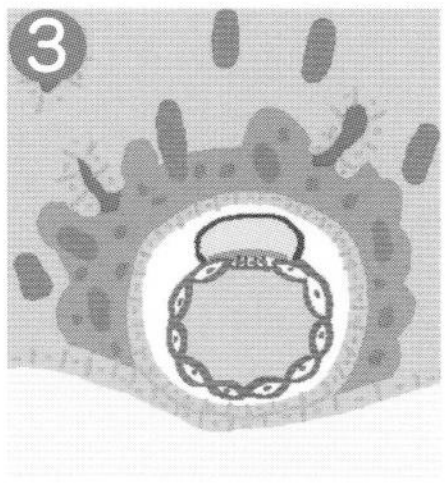

子宮内膜に潜り込んでいく間にも、まわりの細胞を取り込み、自分のものにしながらさらに潜り込んでいきます。このとき、分泌されるのがHCG（ヒト絨毛性性腺刺激ホルモン）です。

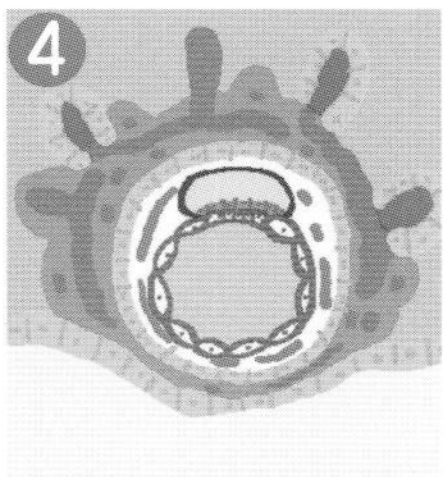

胚は、勢いよくHCGを分泌し、このホルモンが血液、または尿中から検出されることで妊娠反応が陽性になります。

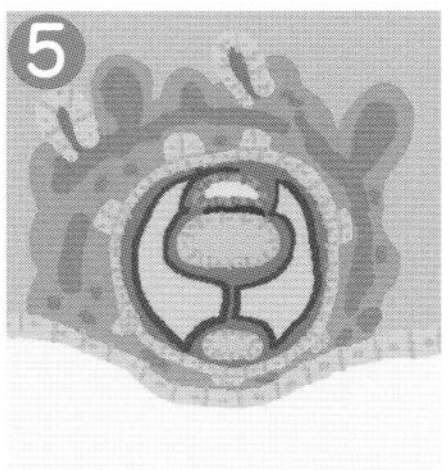

胚は完全に潜り込むと、その痕を塞ぎ、修復します。胚が完全に子宮内膜に潜り込んだら着床は完了です。

⑦ 凍結融解胚移植 ① －妊娠率と胚移植の工夫－

採卵した周期とは別の周期に胚移植をする

凍結融解胚移植とは、排卵誘発・採卵手術を行った周期とは別の周期に、凍結した胚を融解して移植することをいいます。

移植する胚の数は、多胎妊娠を避けるため、日本産科婦人科学会や日本生殖医学会の会告により原則1個とされています。そのため、複数の移植可能な胚がある場合は、凍結して次回の胚移植に備えます。また、卵巣が腫れＯＨＳＳの重症化が心配される場合や、採卵周期には子宮が移植、着床に適していない環境だと判断される場合には、新鮮胚移植を見送り、胚を凍結します。

凍結融解胚移植の妊娠率

２０１７年の凍結初期胚移植の妊娠率の平均は20・1％、凍結胚盤胞移植の妊娠率の平均は39・3％でした。

新鮮胚移植と比べると妊娠率は高くなりますが、年齢が高くなればなるほど妊娠が難しくなることは、新鮮胚移植の妊娠率と同様の傾向であることがわかります（グラフ３／21ページグラフ２参照）。

凍結融解胚移植のメリットは？

凍結融解胚移植の最大のメリットは、着床環境を整えることができ、胚のステージと子宮内膜の状態を合わせることができることです。

たとえば、胚移植は受精2日目の胚であれば、受精から2日目の子宮内膜へ移植します。受精から5日目の胚盤胞であれば、受精から5日目の子宮内膜へ移植します。このように胚と子宮内膜を合わせることが大切です。胚の成長スピードが遅かった場合、胚移植しても、着床の窓が閉じられてしまっている可能性があり、新鮮胚移植では着床が難しくなります。こうしたズレを凍結融解胚移植では解消することができます。そのほかでは、ＯＨＳＳ発症と重症化が回避できること、異所性妊娠（子宮外妊娠）の確率が新鮮胚移植より低いことなどがあげられます。

また、凍結胚が複数ある場合、次治療周期が必要となっても、治療周期のスタートを排卵誘発からではなく、胚移植からスタートすることができます。

さらに、新鮮胚移植よりも凍結融解胚移植によって生まれた赤ちゃんのほうが出生体重が重いことが知られています。ただ、これはメリットなのか、デメリットなのかは、まだよくわかっていません。

デメリットとしては、治療期間が長引くこと、ホルモン補充周期を選択した場合は投薬期間が長いことなどがあげられます。なかでもエストラジオール貼付剤（経皮から卵胞ホルモンを投与）は長期に渡って貼り続けるので、かぶれや痒みを訴える人もいます。

かぶれ易い人は、あらかじめ相談するといいでしょう。

グラフ３

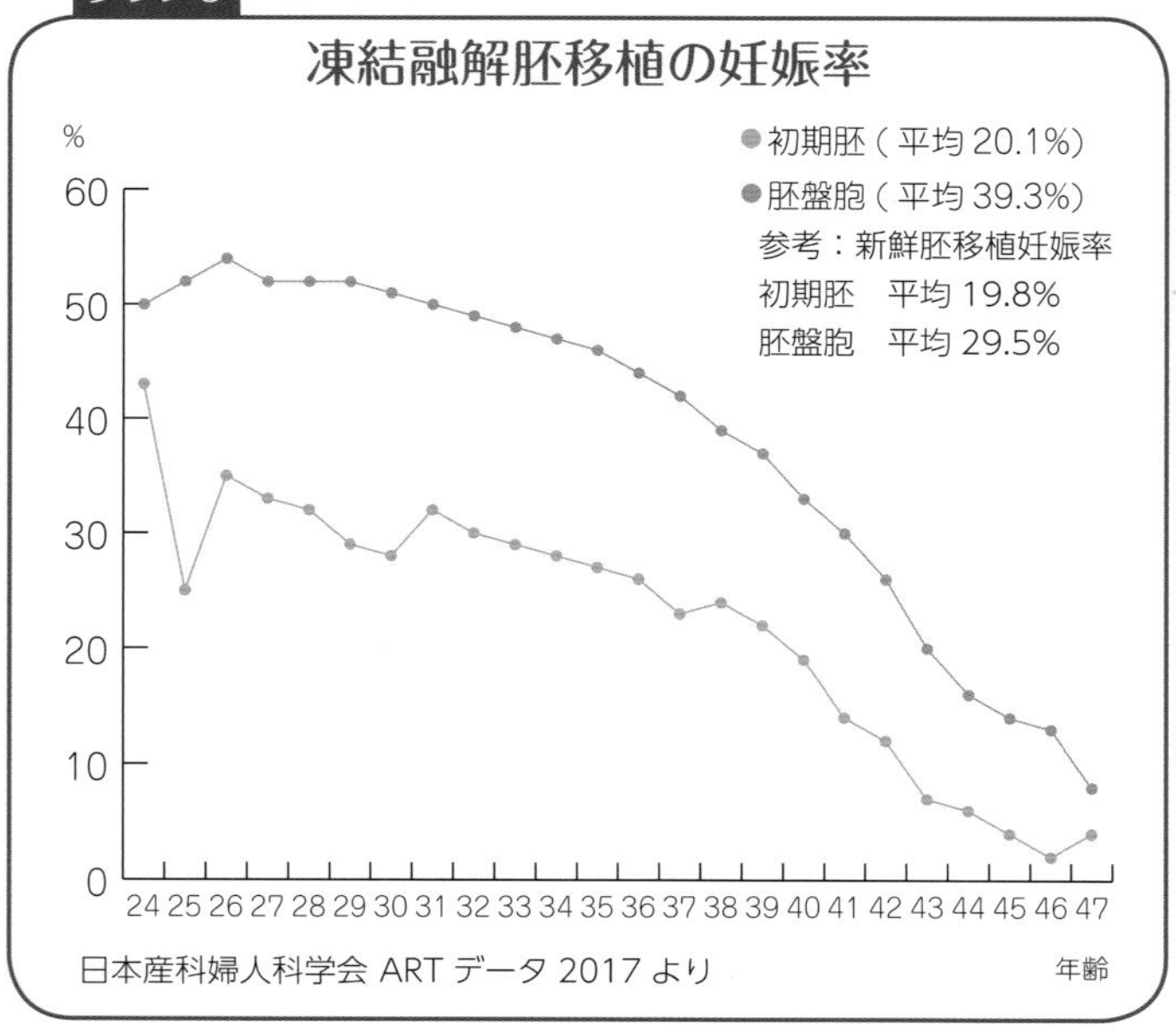

グラフ4

AHAの実施率

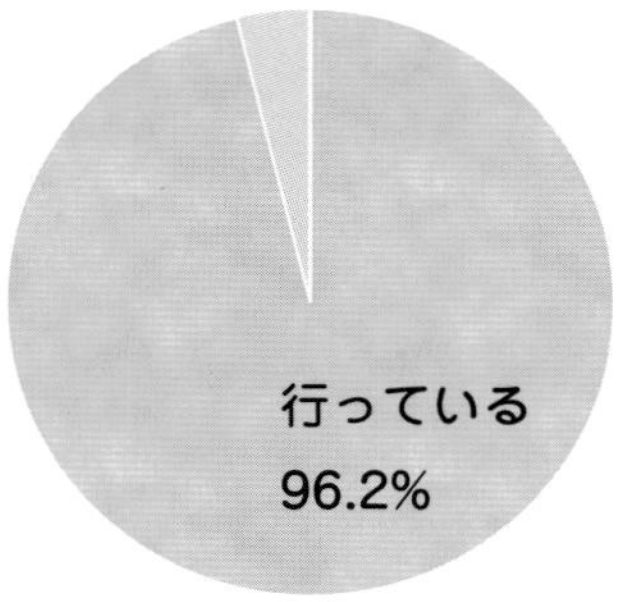

AHAの方法

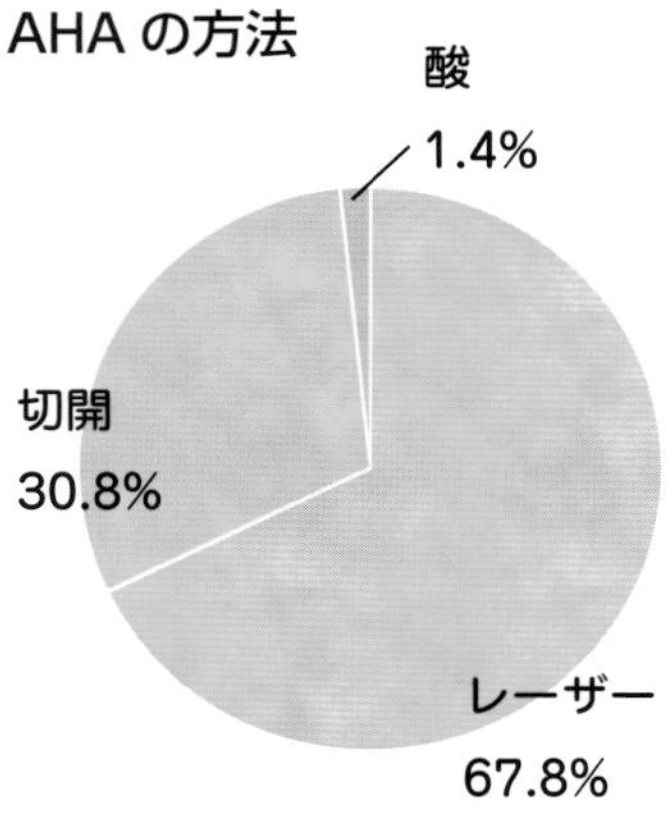

全国体外受精実施施設完全ガイドブック 2020 より

グラフ5

移植胚数について

2個胚移植をする場合がある

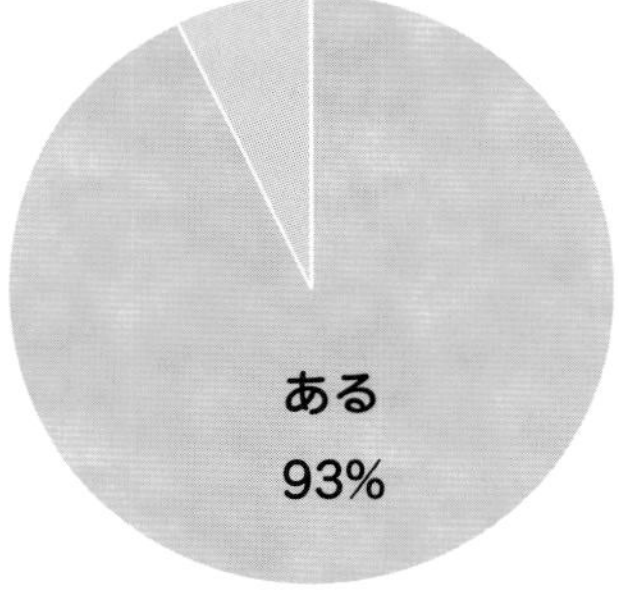

移植胚は、原則1個としている治療施設がほとんどですが、2個胚移植をする場合があると回答する治療施設も多くありました。移植胚数が増えれば、多胎妊娠の可能性が高くなり、妊娠の経過、出産にも心配が出てきます。

2個胚移植をする理由

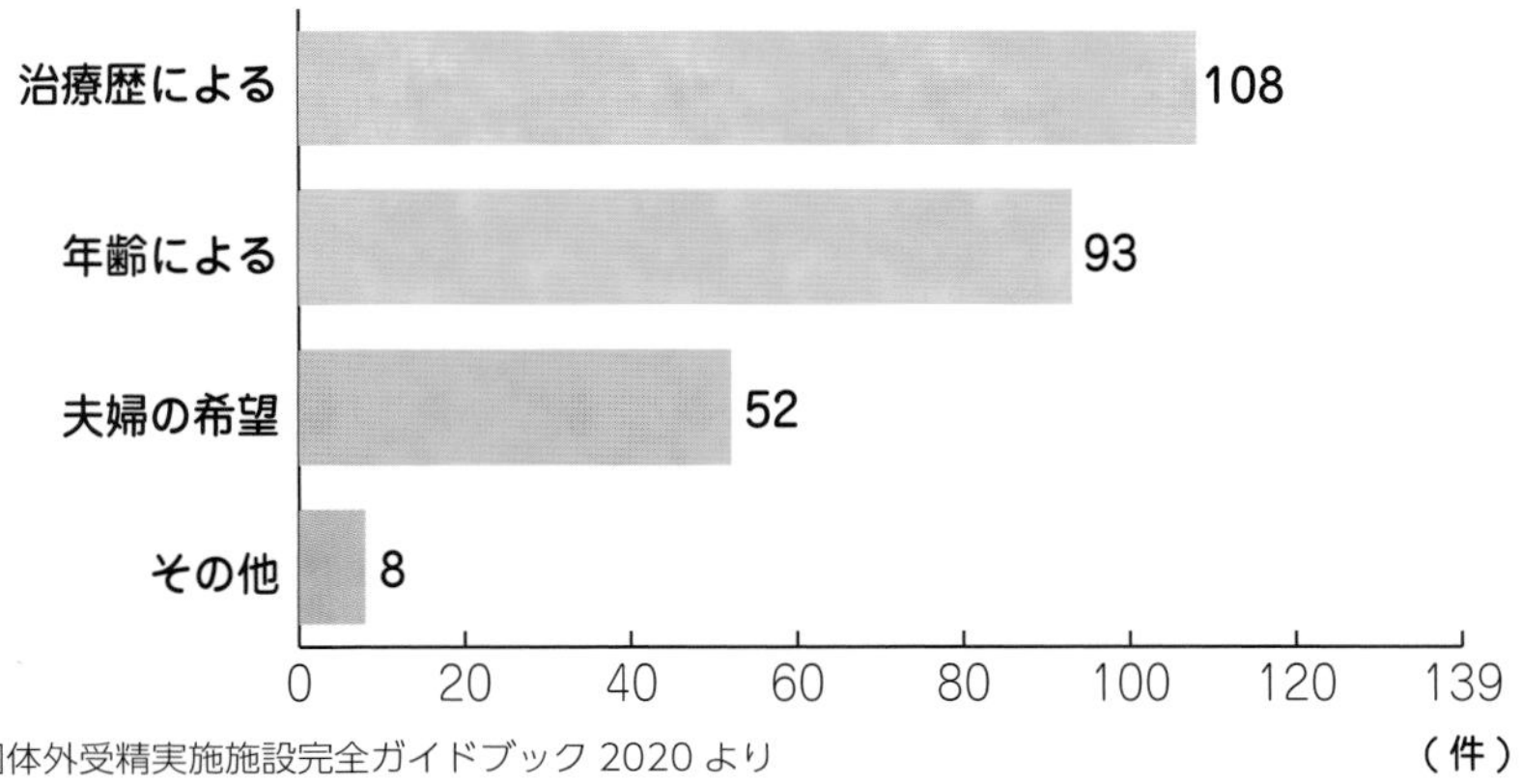

全国体外受精実施施設完全ガイドブック 2020 より

胚移植の工夫

より胚が着床しやすくなるようさまざまな工夫があります。

●アシステッドハッチング（AHA）

胚は、透明帯という殻に守られて成長します。透明帯の役割は、成長するに従って数の増える細胞がバラバラにならないように守ることだといわれています。しかし、着床するためには胚が透明帯から出て、子宮内膜にくっつかなければなりません。通常、胚は拡張するに従って透明帯を押し広げて破り、さらに拡張して透明帯の開口部から徐々に脱出（孵化）し、完全に外へ出ると着床へと進みます。しかし、胚を凍結すると透明帯が硬くなる傾向にあるため、その一部を開口して透明帯から脱出しやすいように助け（アシスト）ることをアシステッドハッチングといいます。

レーザーで透明帯に穴をあける、または切り取る、酸性の溶液で透明帯の一部を溶かす、極細のピペットで透明帯の一部を切開するなどの方法があります。

●複数胚移植

胚移植個数は、原則1個です。しかし、妻が35歳以上の場合、または2回以上続けて妊娠が成立しなかった場合などについては、2個胚移植をすることもあります。ただし、複数胚移植をすることによって多胎妊娠の確率が上がります。

●二段階胚移植

初期胚と胚盤胞を同一周期に移植する方法です。受精から2、3日後に初期胚を1個移植し、その2、3日後に胚盤胞を1個移植します。

先に移植した初期胚がシグナルを送り、子宮は着床の準備を始めると考えられています。しかし、多胎妊娠が起こりやすく注意が必要です。

●SEET法

二段階胚移植法を応用した移植法です。二段階胚移植は、2個胚移植となり多胎率も上昇することから、一段階目に移植する初期胚の代わりに胚を培養した培養液を子宮に注入します。そうすることで、子宮内膜にシグナルが送られ、その後、胚盤胞を移植することで着床率が上がるとされています。

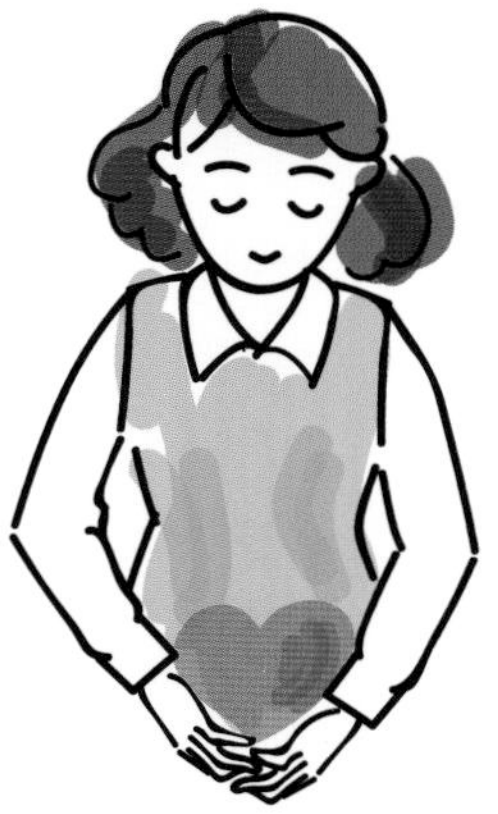

❼ 凍結融解胚移植 ② ー治療周期の方法ー

ー凍結融解胚移植の治療周期の方法と選択

凍結した未移植胚は、適切な周期に融解し、子宮へ移植します。

胚の凍結は、前核期から初期胚、桑実胚、胚盤胞と、どのステージでも凍結することができますが、移植する周期には前核期から初期胚、胚盤胞へ、または初期胚から胚盤胞へと追加培養することもあります。

凍結融解胚移植は、胚のステージと子宮内膜の状態を合わせることが必要で、受精から2日目の初期胚を移植する場合は、子宮内膜も受精から2日目です。胚が着床できるのは「着床の窓」が開かれている間で、これを過ぎると着床が難しくなったり、生化学的妊娠（化学流産）になったりすることから、このタイミングを合わせることが重要なのです。

その方法として、3つがあります。

●自然周期

自然排卵により排卵日から胚移植日を決定する方法で、月経周期が安定している人に向いています。

●排卵誘発周期

クロミフェンなどの内服の排卵誘発剤を使い、排卵を起こさせて胚移植日を決定する方法です。クロミフェンの服用で子宮内膜が厚くならないという副作用に注意が必要です。

●ホルモン補充周期

ホルモン補充を行い、内膜の黄体化を行った日から、胚移植日を決定する方法です。移植日のスケジュールが立てやすいのが特徴です。

これらからどの方法を選択するかは、医師の治療方針や個々の月経周期、治療歴、ライフスタイルなどから決めていきます。

たとえば、診察回数から選択することもできるでしょう。自然周期と排卵誘発周期では2〜3回程度、ホルモン補充周期（一例）のスケジュールでは、移植までの診察回数は子宮内膜の厚さをチェックするための1回のみになる人もいます。しかし、薬の効果がなかなか見られず、ホルモン検査が数回必要になったり、薬が追加されたりと、人によって、もしくは周期によって診察回数が増えることがあります。

また、薬の量や管理から考えることもできます。なかでも薬に気をつけなくてはならないのがホルモン補充周期です。ホルモン補充周期では、薬の飲み忘れ、または薬の張り替えなどを忘れずに行う必要があります。

スケジュールの一例であげたものを参考に見ていきましょう。エストラジオールの貼付剤を2日に1回貼り替え、忘れずに妊娠判定日まで続けなくてはなりません。さらに子宮内膜の厚さが7〜8ミリ以上になったら黄体ホルモンを含有した腟坐薬を連日、妊娠判定日まで続ける必要があります。

薬を忘れずに続けることが、大変重要になってきます。そのうえで子宮内膜の厚さやホルモン値などから胚移植日を決定します。

その後も妊娠判定日に妊娠が確認できた場合には、妊娠6〜10週まで貼付剤と腟坐薬を続けます。

グラフ6

凍結融解胚移植の治療周期で一番多く行われているのは？

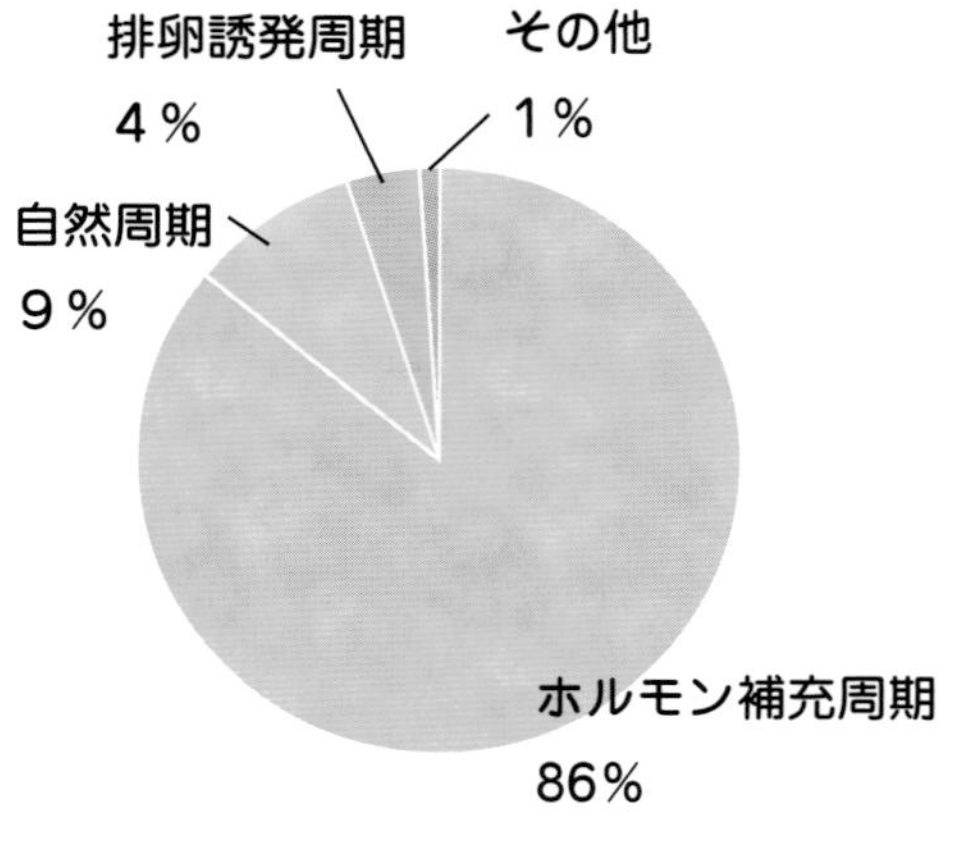

全国体外受精実施施設完全ガイドブック 2020 より

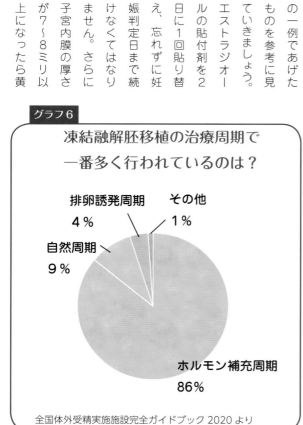

凍結融解胚移植のスケジュール

自然周期の場合（一例）

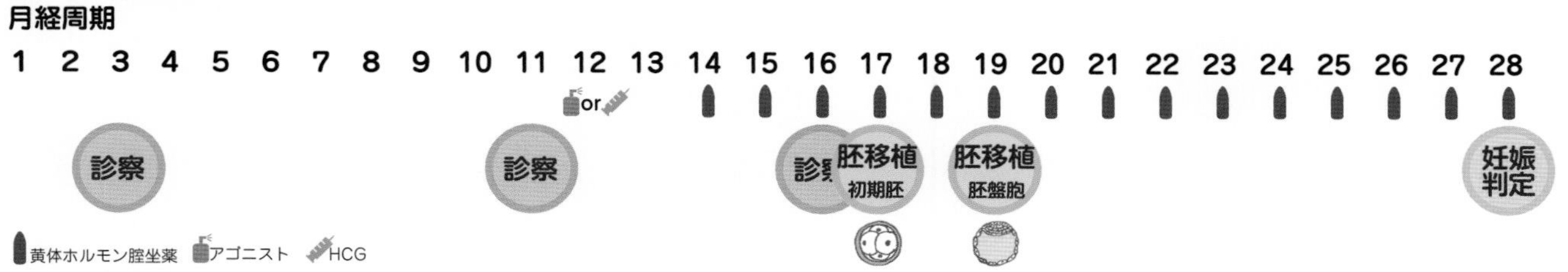

自然周期　自然排卵により排卵日から胚移植日を決定

適応対象
月経周期が安定している人

特徴
- 月経周期が安定していないと、正確な排卵日の決定が難しい
- 月経周期が安定していれば、薬剤を使用せずに移植を迎えられる

排卵誘発周期の場合（一例）

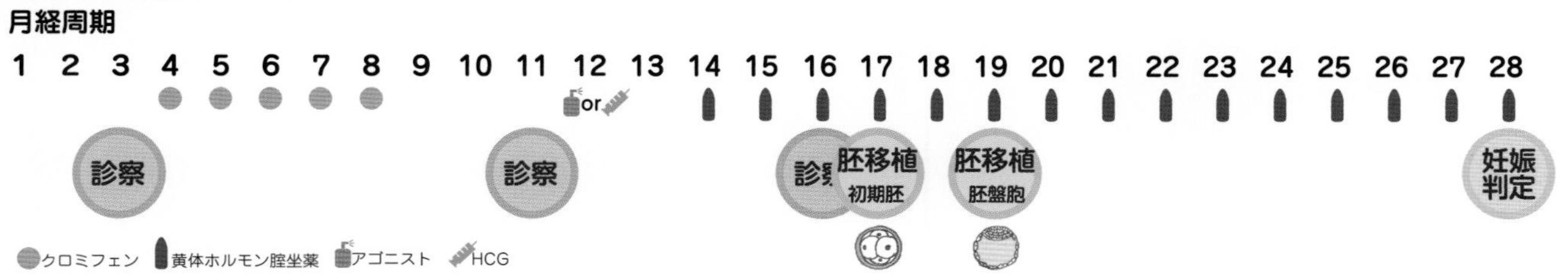

排卵誘発周期　クロミフェンなどの服用する排卵誘発剤を使い、排卵を起こさせて胚移植日を決定

適応対象
クロミフェンなどの低刺激の薬剤で排卵が可能な人

特徴
- クロミフェンを使用することで、内膜が厚くならないことがある
- hMG-hCG 注射を選択した場合、OHSS(卵巣過剰刺激症候群) になる可能性がある

ホルモン補充周期の場合（一例）

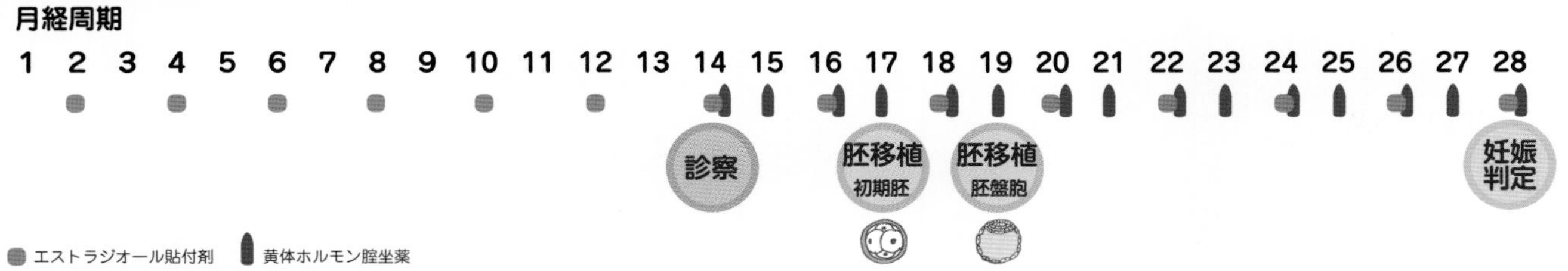

排卵誘発周期　ホルモン補充をし、内膜の黄体化を行った日から胚移植日を決定

適応対象
ほとんどの人

特徴
- 事前に胚移植日を決めることができる
- 子宮内膜を厚くすることができる
- 凍結胚の融解後の回復が遅い場合でも、内膜の着床ポイントを後方にずらすことができる
- 薬剤をたくさん使用する

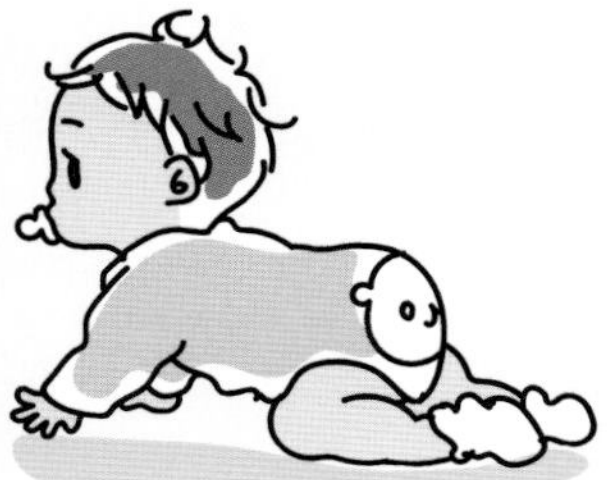

⑦ 凍結融解胚移植 ③ -胚を融解する-

エストラジオールの貼付剤については、子宮内環境、ホルモン環境によって投薬枚数に個人差があり、1～3枚貼ることになるでしょう。

どの方法でも選択できる治療施設が多数ですが、一番多く行われているのはホルモン補充周期でした。

投薬量が増えることで心配する夫婦もいますが、胚移植日をあらかじめ決めることができ、スケジュールが立てやすいことから仕事との両立もしやすいというメリットがあります。

■凍結胚を融解する

凍結された胚は、移植前に融解しなくてはなりません。

前核期で凍結してある場合には、融解後に初期胚、または胚盤胞まで追加培養し、成長した胚を移植します。初期胚を凍結してある場合は、融解後に数時間、回復培養をし胚の生存を確認して移植、または胚盤胞まで追加培養をして、成長した胚を移植します。胚盤胞を凍結してある場合は、胚移植をする当日に融解し3～4時間の回復培養をします。治療施設によっては前日に融解して回復培養し、胚の生存を確認後に移植するところもあります。

融解方法は、マイナス196℃の液体窒素で凍結保存された胚を37℃の融解液の中に入れて融解します。

手順の一例を簡単に説明しましょう。

① 融解剤を37℃に加温し、希釈液、洗浄液は室温に管理します。凍結保存用タンクから胚が保管してあるケーン（凍結容器）を取り出し、液体窒素を入れた別の容器に移します。

② 液体窒素の中でクライオトップやクライオループ（胚を乗せるもの）のキャップを外します。

③ 先端部を37℃に温められた融解剤へ移します。顕微鏡で確認しながらクライオトップから胚が離れるように浸します。

④ 胚が離れたらクライオトップを外し、融解剤から希釈液、希釈液から洗浄液へと順に胚を浸して融解剤を落とします。そして、胚を培養液へ入れます。

⑤ 胚は、マイナス196℃の液体窒素から37℃の融解剤まで、実に233℃の温度差を経験します。

⑥ 培養液へ移された胚は、移植が始まるまで、インキュベーターへ入れ回復培養します。

前核期、初期胚、桑実胚、胚盤胞と、どのステージで凍結しても、質の良い胚は凍結にも強く、融解にも強いことから、質の良い卵子が採卵でき、よい状態で胚になることが大切です。

グラフ7

移植胚の説明をするのは？

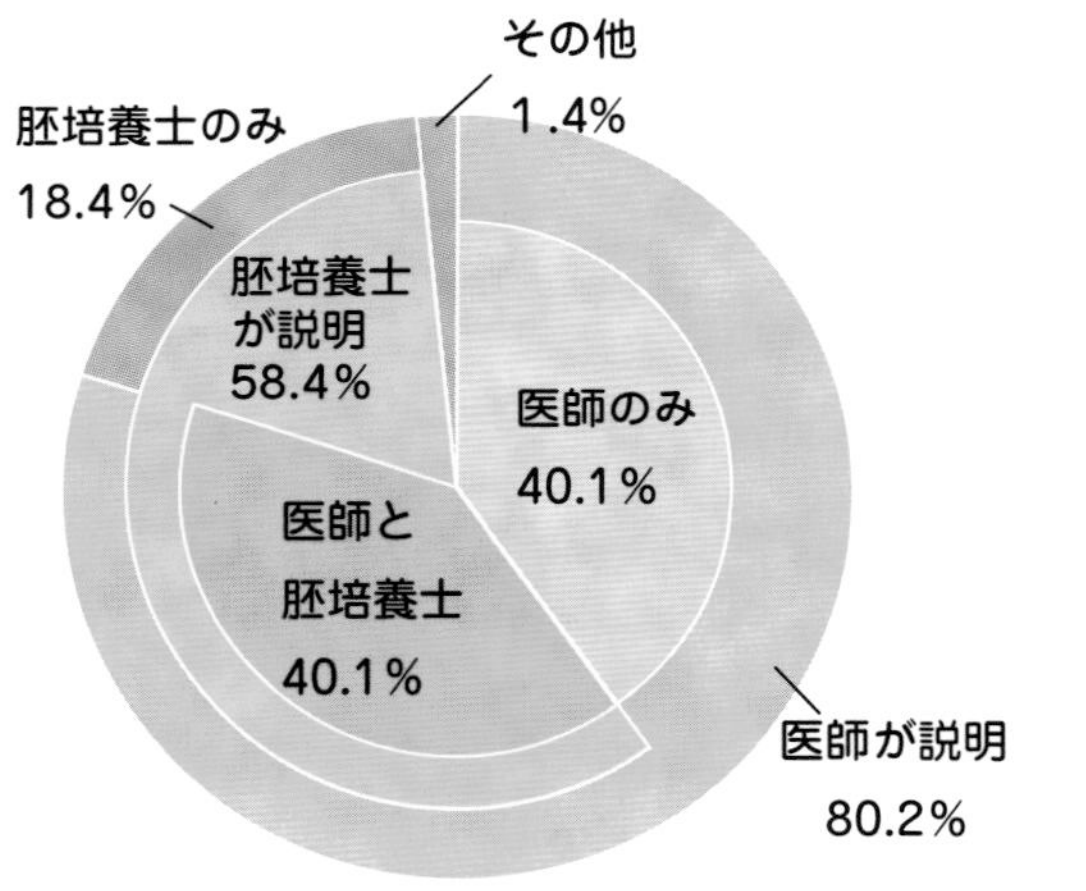

移植胚の説明は、主に医師が行います。医師のみが行う（40.1%）、胚培養士と両者で行う（40.1%）を合わせると、医師が移植胚の説明を主に行っている（80.2%）ことがわかります。また、胚の培養に直接携わってきた胚培養士が説明を行うことも少なくありません。医師と胚培養士の両者から説明があれば、安心材料も増えるでしょう。

全国体外受精実施施設完全ガイドブック 2020 より

移植胚の説明

新鮮胚移植でも、凍結融解胚移植でも、移植胚の説明を医師や胚培養士などから受けます。

説明することは、胚がどのように成長してきたか、胚のグレード、そして凍結胚の場合には凍結前の胚のグレートと融解後の移植前の胚のグレードなどが説明されます。

複数の胚を融解した場合には、融解後の胚の状態によって再凍結するか、などの話があるかもしれません。

こうした移植胚の説明は、医師や胚培養士、または両者が行います。

タイムラプス型インキュベーターで培養している治療施設は、移植胚の成長を動画を使って説明しています。

胚が成長する様子を見ることで、患者さんの移植胚の状態や治療への理解度、納得度が増したと話す治療施設も少なくありません。胚は、順調に成長するものばかりではありません。途中で成長を止めてしまう胚もありますが、その様子がわかることも、治療を受ける夫婦の理解度、納得度にも現れているといいます。

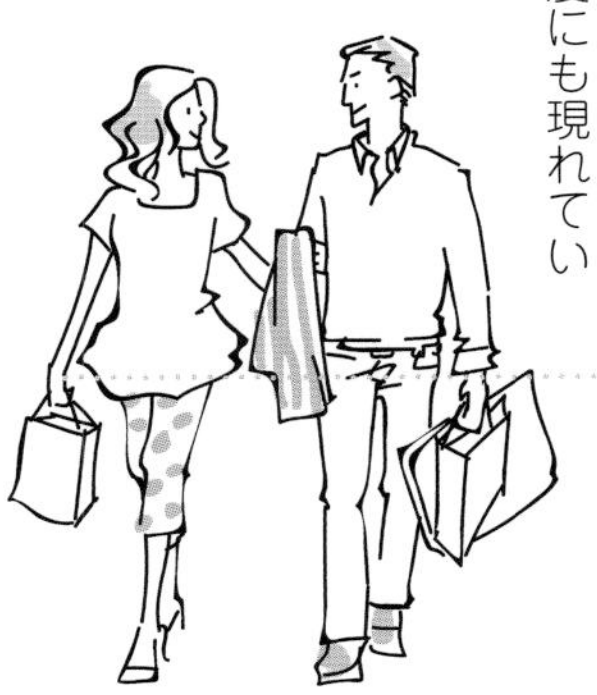

胚の融解方法

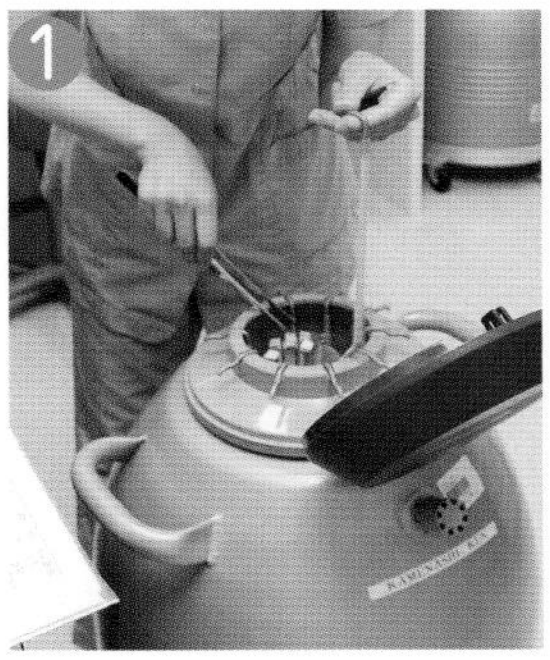

凍結タンクから、融解する胚のケーンを取り出します。
液体窒素を入れた別容器に移します。

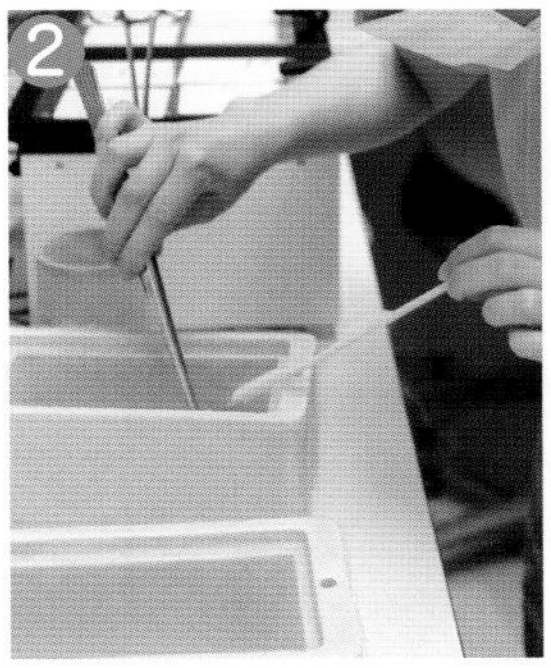

液体窒素の中でピンセットを使ってケーンからクライオトップを取り出します。

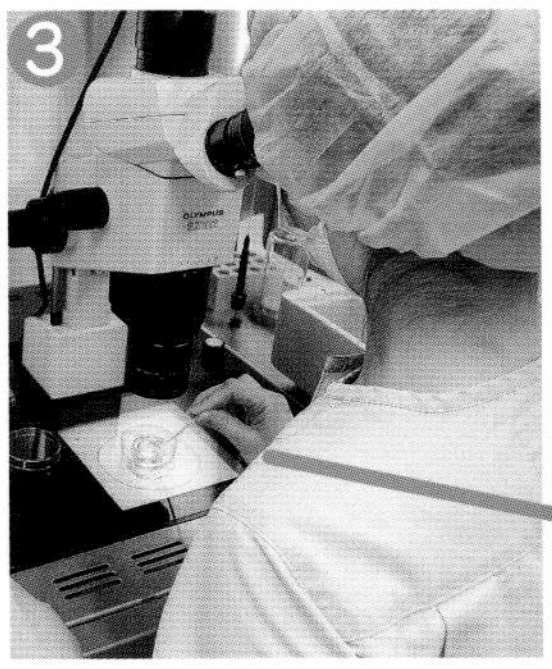

顕微鏡で確認しながら、胚が乗ったシートを37℃に温められた融解剤に浸します。

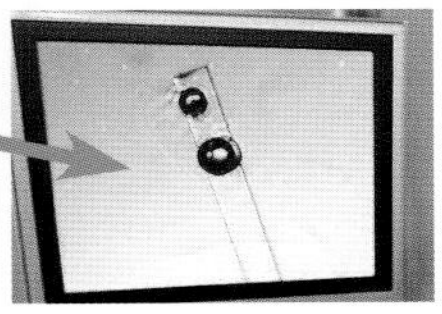

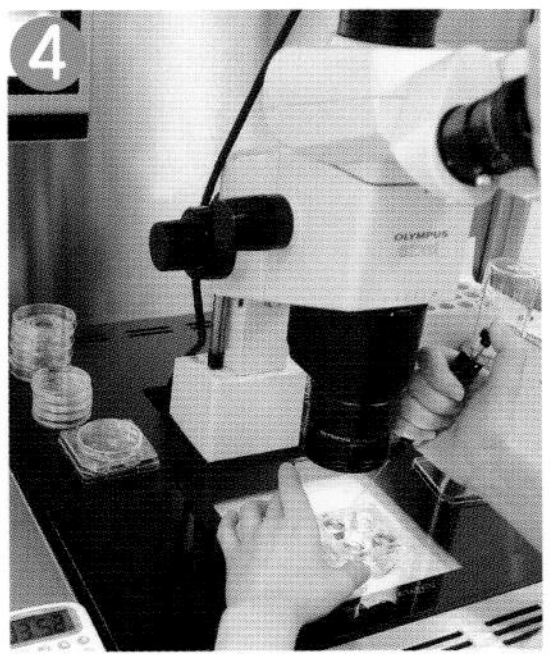

胚がシートから離れたら、顕微鏡で確認しながら、融解剤から希釈液へ、そして希釈液から洗浄液、培養液へと胚を移していきます。

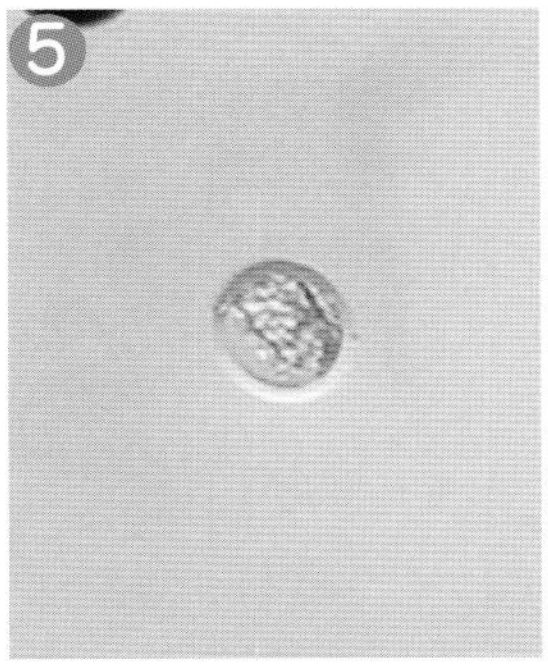

胚は、マイナス196℃の世界から37℃の世界へ。この胚は、胚盤胞です。

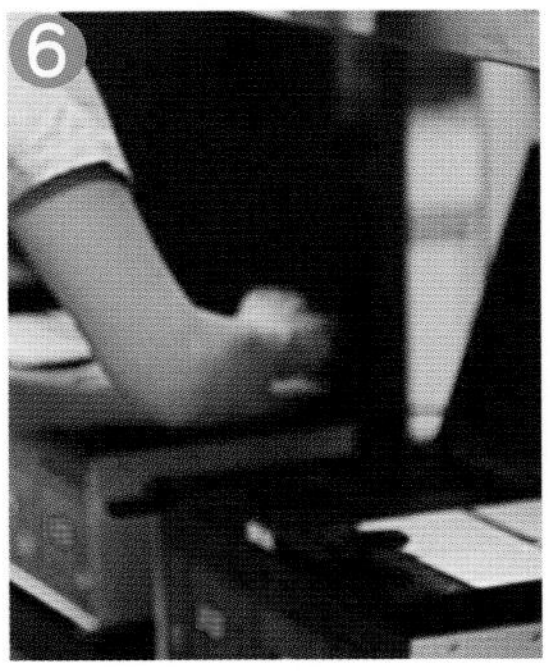

胚移植まで、胚をインキュベーターに入れて回復培養します。

８ 新鮮胚移植か、凍結融解胚移植か

新鮮胚移植と凍結融解胚移植 どちらが多く行われている?

近年、胚の凍結技術が上がり、これによって移植に適したホルモン環境、子宮環境を整えること、さらに胚が着床するタイミングと子宮が胚を受け入れやすくなるタイミングを合わせることが可能になり、凍結融解胚移植での妊娠率が高くなっています。

また、最近では着床環境を調べる検査も増え、凍結融解胚移植のほうが検査や治療のバリエーションが豊富になりました。それらが、凍結融解胚移植が多く行われることの背景になり、凍結融解胚移植を積極的に行う治療施設が増えています。

では、凍結融解胚移植が実際にどれくらいの割合で実施され、どのように増加しているのかをみてみましょう。

日本産科婦人科学会が発表するデータの２００７年～２０１７年まで抜粋して見ると、凍結融解胚での移植件数は年々上昇し、２００７年の凍結融解胚移植周期数が約４万３千件だったのに対し、２０１７年には19万５千件を超え、4.5倍の伸びをみせています。それに従って凍結融解胚移植での出生児数（グラフ２）も増えてきました。

また、私たち不妊治療情報センターが、２０２０年に体外受精実施施設へ行ったアンケートでは、回答施設１２９件の胚移植の実施割合は、新鮮胚移植が14・８％で、その内訳は新鮮初期胚10・４％、新鮮胚盤胞4.4％でした。凍結融解胚移植は85・２％でその内訳は、凍結融解初期胚18・３％、凍結融解胚盤胞66・９％でした。実施件数としては、凍結融解胚移植の割合が高いのですが、その内訳を見ると新鮮胚移植の場合は初期胚移植が多く、凍結融解胚では胚盤胞移植が多いことがわかりました。

グラフ７

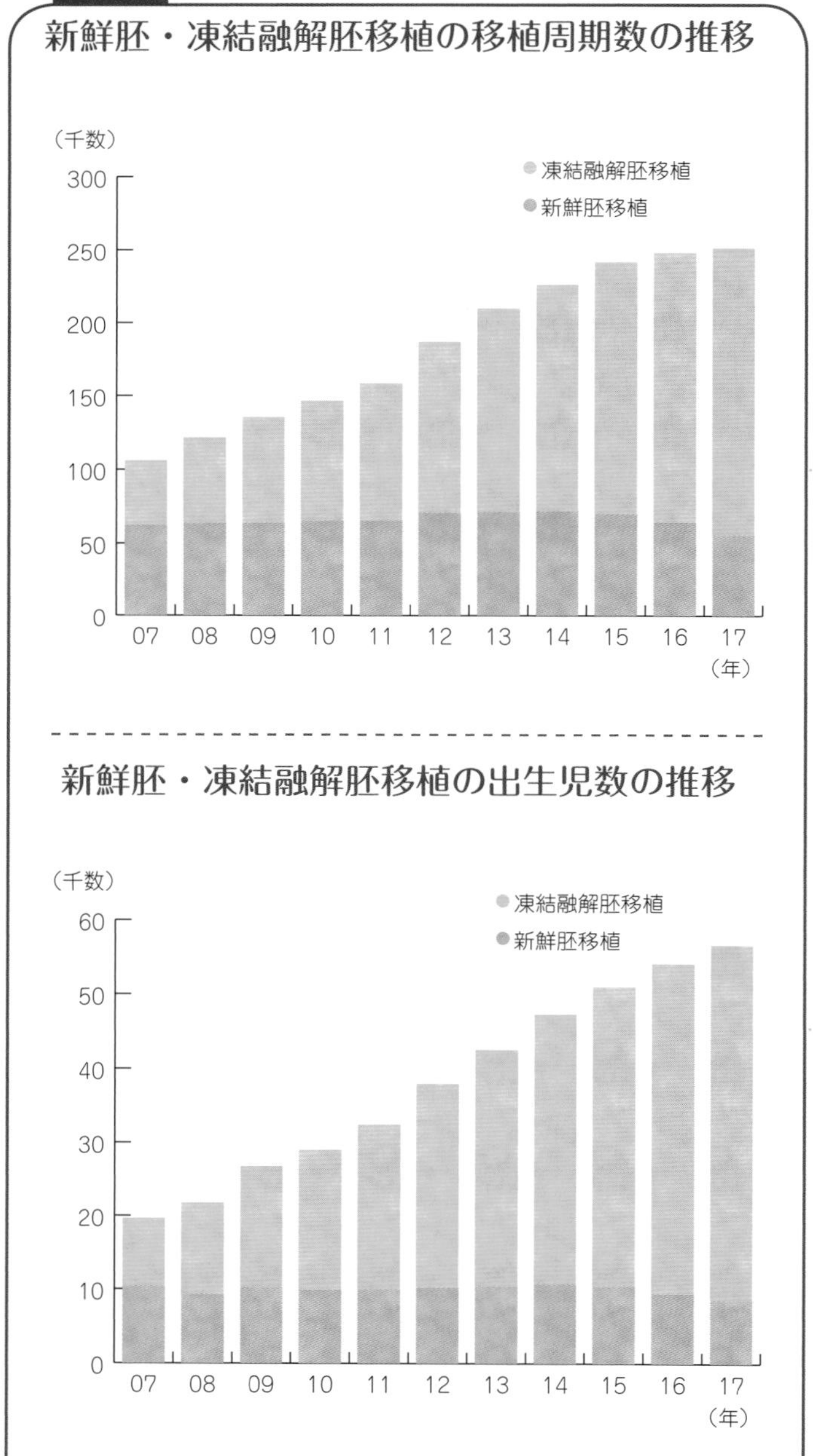

日本産科婦人科学会 ART データ 2017 より　改変

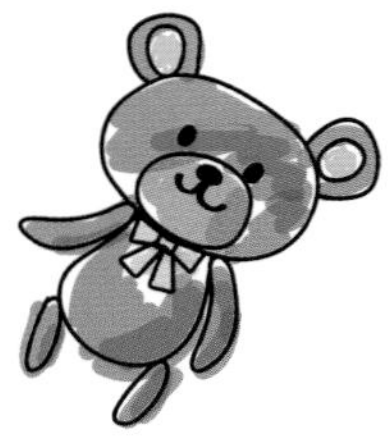

新鮮胚移植？ 凍結胚融解移植？ どちらを選択している？

新鮮胚・凍結融解胚移植の実施割合とともに、それぞれの選択理由についてもアンケートを行っています。

その結果、新鮮胚移植を選択する理由でもっとも多かったのは患者希望で、次にOHSSの心配がない、子宮内膜の状態がよいが続きます。凍結胚で妊娠しない、高年齢であるなども選択理由にありました。そのほかには、前回の治療周期で胚盤胞凍結に至らなかったなど、治療歴から決まることもありますが、DAY5（受精5日目）に良好胚に成長した場合なども新鮮胚移植を選択する理由にあがりました。

凍結融解胚移植を選択する理由として子宮内膜の状態がよくないときやOHSSの心配があるときなどがあげられています。こうした状態のときには、新鮮胚移植を見送り、胚を凍結することが多いようです。また、全胚凍結と回答するところも多くありました。

そのほかでは、クロミフェン周期で排卵誘発をした場合、子宮内膜が薄くなるというデメリットがあることや、二段階胚移植やSEET法を実施するからという意見もありました。

移植周期数から見ても、また出生児数の推移から見ても、凍結融解胚移植が主流となっていることがわかります。

ただ、主流の方法が、自分たち夫婦にあっている治療とは限りません。実際に、新鮮胚移植で赤ちゃんが授かっている人も少なくありません。

凍結融解胚移植にするか、また新鮮胚移植にするかは、これまでの治療歴をよく検討し、主治医とよく相談をして決めましょう。

グラフ8

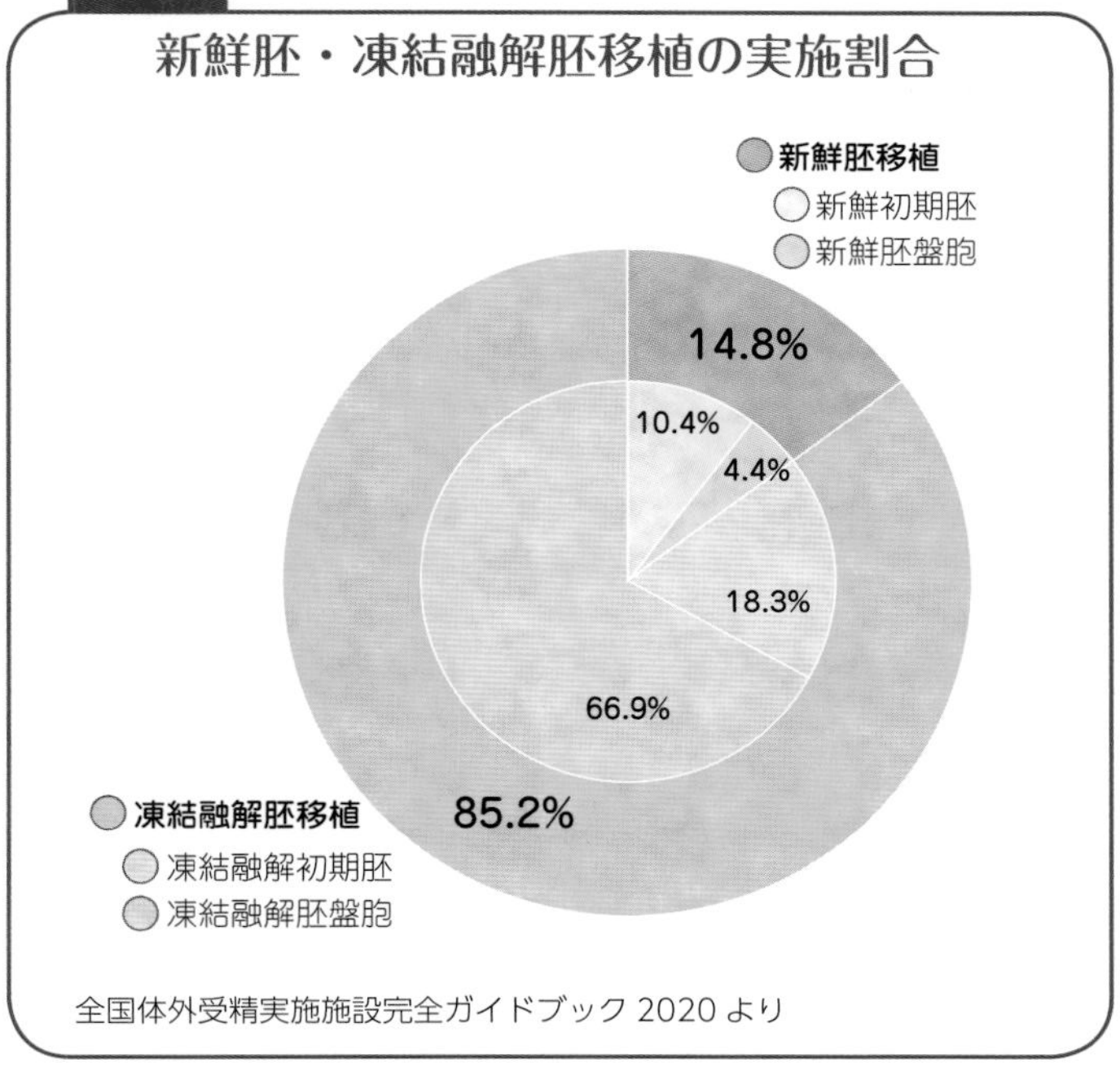

全国体外受精実施施設完全ガイドブック 2020 より

グラフ9

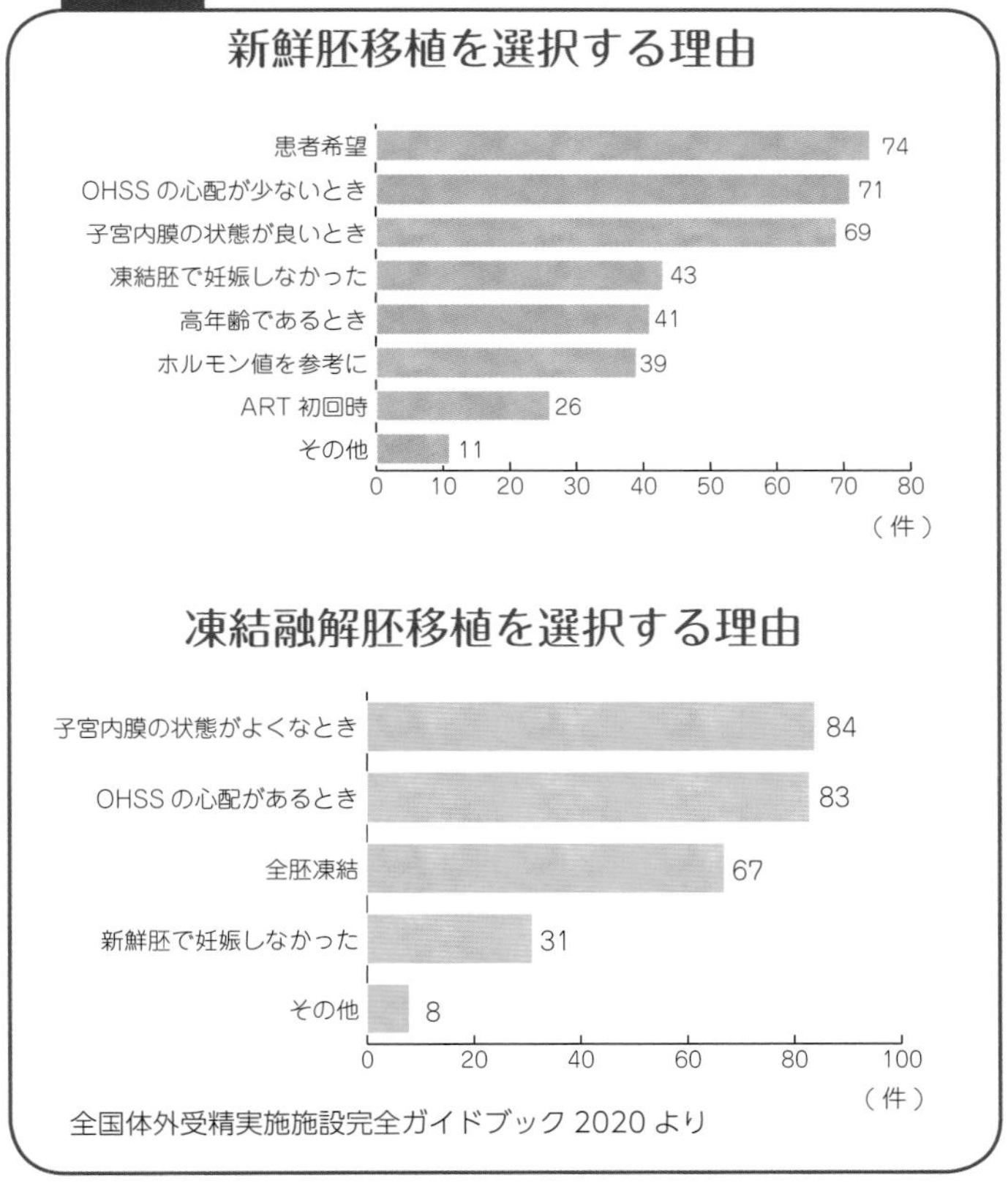

全国体外受精実施施設完全ガイドブック 2020 より

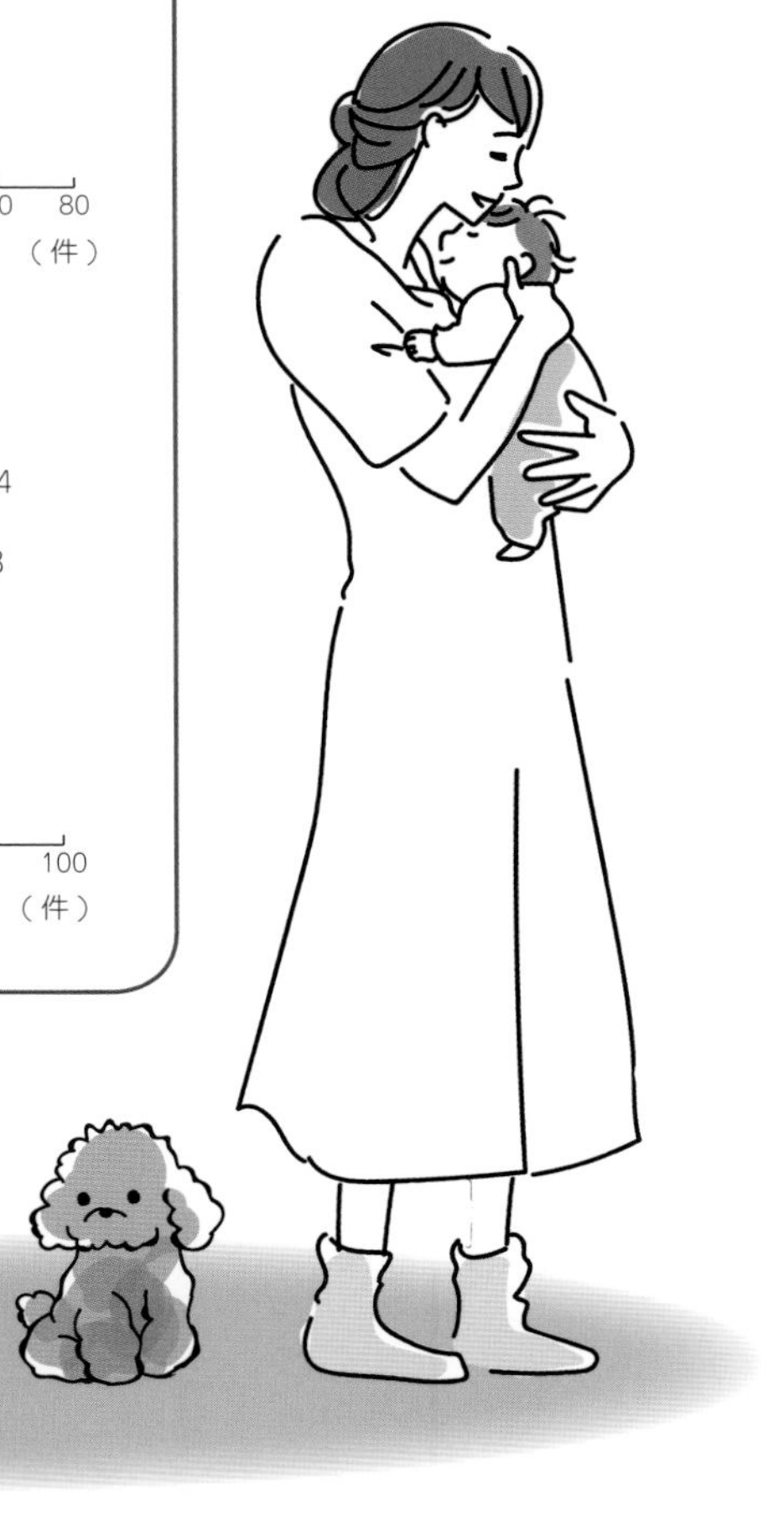

❾ 黄体補充 -胚移植後のスケジュール-

黄体の働きをおさらい

自然妊娠の場合は、排卵後、卵巣に残った卵胞は黄体に変化し、黄体ホルモン（プロゲステロン）を分泌します。黄体ホルモンは、卵胞ホルモンによって厚くなった子宮内膜を胚が着床しやすいように整え、妊娠の継続を助けます。黄体ホルモンには、体温を上昇させる作用があるため、基礎体温は高温相へと移行します。

黄体の寿命は、14日程度ですが、十分に卵胞が成長、成熟せずに排卵が起こった場合は、卵胞が黄体化しても黄体ホルモンが十分に分泌されず黄体機能不全となることがあります。そうしたケースでは、黄体期（高温相）が短くなる傾向があります。

妊娠した場合は、黄体は妊娠黄体となり、ますます盛んに黄体ホルモンを分泌し、胎盤ができるまでの妊娠初期を支えます。そのため、妊娠後もしばらく高温相が続きます。

妊娠していない場合は、黄体は退縮し、白体へと変わっていきます。そして、黄体ホルモンの分泌がなくなり、これに支えられていた子宮内膜が剥がれ、月経となります。

黄体ホルモンの作用もなくなるため、基礎体温は低温相へと移行します。

黄体補充とは？

排卵後、着床を助けるために行なうのが黄体補充です。黄体補充は、新鮮胚移植でも、凍結融解胚移植でも行われます。

体外受精では排卵が起こる直前に採卵するため、卵巣に残った卵胞が黄体化しても、黄体ホルモンが十分に分泌されず着床がうまくいきません。そのため、黄体ホルモンを補充する必要があります。新鮮胚移植では採卵日から、凍結融解胚移植では子宮内膜が十分な厚さになった時点から黄体補充がはじまります。凍結融解胚移植でも、ホルモン補充周期法を選択した場合には必ず黄体補充が必要となります。

黄体補充の方法

黄体管理には、さまざまな方法があります。注射、服薬、腟坐薬、貼り薬などがあり、1つの薬だけでなく、組み合わせて処方されることもあります。

黄体補充の期間中は、黄体ホルモンを補充するための薬のほか、移植後の感染などを予防するための抗生物質や血栓を防止するための薬、そして、子宮収縮を抑制するための薬が処方されます。複数の薬剤を服用するため、胃粘膜を保護する薬が追加されることもあるようです。

黄体ホルモンを補充する薬は、妊娠約7～12週まで続けられます。妊娠12

グラフ10

黄体補充の方法

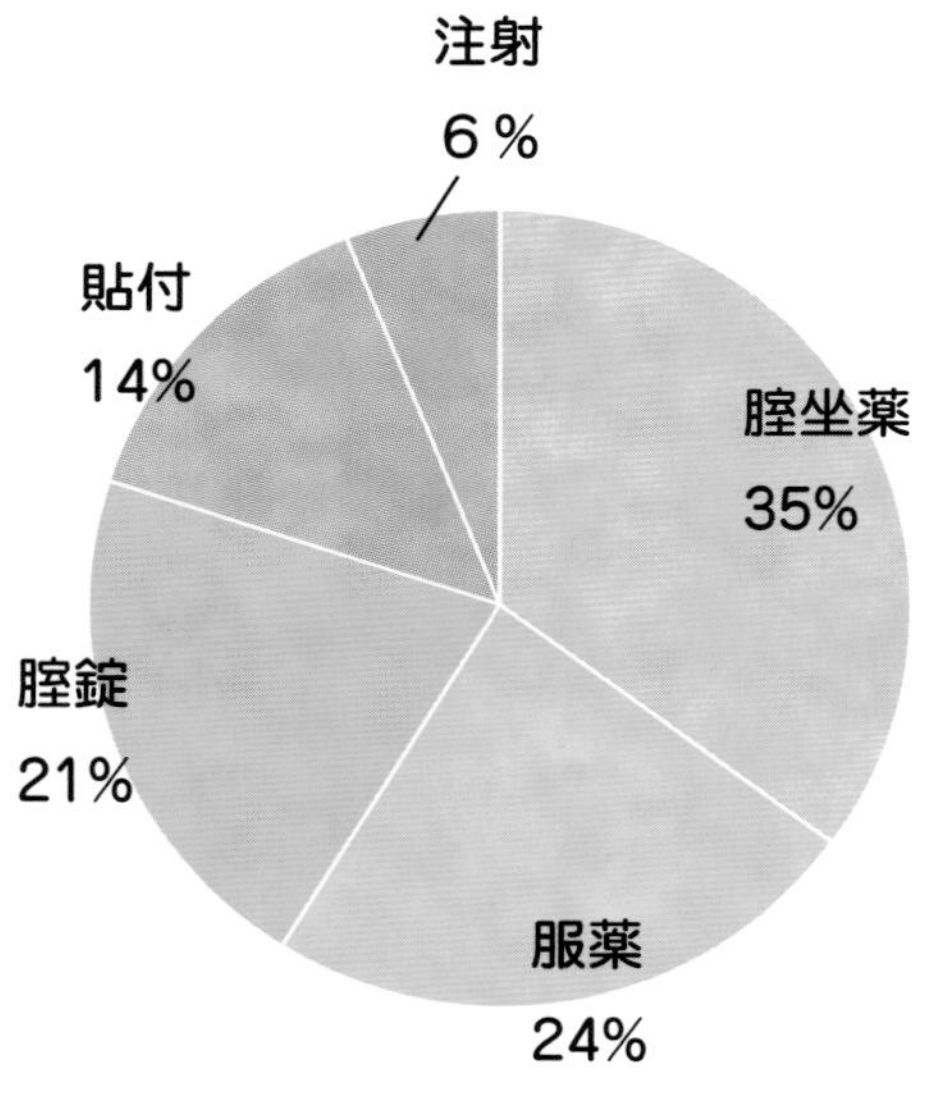

黄体補充の方法は、通院しなくてもよいもの、比較的管理が簡便なもの、なおかつ効果の高いもの（個々に合わせて）を考えて、医師が選んでいます。注射も自己注射が可能なので、ほぼ在宅で胚移植後の黄体補充ができることになります。

全国体外受精実施施設完全ガイドブック 2020 より

週頃になると、胎盤から黄体ホルモンが分泌されるようになるため、妊娠12週以降は、黄体ホルモンの補充を続ける必要はありません。

黄体ホルモンを注射剤で補充する場合、自己注射が可能な治療施設も増えていますので、相談してみましょう。

薬の種類による効果の違いについては、注射での投与が優れているという報告もありますが、投与法での有意差は認められないとする報告も多くあります。

各治療施設が実際に行っている黄体補充方法のなかでも一番多いのは、腟坐薬、服薬、腟錠、貼付、注射の順でした。なるべく通院せずに黄体補充を行えるようにしている治療施設が多いことが推察できます。

治療方針の違いもありますが、それぞれのライフスタイルもあるので、医師と十分にコミュニケーションをとって進めましょう。

子宮内膜の厚さ

子宮内膜が薄い場合には、妊娠率が低下することが報告されています。では、厚ければいいのか？　というと、そうでもありません。約8ミリ前後の厚さから、比例して妊娠率は高くなるという報告は多くありますが、約14ミリ前後以上からは高くなるという報告もあれば、低くなったという報告もあります。さまざまな文献から、おおよそ6ミリ以上あれば良いようです。

また、以前不妊治療情報センターで行った「子宮内膜の厚さと着床は関係がありますか？」というアンケートでは、胚のグレード程ではないが大いに関係ありと回答をした治療施設が多く、「おおいにある」と「ある」を合わせると85％以上を占めます。胚移植の際によく「ふかふかのベッドに戻してあげましょう」と聞くゆえんが、この数字に表れているようです。しかし、では、厚くなければダメなのかというと、そうでもない部分が「あまりない」、「ほとんどない」などに表れていると考えられます。やはり子宮内膜よりも卵の質の問題の方が大きいことがうかがえます。また、最近では子宮内膜の厚さだけでなく、着床のタイミング、子宮内フローラや子宮内膜炎などが注目されています。

グラフ 11

子宮内膜の厚さと着床の関係

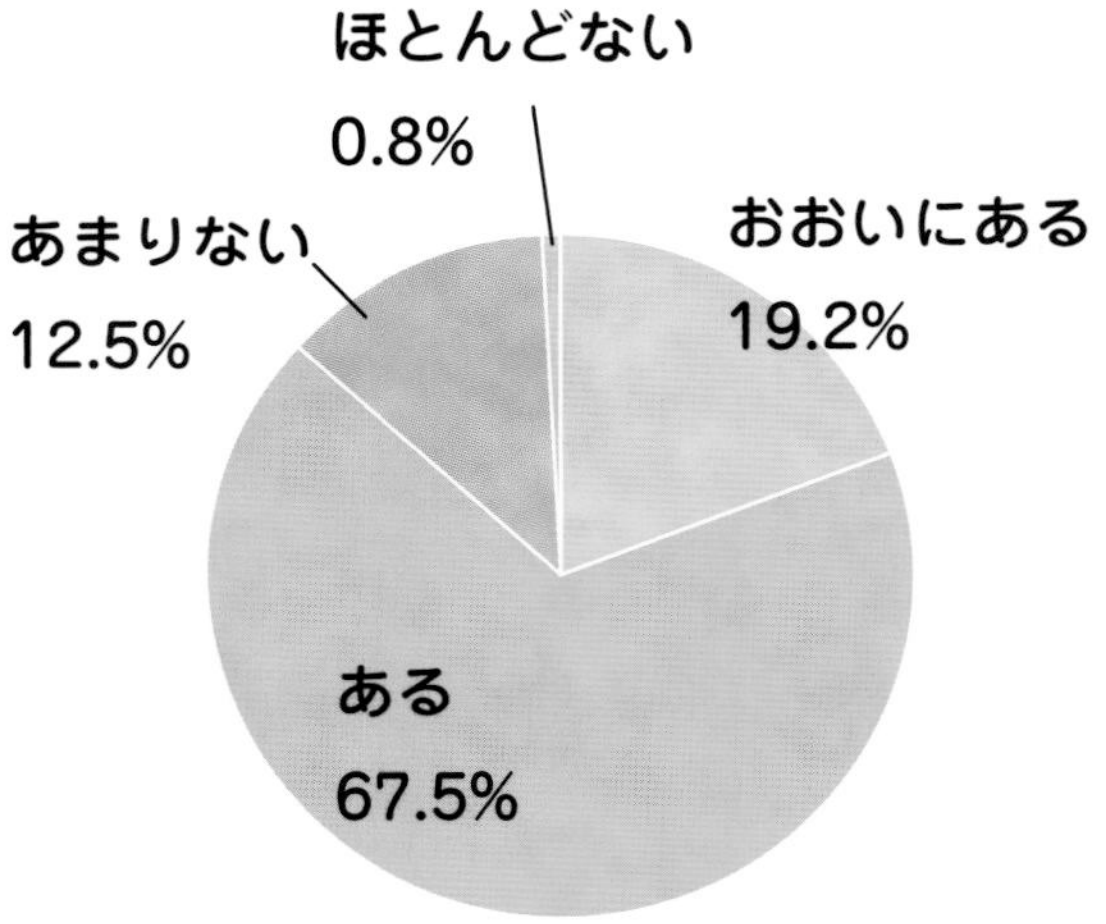

胚移植アンケートより

子宮内膜の変化

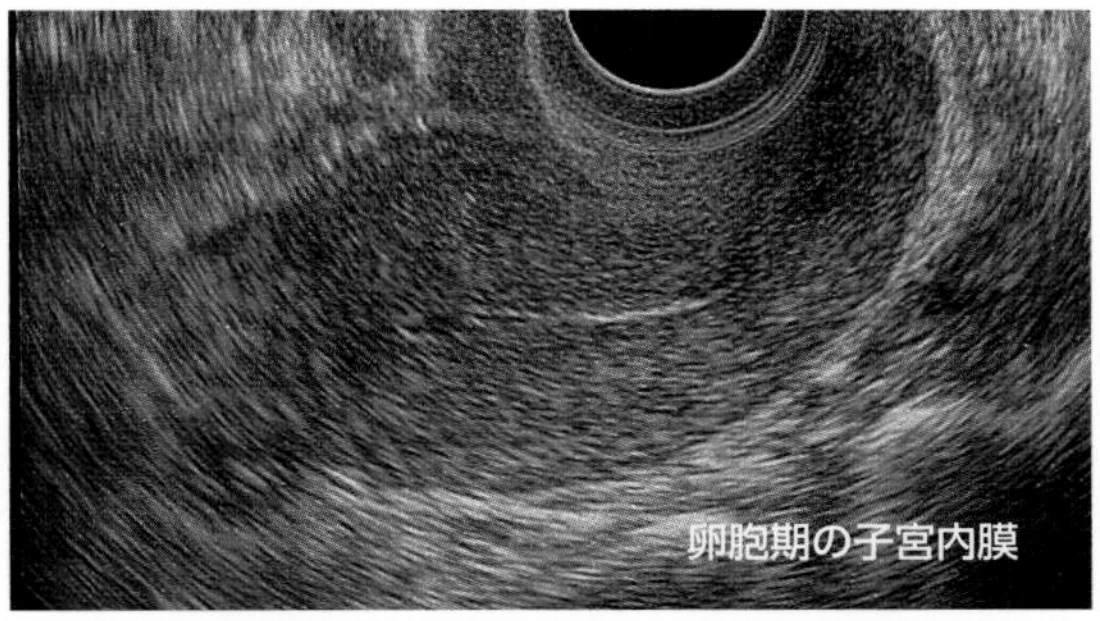

真ん中に１本筋が入ったように見える部分が増殖する内膜です。

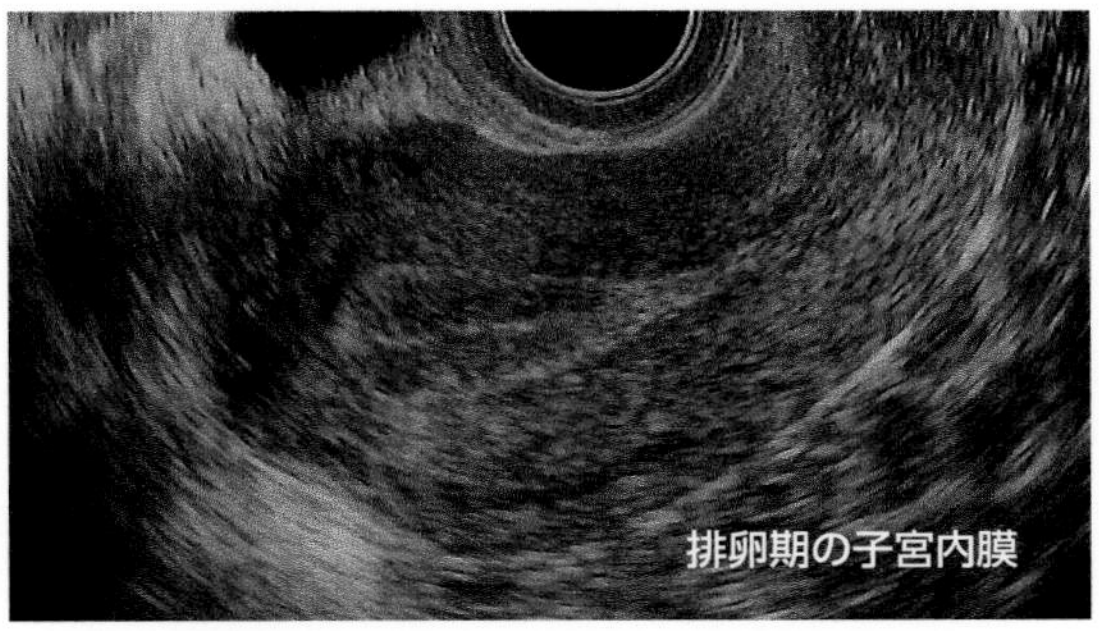

排卵期には増殖した内膜が木の葉のような形に見えます。

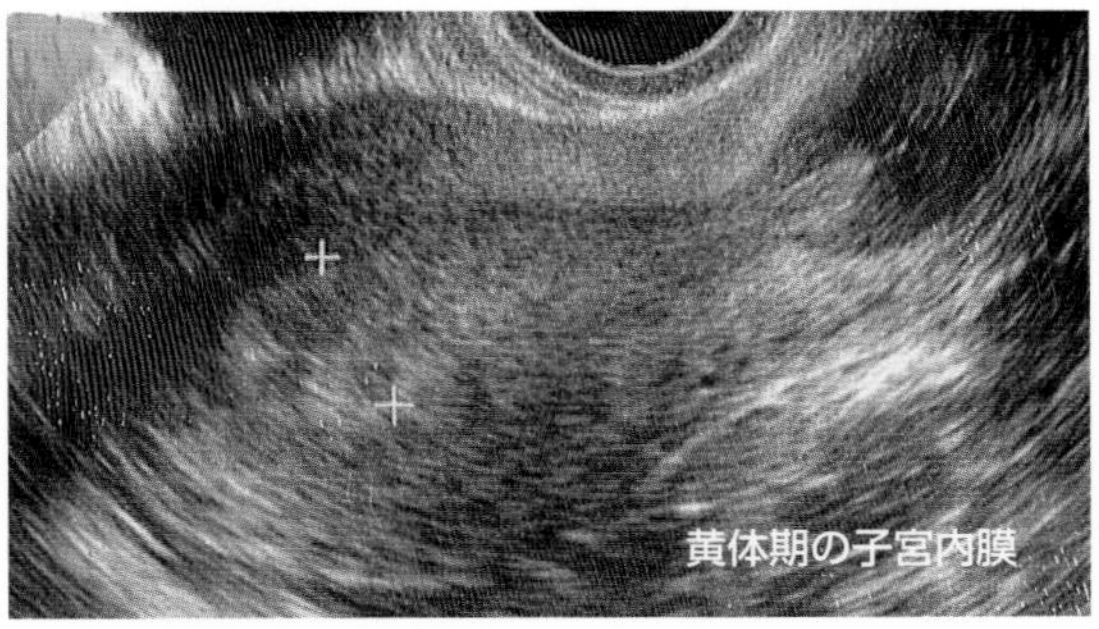

黄体期の内膜は、さらに厚くなっています。

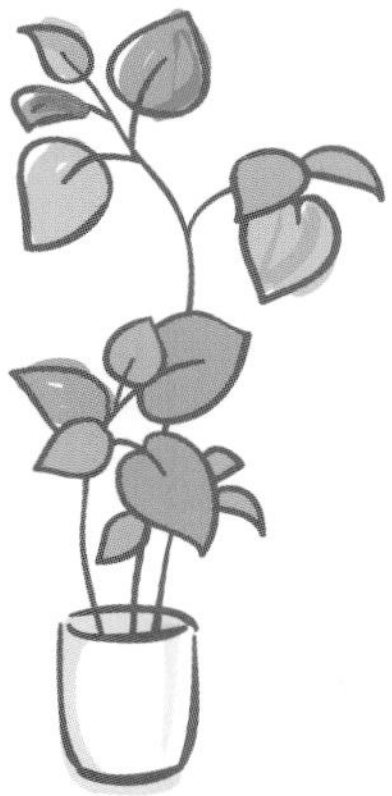

⑩ 胚移植後の生活から妊娠判定まで

胚移植後の安静時間は？

体外受精を受ける女性は、受精、胚の成長と本来は自分の体の中で起こることを医療の手に委ねなければなりません。胚移植をすることで「自分の体に戻ってきた」というその思いから感慨もひとしおとなり、また、命を宿すというその責任感から胚移植後の生活を心配する人も多いでしょう。

自然妊娠の場合、多くの人は月経が予定より遅れていることで妊娠に気づきますが、その間は、特に気にすることもなく普通の生活をしています。体外受精であっても、それと大きく変わりません。

着床には、胚の染色体や遺伝子の問題が大きく関わっています。また、着床した胚が、何かをしたせいで滑り落ちてしまうということもありません。

最近では、胚移植後の安静時間と妊娠率に有意差はないという報告から、胚移植後の安静時間を15～30分程度、または特に設けていないとしている治療施設が多くなってきています。

胚移植後にすぐに起き上がったら、胚が落ちてしまうのではないかと心配になりますが、医師が着床に適した場所に胚を移植していること、また子宮内はとても狭い空間で、子宮頸管もしっかりと閉じているため胚が流れ出てしまう心配はありません。

胚移植後の生活は？

着床は、安静にしている時間帯に起こるわけではありません。普段通りに生活している中で起こっています。ですから、胚移植後は普段通りの生活をしても構いません。ただし、喫煙は受動喫煙も含めてやめましょう。

性生活については、医師の意見に違いもあるようですが、感染する危険性もありますから、移植した日から3日程度は避けましょう。

受精から2日目の初期胚を移植した場合は、その3日後には胚盤胞へと育ち、透明帯から脱出し、程なく着床が始まり、胚盤胞を移植した場合には程なく着床が始まります。

着床の始まりは、胚が子宮内膜にくっつくところからです。胚が子宮内膜にくっついたら、すぐに潜り込むようにして着床していきます。子宮内膜の上に乗っかって、そこで成長していくわけではなく、潜り込み、最後はきっちり蓋を閉めるように、その潜り込んだ痕も修復します。ですから、着床できる胚は、滑り落ちてしまうことはありません。もしも、着床しなかったとしたら、それは安静にしていなかったからではなく、胚などに問題があったと

グラフ 12

安静時間について

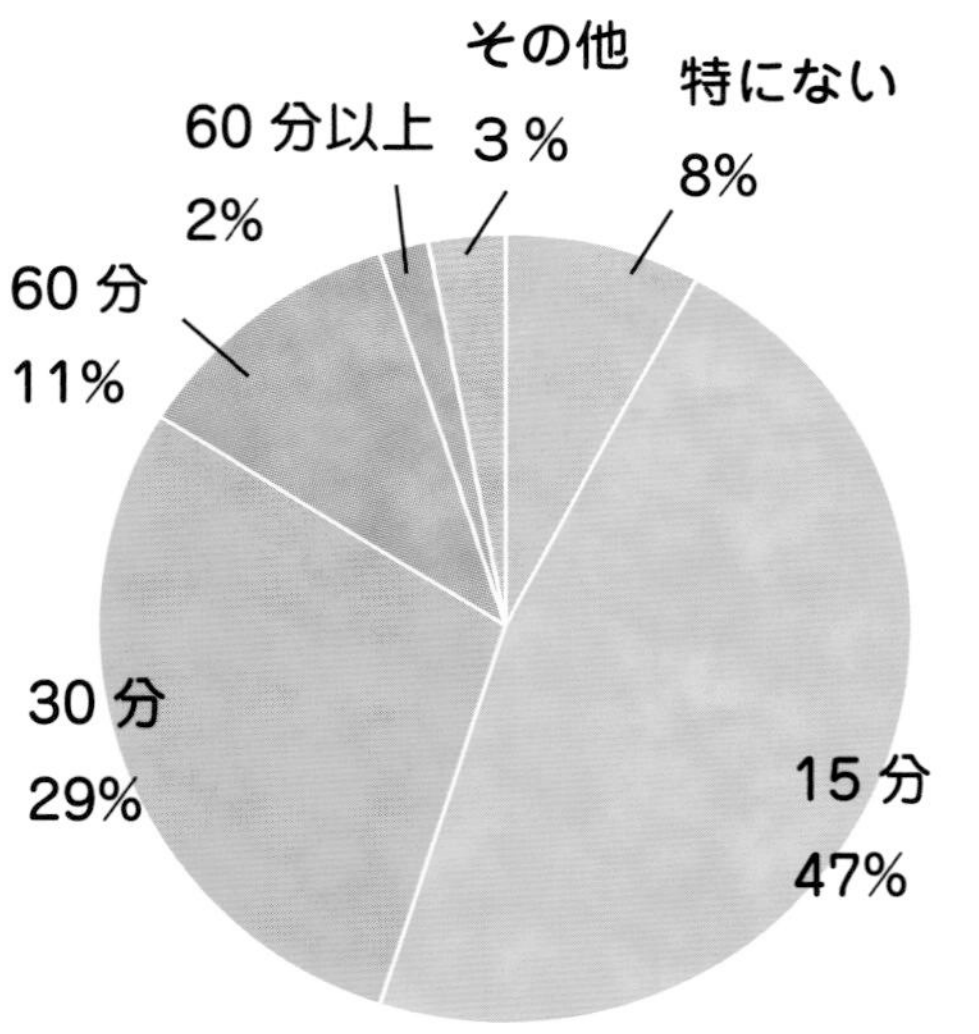

「安静時間の長さは、妊娠率とは関係がない」というさまざまな論文から、移植後の安静時間を設けないという治療施設も増えてきました。ただ、「少し安静にして帰りたい」という患者さんの要望もあるため15～30分程度設けている治療施設が多いようです。

全国体外受精実施施設完全ガイドブック 2020 より

考えられます。

それでも「自転車に乗っていい？」「運動してもいい？」といろいろ気になるところです。どうしても気になってしまうこと、心配になってしまうことは、少しセーブしながら生活しましょう。

やってはいけないことは、受動喫煙を含めた喫煙と過度の飲酒です。

胚移植後は、自転車に乗っても、運動をしても大丈夫ですが、急にお腹が痛くなったり、大量に出血をしたりなどの症状があったら、早めに移植を受けた治療施設に連絡をとり、指示をもらいましょう。

健康的な生活を送ることを念頭にして日々を考え、妊娠判定日までは、ゆったりした気持ちで、楽しく過ごすことが大切です。

妊娠判定について

不妊治療での妊娠判定は、排卵から2週間くらいに血液検査でｈＣＧホルモン値を測定し、その値から妊娠しているか、また妊娠継続できそうかどうかがわかります。初期胚移植の場合は移植後11～14週、胚盤胞移植の場合は移植後から7～14週に妊娠判定を行います。

ＨＣＧ値については、経過を見ることもあります。子宮外妊娠は、絨毛が十分に発育できないため、妊娠週数と比較してＨＣＧ値が低かったり、上昇がゆっくりだったりします。双子など多胎妊娠をした場合には、この値よりも高い数値を示し、絨毛細胞だけが異常増殖する胞状奇胎の場合にも、高い数値を示します。

尿検査で判定した場合には、検査試薬を使って陽性か陰性かを知ることができます。月経開始予定日2週間程度から、十分な陽性、陰性の判断ができるようになり、妊娠5週目以降であれば胎嚢確認ができることも多くなります。

胎嚢が確認できれば臨床妊娠となり、その後、さらに心拍確認ができればひと安心です。

市販の妊娠検査薬は使ってもいい？

妊娠判定日までの間、市販の妊娠検査薬で検査してみたいという人も少なくありません。治療施設で、妊娠判定日に検査をするというのが基本ですが、実際には多くの人が妊娠検査薬を利用しています。

治療施設としては、その注意として「自己判断をしない」ことをとくにあげています。そのほか、注意することとしてあげられていたことを紹介しますので、確認しておきましょう（左コラム）。

また、市販の妊娠検査薬では陽性か陰性かのどちらかになります。

陽性と反応が出ても、それが正常妊娠かどうかはわかりません。最終的な判断は、妊娠判定日の血液検査、尿検査やエコー検査で行います。

血中 hCG の参考値

妊娠４週：	20 ～ 500
妊娠５週：	500 ～ 5,000
妊娠６週：	3,000 ～ 19,000

（単位　mIU/ml）

尿中から 50mIU/ml 以上の hCG が検出されれば、尿検査でも妊娠反応が陽性か陰性かがわかります。

病院で妊娠判定を行う以前に市販の妊娠検査薬で調べることもできますが、異所性妊娠（子宮以外の場所）などもあるので、なるべく病院の判定まで待ちましょう。

市販の妊娠検査薬を使用するときの注意

- 基本は病院で検査。
- 市販の検査薬は使わないでほしい。
- 市販の検査薬の場合は、妊娠４週に相当する頃から、数回行った方がいい。
- 妊娠判定日が検査に適切な日なので、それ以前では、正確な判断はできない。
- 市販の妊娠検査薬の結果を病院へも連絡してほしい。
- １回陰性となっても、薬をやめないように。
- HCG 注射をした場合には、１週間以上あけて検査するように。
- 信頼性に欠けるので、病院での検査まで待ってほしい。

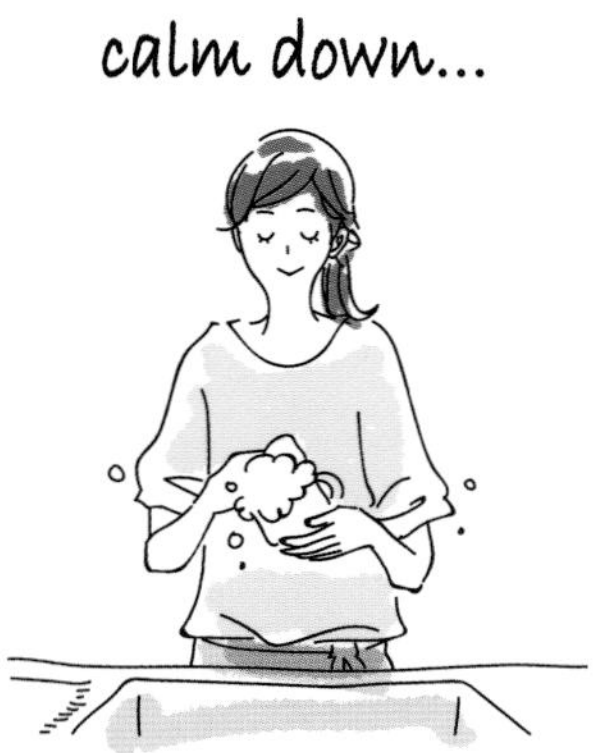

⑪ 何度も胚移植をしているのに着床しない ①

何度も胚移植をしているのに、着床しないのは、なぜ？

体外受精において、良好胚を何度も移植しているのに妊娠しない人、または生化学的妊娠を繰り返す人もいます。

着床には、胚に問題がないこと、子宮内膜の厚さが十分にあること、胚移植と着床時期のタイミングがあっていることなどの条件も大切ですが、着床しない原因の多くは、胚の染色体異常にあると考えられています。

質の良い胚であっても、実際には染色体異常を持っている胚も少なくありません。また、染色体の数に異常のある胚の割合を年齢別に見ると、年齢が高くなるにつれて大きくなっていくことも知られています。年齢が高くなれば、胚の問題から着床が難しくなっていきます。

しかし、なかには胚の問題ではなく、受け入れる母体環境に問題がある着床障害を抱えているケースもあります。

胚の問題

胚の染色体の数の問題、または形の問題から着床しない、もしくは生化学的妊娠になるケースがあります。妊娠12週未満に起こる流産を早期流産と呼び、流産全体の80％以上を占めていることから、染色体異常によって着床しなかった確率は高く、また反復して起こることが予測できます。

染色体異常が起こっている胚が、全て成長を止めてしまうとは限りませんが、胚培養における胚盤胞到達率は約50～60％ですので、それ以外の胚の多くは染色体異常が要因となって成長を止めてしまっているのではないかと考えることもできます。

これは、胚盤胞へ到達したグレード5か6の胚であっても染色体異常率が約50％と高く、着床しなかったケースの多くに染色体異常を持つ胚が多いことからも推察できます。

胚の染色体の数の問題については、母体環境の問題ではなく、偶発的に起

グラフ 13

胚盤胞のグレードと染色体異常

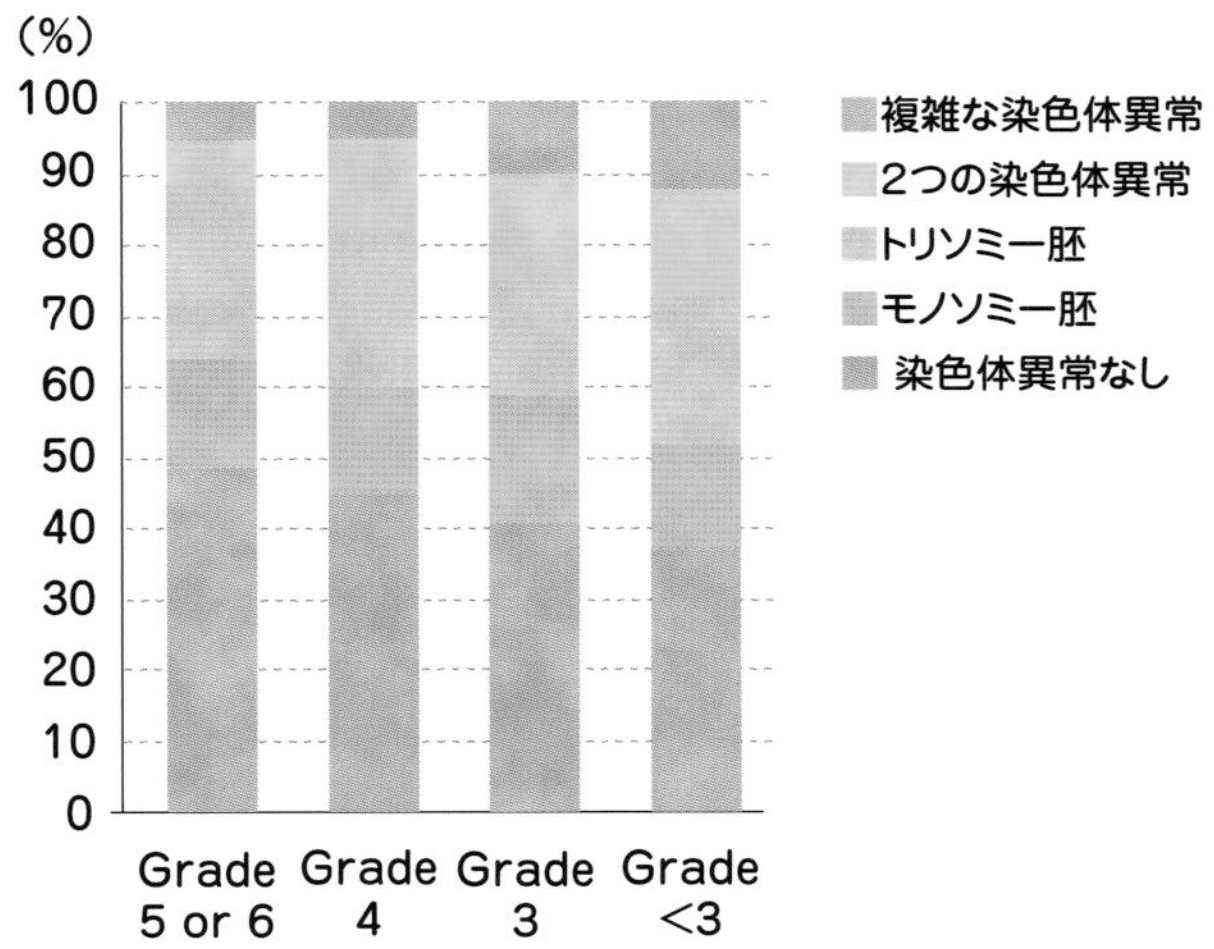

The relationship between blastocyst morphology, chromosomal abnormality, and embryo gender
Fertil Steril. 2011 Feb;95(2):520-4

年齢別染色体異常胚の割合

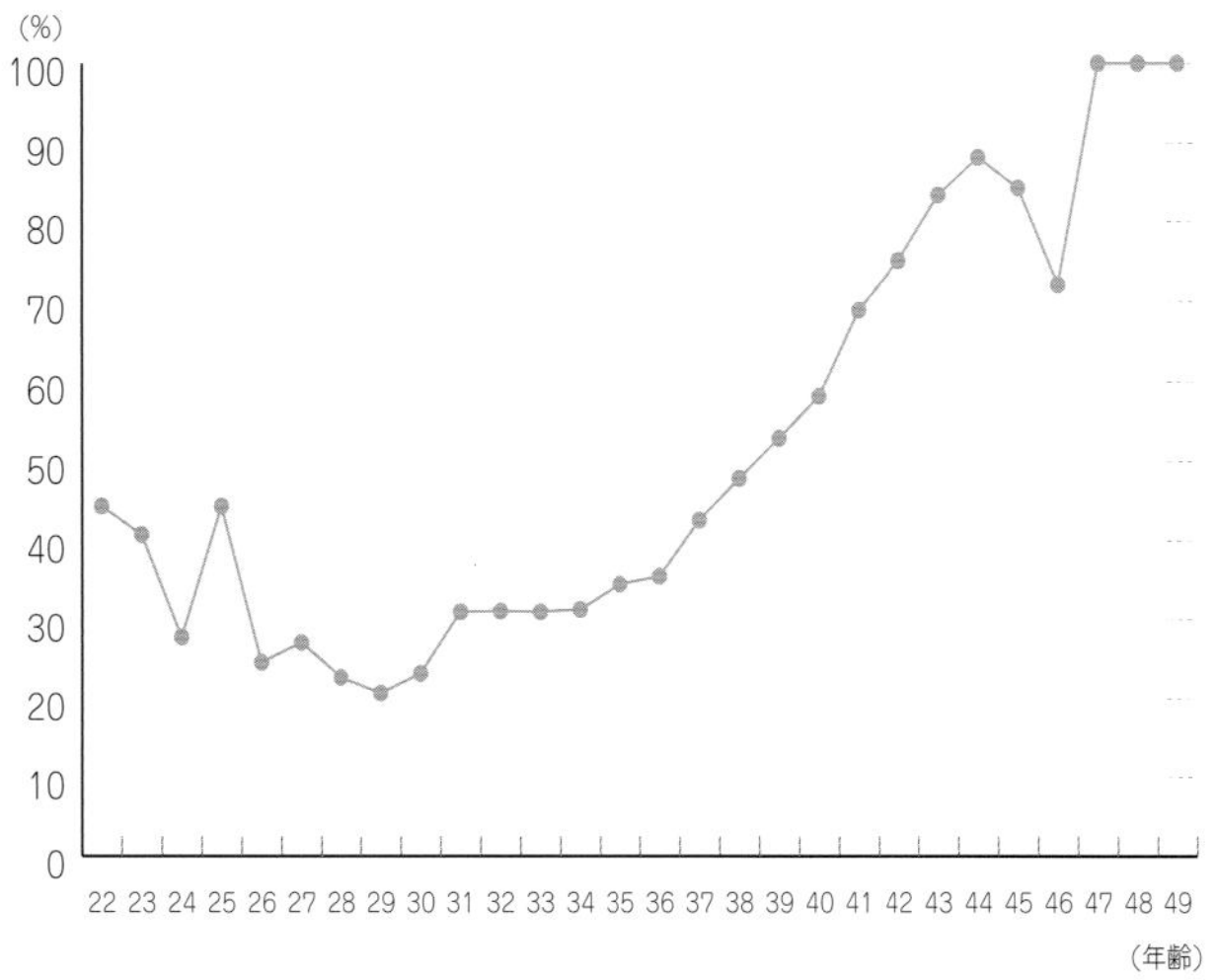

The nature of aneuploidy with increasing age of the female partner
Fertil Steril. 2014 Mar;101(3):656-663.e1

こる卵子の染色体数や受精時に起こる多精子受精などが要因になります。また、胚の染色体の形の問題は、夫婦のどちらかに染色体の形に問題があり、それが遺伝していることが要因となります。

● 卵子の染色体の数

卵子は、年齢にかかわらず染色体異常が起こりやすい細胞ですが、女性が年齢を重ねるにつれて起こる質の低下から染色体異常率が高くなる傾向にあります。

ヒトの染色体は、1～22番の常染色体がそれぞれペアであり、最後のペアは性染色体で、全部で46本あります。

これが減数分裂によって1～22番を1本ずつと性染色体の1本の23本ずつに分けられます。しかし、均等に分けなければならないところを、何番目かの染色体が0本になったり、2本になったりすることがあります。こうした卵子が精子と出会い受精しても、染色体数の異常は起こったままになります。

そのことが要因となり、どこかの染色体が1本しかないモノソミー型、3本あるトリソミー型の胚になります。

● 多精子受精

通常の受精は、1個の卵子と1個の精子の出会いから始まります。しかし、受精の際、卵子に2個、3個の精子が入り受精してしまう（多精子受精）ことがあります。この結果、すべての染色体の数が3本（3倍体）、4本（4倍体）となってしまう倍数体の異常が起こります。

このほか倍数体の異常は、卵子の極体がうまく放出できなかった場合や、単為発生（卵子が精子と受精することなく活性化して前核が形成される：1倍体）の場合などがあります。

● 胚の染色体の形

基本的に、染色体の数に問題はないが、染色体の一部が入れ替わっていることで染色体に不均衡が生じた場合に、着床しない、あるいは流産が起こりやすくなります。夫婦のどちらかに染色体の形に問題があっても均衡型保因者のため、特に問題はありません。しかし、子どもを授かろうとすると、胚に不均衡が生じやすくなることが問題となります。

ー 染色体の検査

● PGT-A

（着床前胚染色体異数性検査）

胚の染色体の数の異常は、PGT-Aによって調べることができます。

体外受精を前提とした検査で、胚盤胞の将来胎盤になる部分（栄養外胚葉）の一部を採取して染色体数を調べます。

検査の結果、染色体数に問題のなかった胚を移植することで流産を避ける、または予防することを目的としています。国内では2020年1月から臨床研究がスタートし、認可を受けた治療施設で、2回以上胚移植しても臨床的妊娠が成立してない人、2回以上臨床的流産（胎嚢確認後の流産）をした人を対象に検査を受けることができます。

● PGT-SR

（着床前染色体構造異常検査）

夫婦のどちらかの染色体の形（染色体構造）に問題があることで、胚の染色体の形に異常が起こり、流産が繰り返されることがあります。

PGT-SRも、PGT-Aと同様の方法で染色体の検査をし、形に問題のない、流産の起こらない胚を移植することで流産を避ける、または予防することを目的としています。

これまで、染色体の形に問題がある夫婦は、2回以上の臨床的流産、死産の経験が条件でしたが、今回の臨床研究では生化学的妊娠を繰り返している夫婦も対象になります。

PGT-A、PGT-SRとも、新鮮胚盤胞が検査の対象となり、検査を行った胚盤胞は凍結されます。検査の結果から問題のなかった胚を融解して移植し妊娠を目指します。ただし、流産のすべての要因が染色体の問題とは限らないため、検査で適切と判断された胚を移植しても、必ず妊娠できるとは限りません。

PGT-A検査方法

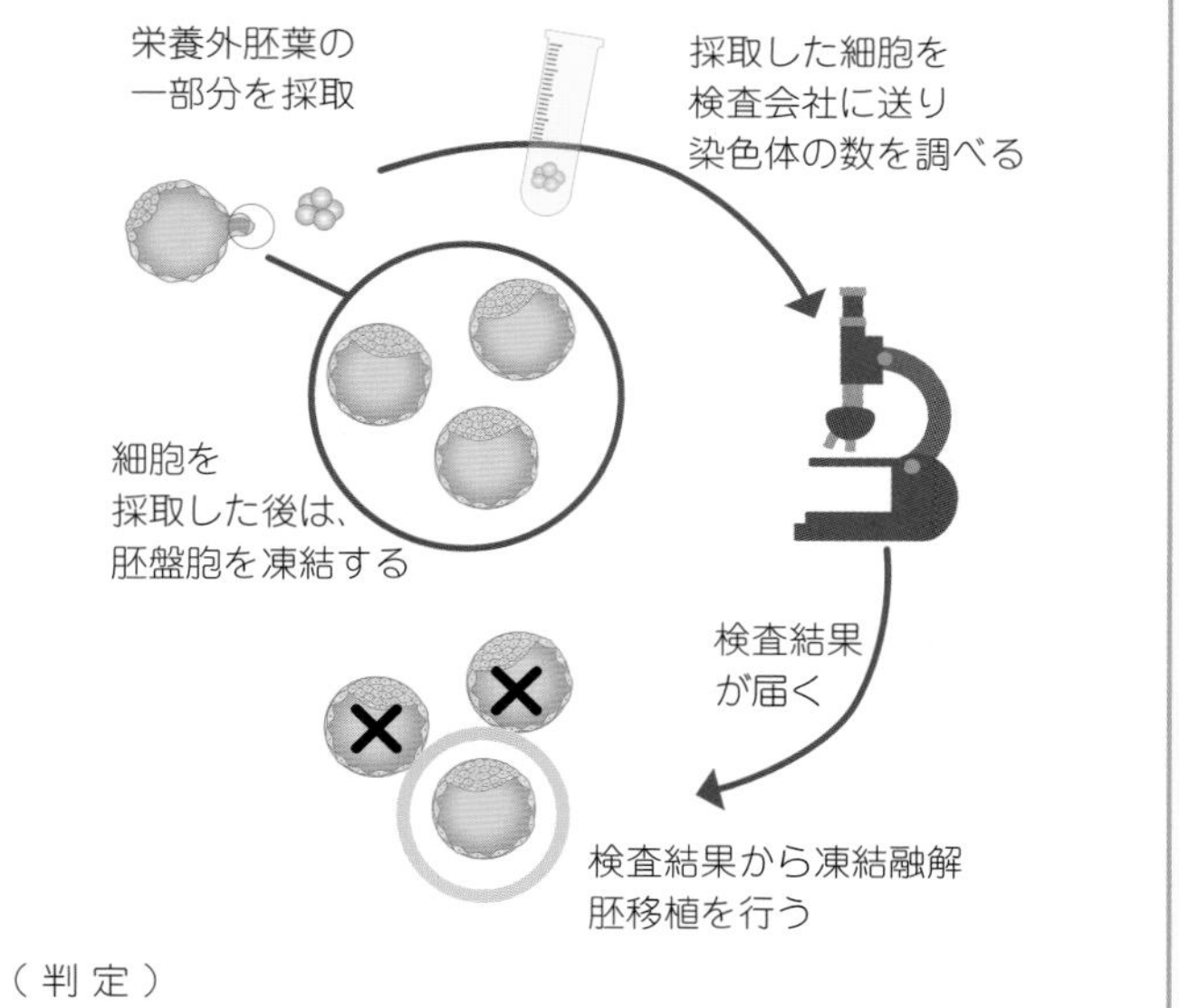

一部分を採取
採取した細胞を
検査会社に送り

採取した後は、
胚盤胞を凍結する

検査結果から凍結融解

（判定）

A: 適（最適）	移植に問題を認めない場合
B: 適（準）	移植することは可能であるが、解析結果の解釈に若干の困難を伴う場合
C: 不適	移植には不適切と考えられる場合
D: 判定不能	検体が不適切なため、判定を実施できない場合

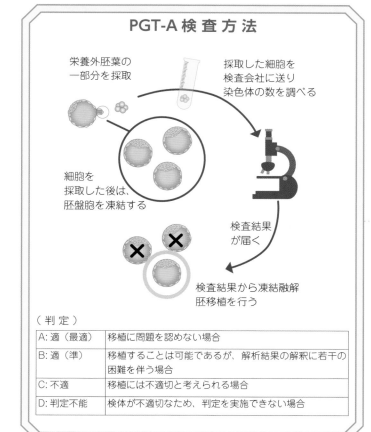

⑪ 何度も胚移植をしているのに着床しない ②

着床障害 母体側の原因は?

着床障害となる母体側の要因としては子宮内の環境、胚移植のタイミング、免疫活性などがあげられます。

母体の問題

●慢性子宮内膜炎

子宮内膜は、ホルモン変化に応じて厚くなったり、剥がれて体外に排出されることを周期的に繰り返すため、炎症は起こりにくいのが一般的です。しかし、子宮内膜の深い基底層にまで細菌が侵入して炎症が起こり、その炎症が持続している状態を慢性子宮内膜炎といいます。

慢性子宮内膜炎は、細菌感染が主な原因で、自覚症状のない人がほとんどです。

慢性子宮内膜炎は、不妊治療経験者の約3割にあり、繰り返し胚移植をしても生化学的妊娠や流産を繰り返す人の約6割にあるといわれています。そのため、良好胚の移植を繰り返し行っても着床しないことから、判明することも少なくありません。

CD138陽性細胞検査、ALICE検査などがあります。

●子宮内細菌(フローラ)

腟内には、ラクトバチルス属の細菌が豊富に存在し、ウイルス感染やほかの菌が増殖できない環境をつくっていることがわかっていますが、これまで子宮内は無菌だと考えられていました。しかし、2015年に子宮内にも善玉菌が存在することがわかってきました。これまでに子宮内フローラが乱れていると体外受精の結果が悪くなるという研究発表や、子宮内膜で免疫が活性化し、胚を異物として攻撃してしまう可能性が指摘されています。

腟内環境が子宮内環境に影響する、また腸内環境が子宮内環境に影響しているとも考えられています。

子宮内細菌(フローラ)検査、EMMA検査などがあります。

●ビタミンD不足

ビタミンDが不足すると着床が難しくなるという研究発表があり、最近では血中ビタミンDを検査する治療施設が増えています。

ビタミンDは、食べるものよりも日光に当たることでつくられるほうが多いことがわかっています。日焼け対策をし過ぎてビタミンD不足になる人もいるので、妊活中は1日30分程度は日に当たるようにしましょう。

●胚移植のタイミングの問題

着床の窓が開かれている期間は、多くの人は排卵から5日目になるため、それに合わせて胚移植をすることで着床、妊娠の成立が可能です。しかし、着床の時期にも個人差があり、約3割の人に着床時期のズレがあるといわれています。

着床時期にズレがある場合、良好胚を移植しても着床しなかったり、生化学的妊娠になったりすることがあります。そうした場合、通常の着床時期の子宮内膜の遺伝子パターンから個々の着床時期を調べ、それに合わせて胚移植をします。

●免疫寛容の問題

免疫とは、体に異物が侵入してきた際に働くシステムで、異物を排除し、また同じような異物が侵入してきたときのために抗体をつくって防御しようとします。

胚は、卵子と精子が受精したもので、母体からみると、半分は卵子からできている自己ですが、もう半分は精子からできていて非自己となり、通常であれば拒絶反応が起こります。しかし、免疫反応が抑制されることから胚は受け入れられ、着床することができるようになります。ただし、免疫反応が強いと胚は受け入れられず異物として攻撃され、着床することができません。いわゆる母体の拒絶反応から胚が受け入れられないため、着床障害が起こるわけです。

これには、免疫応答(異物から守るシステム)の司令塔となるT細胞が関連し、体に侵入した異物によってTh1

細胞とTh2細胞に分かれて働きます。

通常、着床する際には胚を異物とみなし攻撃するTh1細胞が減少し、Th2細胞が優位になります。しかし、良好胚を何度移植しても着床しない人のなかには、Th1細胞が高く、Th1細胞とTh2細胞の比が高いケースもあるようです。

そこで、血液からTh1とTh2の値、そしてTh1とTh2のバランスを調べ、その結果から、必要に応じて免疫抑制剤を投与し着床を助けます。検査結果の値や比率によって、薬の投与期間に違いがあります。

一検査や治療はどこで?

着床障害に関する検査や治療は、どこの治療施設でも一様ではありません。医師によって考え方もさまざまで、治療方針もそれぞれです。

検査や治療を受けられる治療施設は増えていますが、詳しいことは通院する治療施設に尋ねてみるか、治療施設のオフィシャルホームページで調べてみましょう。

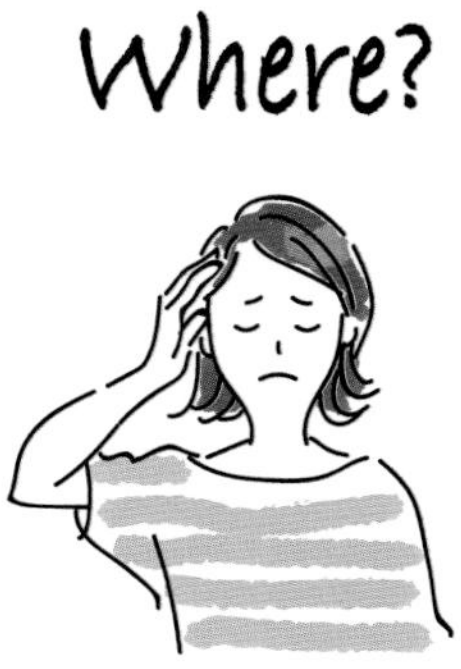

着床障害の要因や検査

慢性子宮内膜炎		子宮内膜の基底層にまで細菌が侵入して炎症が起こり、持続している状態
	検査	ピペールと呼ばれる器具で子宮内膜組織を採取
	治療	特定した原因菌に対応する抗生剤で治療。子宮内のラクトバチルスにも関係するため、抗生剤による治療後、ラクトバチルス腟剤で治療する
子宮内フローラ		子宮内細菌のなかでもラクトバチルスが90％以上のとき、着床率、妊娠率、生産率が高いとされている
	検査	ピペールと呼ばれる器具で子宮内膜組織を採取
	治療	ラクトバチルス腟剤での治療や腸内環境改善の食生活を送る
着床のタイミング		着床の窓が開かれている時期のズレ
	検査	ピペールと呼ばれる器具で子宮内膜組織を採取
	治療	検査の結果に合わせて胚移植を行う
ビタミンD		ビタミンDの不足が着床に影響
	検査	血液検査　血中ビタミンD値を測る
	治療	血中ビタミンD値が29ng/mL以下の場合、生活改善や食事療法、またサプリメントを使用する
免疫寛容		免疫反応が強く、胚を異物として攻撃
	検査	血液検査　血中Th1、Th2値を測る
	治療	検査の結果に合わせて免疫抑制剤を服用する

ERA・EMMA・ALICE 検査実施施設リスト

不妊治療情報センターでは、ERA・EMMA・ALICE検査実施施設リストを公開していますので、参考にしてください。

PGT-A 臨床研究参加施設

PGT-A、PGT-SRの臨床研究参加施設は、日本産科婦人科学会のホームページで公開しています。参加施設が増えるごとに更新されます。

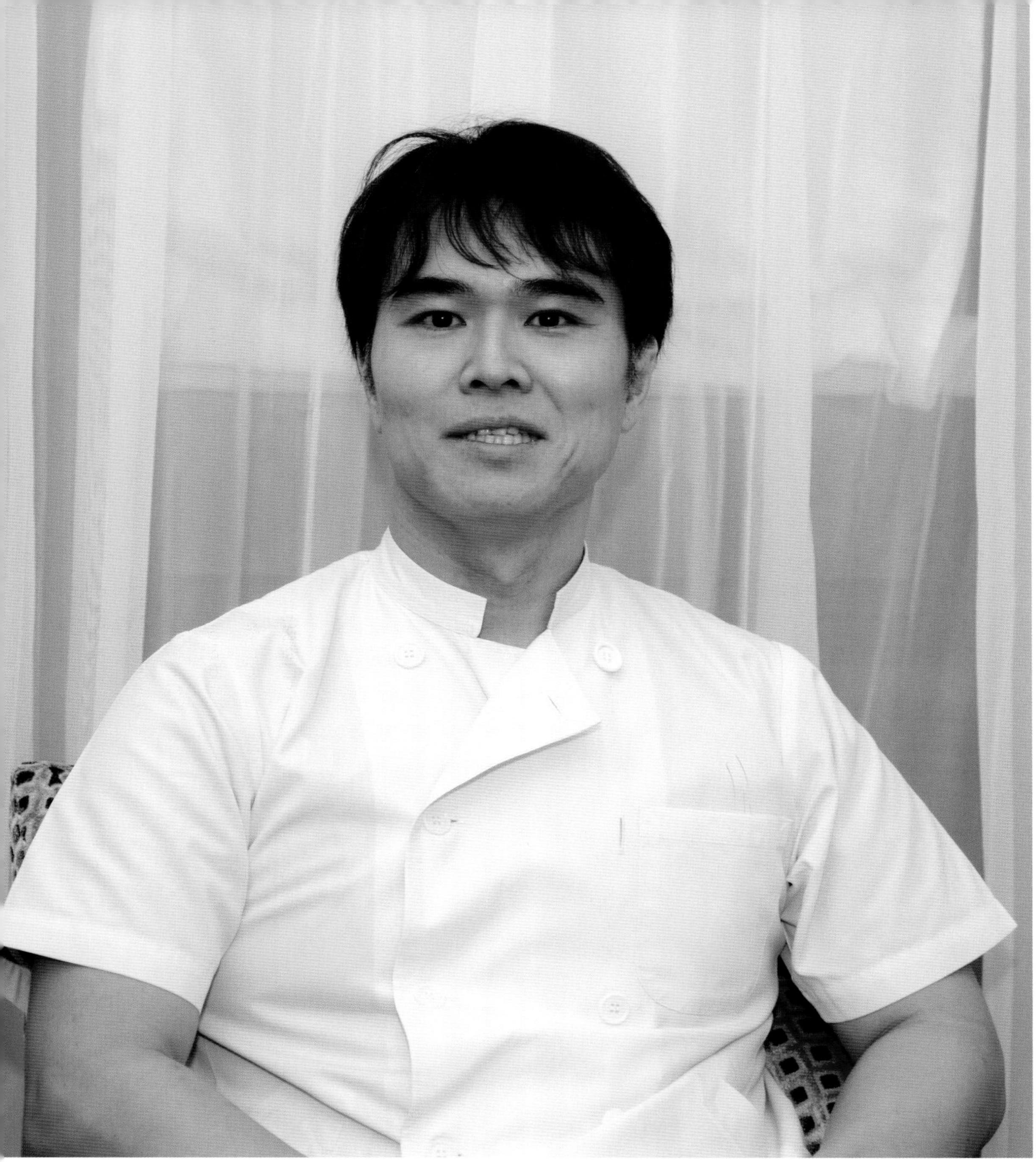

interview

カップルの数だけ赤ちゃんを授かる方法があります。

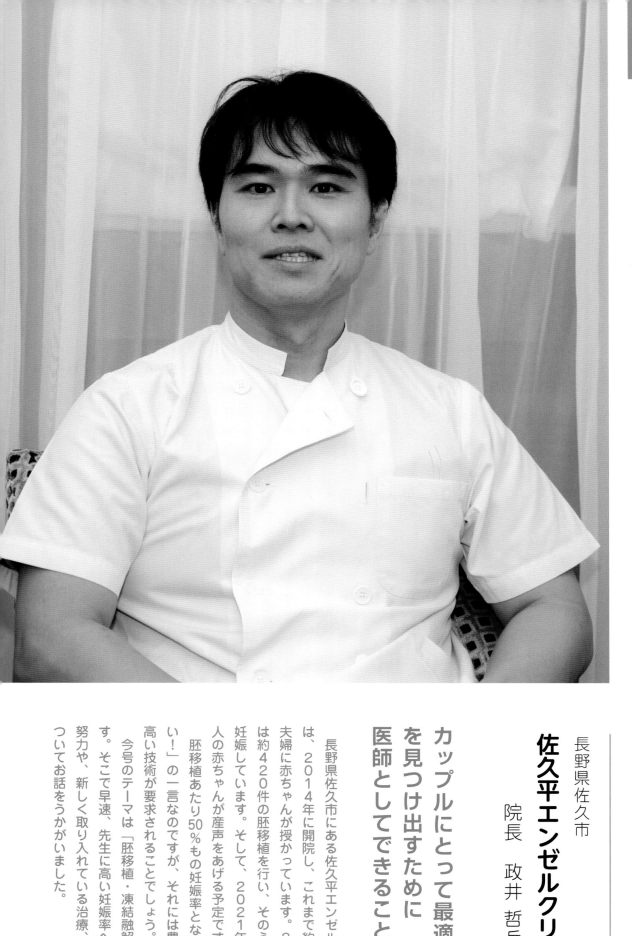

長野県佐久市
佐久平エンゼルクリニック
院長　政井 哲兵　先生

カップルにとって最適な方法を見つけ出すために医師としてできること。

長野県佐久市にある佐久平エンゼルクリニックは、２０１４年に開院し、これまで約６００組の夫婦に赤ちゃんが授かっています。２０２０年には約４２０件の胚移植を行い、そのうち約半数が妊娠しています。そして、２０２１年には２００人の赤ちゃんが産声をあげる予定です。

胚移植あたり50%もの妊娠率となれば、「すごい!」の一言なのですが、それには豊富な知識と高い技術が要求されることでしょう。

今号のテーマは「胚移植・凍結融解胚移植」です。そこで早速、先生に高い妊娠率へ導いている努力や、新しく取り入れている治療、検査などについてお話をうかがいました。

まずは「胚移植」のお話から始めましょう。

これまで私たちのクリニックでは、凍結融解胚盤胞移植をメインに行ってきました。胚盤胞になった胚を凍結し、胚盤胞で移植するという方針で、凍結融解胚盤胞移植がおよそ9割、そして新鮮胚移植が1割くらいでした。

凍結胚盤胞移植を勧めていた理由は、5つあります。1つめは、妊娠率の高さです。胚盤胞に育った胚は生命力の強い、妊娠が期待できる胚だからです。

2つめは、ＯＨＳＳ重症化の回避です。大量の薬を使用した排卵誘発方法を行った場合、卵巣が腫れ、卵巣過剰刺激症候群（ＯＨＳＳ）を引き起こすことがあります。このような状態で新鮮胚移植を行って、妊娠成立した場合、ＯＨＳＳが重症化する可能性がありま す。そこで、胚を凍結して新鮮胚移植を見送ることで、重症ＯＨＳＳを回避することができます。

3つめは、胚の発育と着床時期を合わせられることです。胚の発育が受精から5日目の胚盤胞であれば、受精から5日目の子宮内膜へ移植することで、胚の発育と着床時期を合わせることができます。

新鮮胚移植の場合、排卵誘発剤によって胚の発育と子宮内膜にズレが生じることがありますが、胚を凍結保存することで、そのズレを解消することが期待できます。

4つめは、最適な子宮内環境を再現できることです。排卵誘発をすると卵胞ホルモン（エストロゲン）が高くなるなど、自然な月経周期とは違うホルモン環境となり、着床には適さない状態になることがあります。そうした場合も胚を凍結し、子宮内環境を整えた適切な周期に移植することで妊娠への期待が高まります。

このようなメリットから凍結胚盤胞移植を行ってきました。

ただ、最近は通院される人の高年齢化から胚盤胞にならないケースも増えてきました。そうした場合、胚盤胞移植は、年齢の高い人にとって難しい条件となることもあります。

排卵誘発をして、採卵をして、受精して、でも胚盤胞にならずに移植できないと、そこまでの努力がついえてしまいます。そこでチャンスを広げるために、新鮮初期胚移植をするケースが増えています。胚盤胞になりにくい人に対しては、新鮮初期胚で移植できる条件であれば選択肢の1つとしてご提案しています。

実際に妊娠例もあり、今では凍結融解胚盤胞移植が7～8割、新鮮初期胚移植が2～3割となっています。

また、初期胚で凍結をすることもあります。

胚移植の工夫と検査

凍結融解胚移植の5つめのメリットとして、行える検査が広がることがあげられます。

たとえば、胚の着床時期を調べるＥＲＡ（子宮内膜着床能）検査がありますが、私たちクリニックでは、移植する2～3割の人がこの検査を受けています。

2～3回、良好胚を移植したけれど妊娠判定が陽性にならない人へ検査のご提案をすることもありますが、最近では患者さんからやってみたいといわれることもあります。

また、転院されてきた人のなかには、最初からＥＲＡ検査を希望される人もいて、それぞれいろいろな情報を仕入れ、勉強熱心な人が多いと感じます。

そのほかに慢性子宮内膜炎（ＡＬＩＣＥ検査）や子宮内フローラ（ＥＭＭＡ検査）の検査を行うこともあります。

慢性子宮内膜炎は、細菌感染を主な原因として、子宮内膜の炎症が持続的に起きている病気です。自覚症状も少ないため検査して初めてわかることが多く、着床障害の要因になるといわれています。これまで検査した患者さんで慢性子宮内膜炎が陽性だったという人は少ないのですが、子宮内フローラについては乳酸菌が少ないという結果が出る人は少なくありません。

凍結胚盤胞移植のおすすめポイント

1、妊娠率の高さ

2、OHSS 重症化の回避

3、胚の発育と着床時期を合わせられる

4、最適な子宮環境を再現できる

5、行える検査などが広がる

凍結胚盤胞移植のデメリットは？

1、凍結費用、凍結保管費用、凍結融解胚移植周期の医療費などのコストがかかる

2、新鮮胚移植を行わないことで、治療周期に時間がかかる

3、癒着胎盤など産科的リスクが増えるという懸念がある

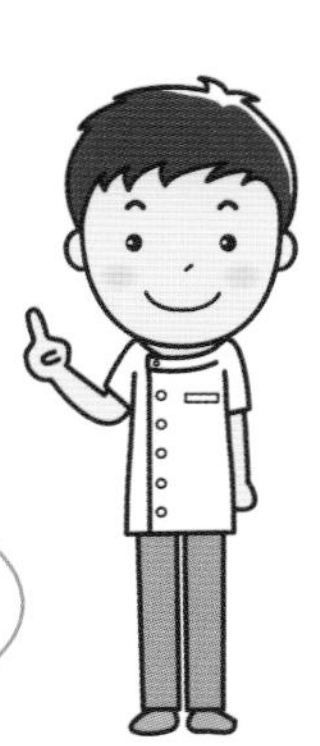

デメリットもありますが、妊娠率の高さ、体の負担の軽減などのメリットは大きいと思います！

子宮内環境が良好なのは、ラクトバチルスと呼ばれる乳酸菌の一種が全フローラの90％以上を占める人で、90％以下の人と比較した場合、体外受精における着床率、継続妊娠率、流産率、出産率に有意な差があったとされています。

着床する、しないは 胚の問題？子宮の問題？

胚移植によって妊娠の期待は高まりますが、それが良好胚であっても、すべてが妊娠に結びつくわけではありません。着床しない要因の多くは、胚の質、卵子の質によるものだと考えられます。

染色体に問題があれば、その多くは着床せず、着床を始めた一部が生化学的妊娠（化学流産）になり、妊娠成立した一部が流産になることがあります。

しかし、子宮に問題があることから着床が難しくなるケースもあります。

それが胚の着床時期を調べるＥＲＡ検査、慢性子宮内膜炎（ＡＬＩＣＥ検査）や子宮内フローラ（ＥＭＭＡ検査）の検査をして適切な治療を行うことで、妊娠の可能性が高まります。

けれど、子宮内膜が十分に厚くならないことから良好胚を何度移植しても着床しない難治性不妊症は、なかなか治療が難しいのが現状です。そこに期待が集まるのがＰＦＣ－ＦＤ療法です。

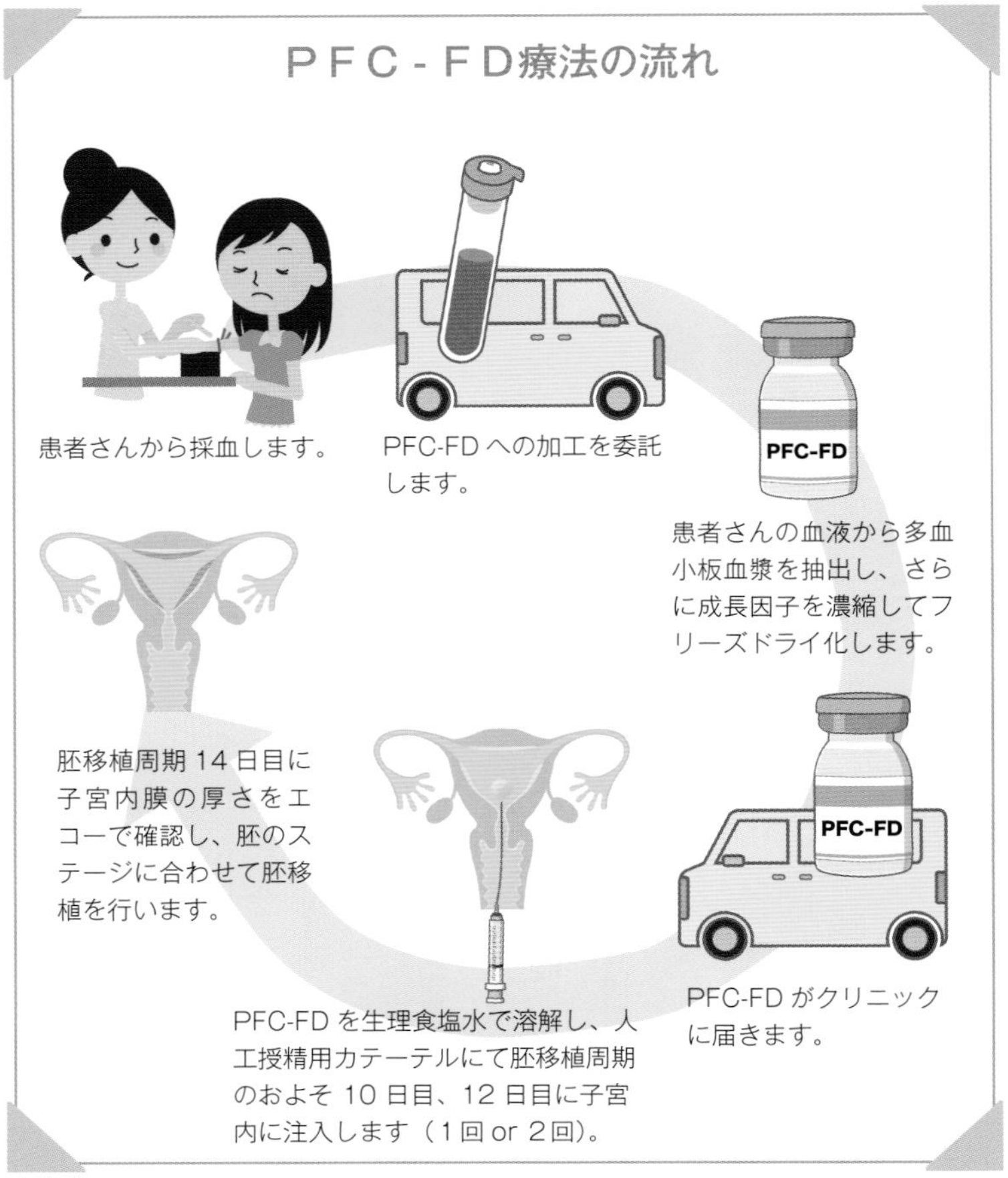
ＰＦＣ－ＦＤ療法の流れ
患者さんから採血します。
PFC-FDへの加工を委託します。
PFC-FD
患者さんの血液から多血小板血漿を抽出し、さらに成長因子を濃縮してフリーズドライ化します。
PFC-FD
PFC-FDがクリニックに届きます。
PFC-FDを生理食塩水で溶解し、人工授精用カテーテルにて胚移植周期のおよそ10日目、12日目に子宮内に注入します（1回or 2回）。
胚移植周期14日目に子宮内膜の厚さをエコーで確認し、胚のステージに合わせて胚移植を行います。

子宮内膜を厚くすることに期待 ＰＦＣ－ＦＤ療法

過去に行った流産手術や人工妊娠中絶手術などの影響によって子宮内膜が損傷を受けた結果、子宮内膜が十分な厚さにならない人がいます。その中でも胚が着床できない難治性不妊症に悩む人は、これまで国内では認められていない代理出産などに頼る以外、ほとんど有効な治療法がありませんでした。また、子宮内膜が十分厚くならず、繰り返し胚移植をしても着床しない人にも、なかなか有効な治療法がありませんでした。

そこで、ＰＦＣ－ＦＤ療法を採用することにしました。ＰＦＣ－ＦＤとは、Platelet-derived Factor Concentrate Freeze Dry の略で、患者さん本人の血液から多血小板血漿を抽出し、さらに成長因子を濃縮してフリーズドライ化したものです。

このＰＦＣ－ＦＤを凍結融解胚移植の治療周期中に溶解して子宮内に注入し、内膜が十分な厚さになったことを確認した後に融解胚移植を行うのがＰＦＣ－ＦＤ療法です。

この血液加工は、厚生労働省（関東信越厚生局）「特定細胞加工物製造許可」取得施設が行います。

私たちクリニックでは、まだ症例が少ないのですが、ＰＦＣ－ＦＤにより子宮内膜が厚くなることが期待できます。高額な費用がかかりますが、これまで試行錯誤を繰り返しても子宮内膜が厚くならなかった人には、期待の治療法となるでしょう。

大切なことは、1日でも早く赤ちゃんを授かることだと考えています。そうすれば、第二子、第三子を授かることも叶うでしょう。

大切なのは、卵子の質 そして、精子の質

胚移植や着床については、さまざまな検査や治療法の登場から目が惹かれますが、やはり大事なのは排卵誘発だと考えています。妊娠の要は、卵子の質とよくいわれますが、排卵誘発方法の選択が、胚の発育や評価につながり、ひいては妊娠、出産へとつながっていきます。ですから、排卵誘発法や薬の選択、卵胞発育の様子など、一人ひとりに努めて診療しています。

また、精子も大切です。人工授精や体外受精では、密度勾配遠心法やスイムアップ法など、運動精子を抽出する過程で精子のＤＮＡが傷つく恐れがあ

ります。

最近導入したスパームセパレーターは、遠心処理を行わずに、より質の高い精子を短時間で回収することができるようになりました。これまでよりも受精率が上がった人もいれば、胚の評価へつながっている人もいます。

妊娠の要は、卵子の質にあることには変わりがありませんが、精子の質も大切だと考え、今まで以上に精子に注目しています。

不妊治療を受けるカップルへ

不妊治療の方法は、治療を受けるカップルの数だけあります。なにが最適な方法かを見極めるためには、知識を豊富に持つこと、技術を高めること、情報を得ることが大切で、引き出しは多いほうがいいと考えています。

治療については、さまざまな情報が飛び交い、医師である私も、アンテナを張って、いろいろな情報を取り入れています。しかし、治療を受けるカップルのみなさんは、そうした溢れる情報に振り回されてしまうこともあるでしょう。

情報を得て、勉強をするのは大変いいことだと思います。疑問や不安があるとき、情報を確認したいときには、診察時に、ぜひ聞いてください。

それがよりよい治療を受けることになるでしょう。

ふたりの間に生まれてくる赤ちゃんですから、ふたりが納得できる治療で臨んでほしいと思います。

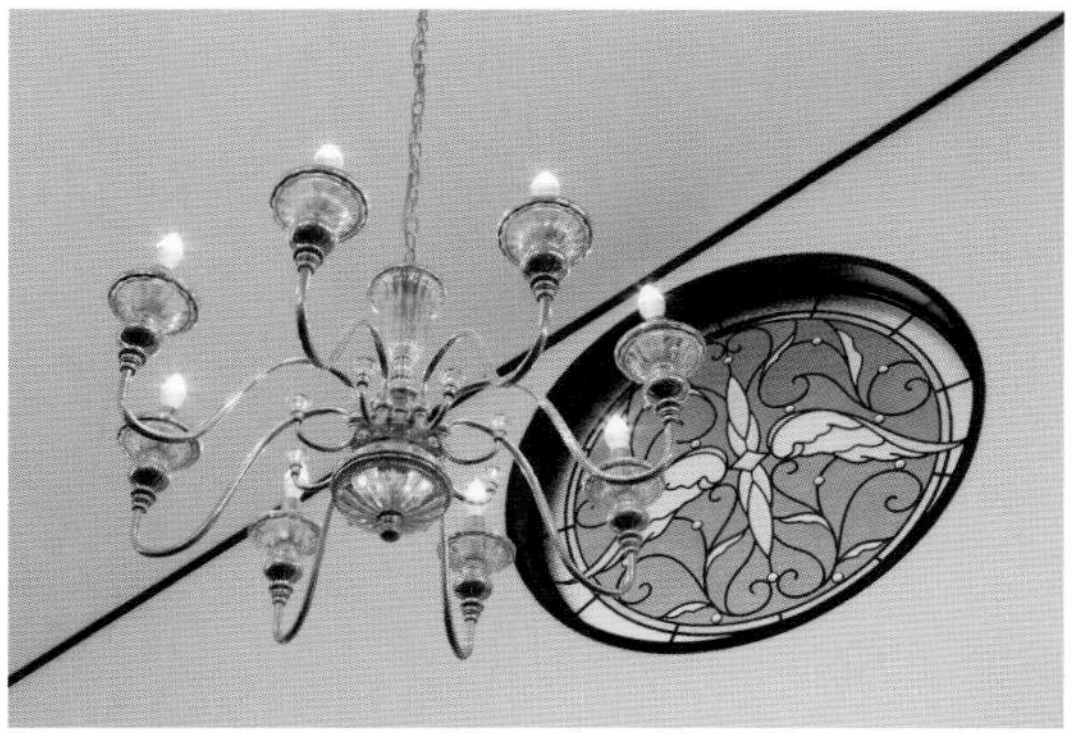

待合室の壁にある天使の羽のステンドグラス。
ステンドグラスから差し込む陽の光が向かいの壁に映し出されて、とてもきれいな待合室です。

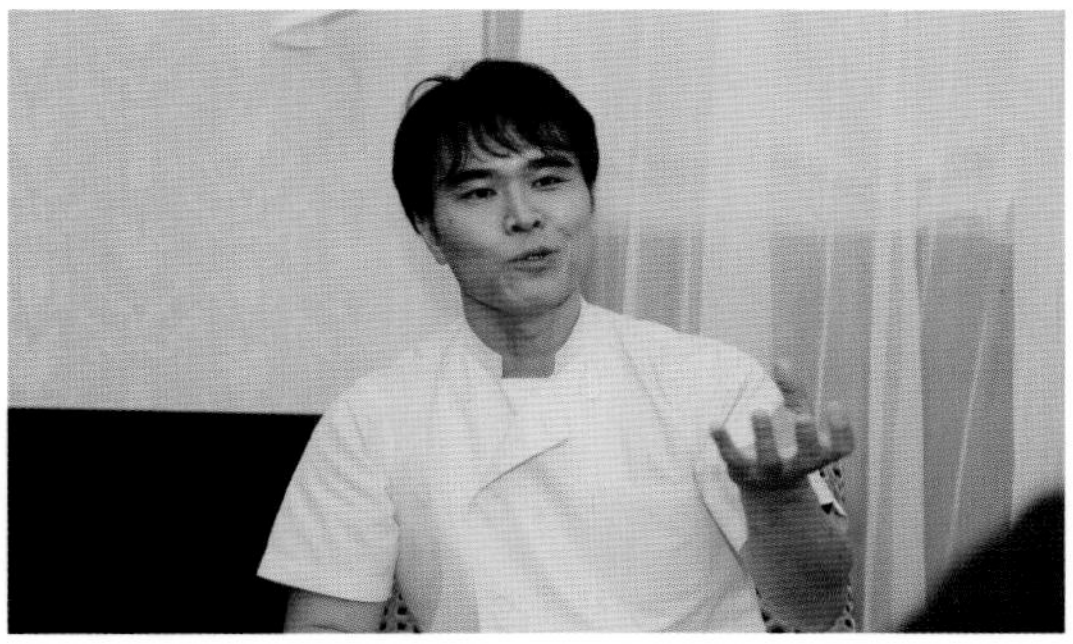

このカップルに合っている治療方法はなんだろう？ と治療法を探すとき、引き出しをたくさん持っているほうがいいのです。

Dr.Masai Teppei Profile

佐久平エンゼルクリニック

政井 哲兵 院長

● 専門医

生殖医療専門医／産婦人科専門医

● 経歴

1997 年　鹿児島ラ・サール高校卒業
2003 年　鹿児島大学医学部卒業
2003 年　東京都立府中病院
　　　　（現東京都立多摩総合医療センター）研修医
2005 年　東京都立府中病院
　　　　（現東京都立多摩総合医療センター）産婦人科
2007 年　日本赤十字社医療センター産婦人科
2012 年　高崎 ART クリニック
2014 年　佐久平エンゼルクリニック開設（2016 年 法人化）

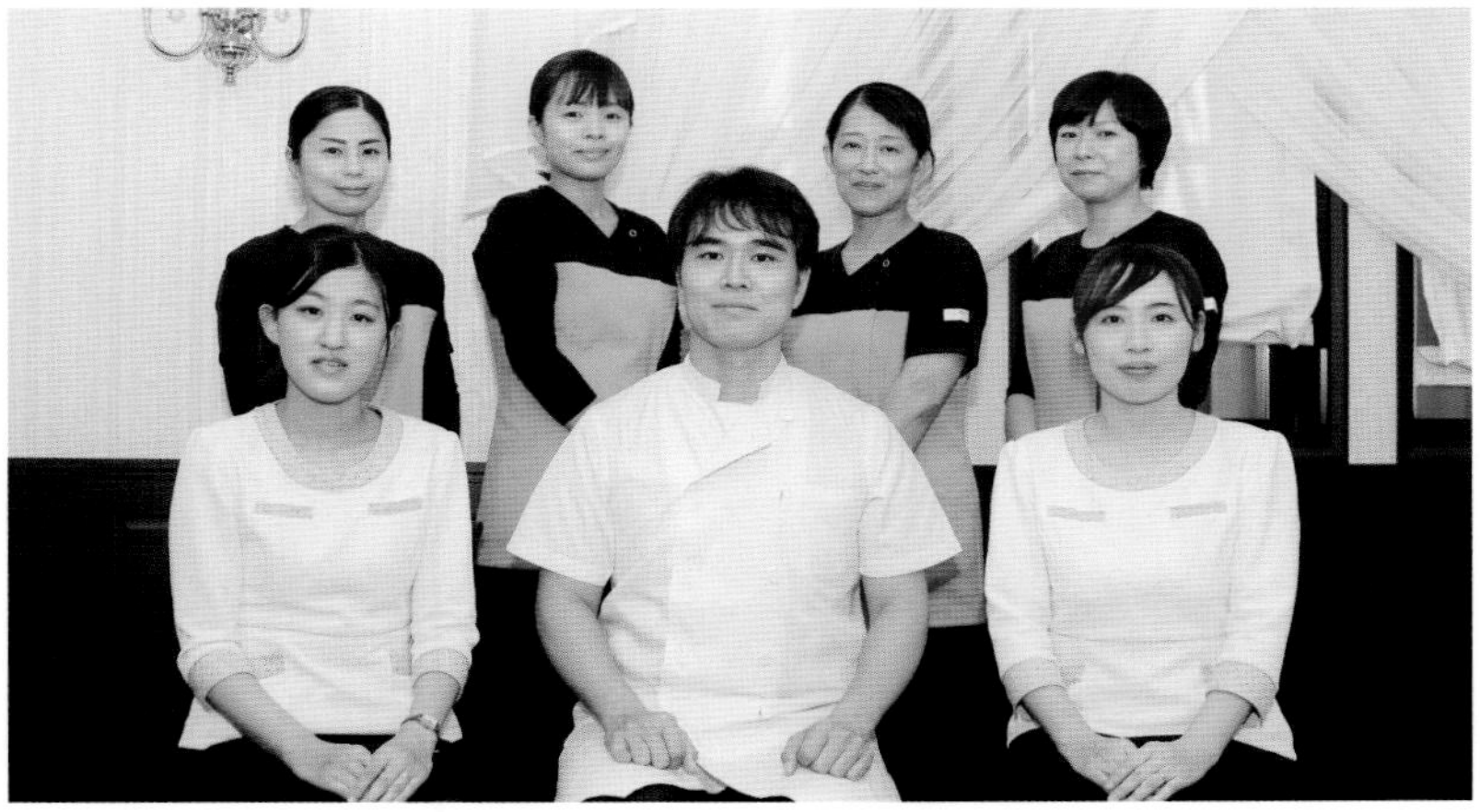

通院されるカップルと一番顔を合わせる機会の多い看護師と受付スタッフのみなさん。
先生を真ん中にチームワークの良さが伺えます。

佐久平エンゼルクリニック

●不妊症は女性の側の問題と捉えがちですが、世の中の不妊症の半分は男性側に原因がある男性因子です。当院ではカップルごとに原因を的確に判断し、妊娠という最終目標をなるべく早く達成できるよう皆様のお手伝いをさせていただきます。

電話番号．0267-67-5816

診療科目／生殖医療・不妊治療

受付時間／	月	火	水	木	金	土	日/祝
午前　8:30 〜 12:00	●	●	●	●	●	●	ー
午後　14:00 〜 17:00	●	●	●	ー	●	ー	ー

休診日／木・土曜日の午後、日・祝日

変更情報等、HP での確認をお願いします。
https://www.sakudaira-angel-clinic.jp

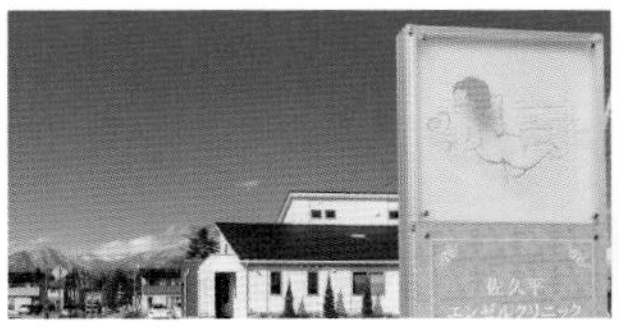

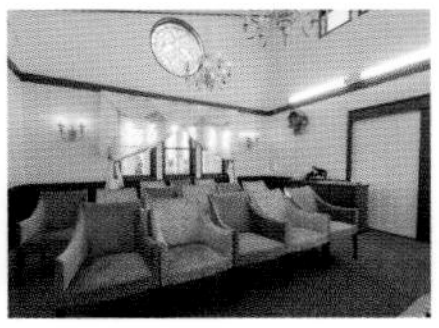

● 385-0021 長野県佐久市長土呂 1210-1
JR 佐久平駅より徒歩約 10 分　駐車スペース 16 台可能

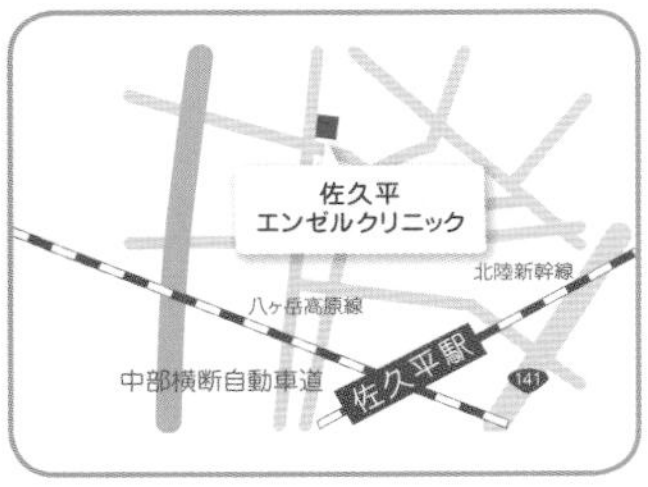

interview

胚移植は、体外受精の最後の仕上げ 妊娠できるよう、最善を尽くします。

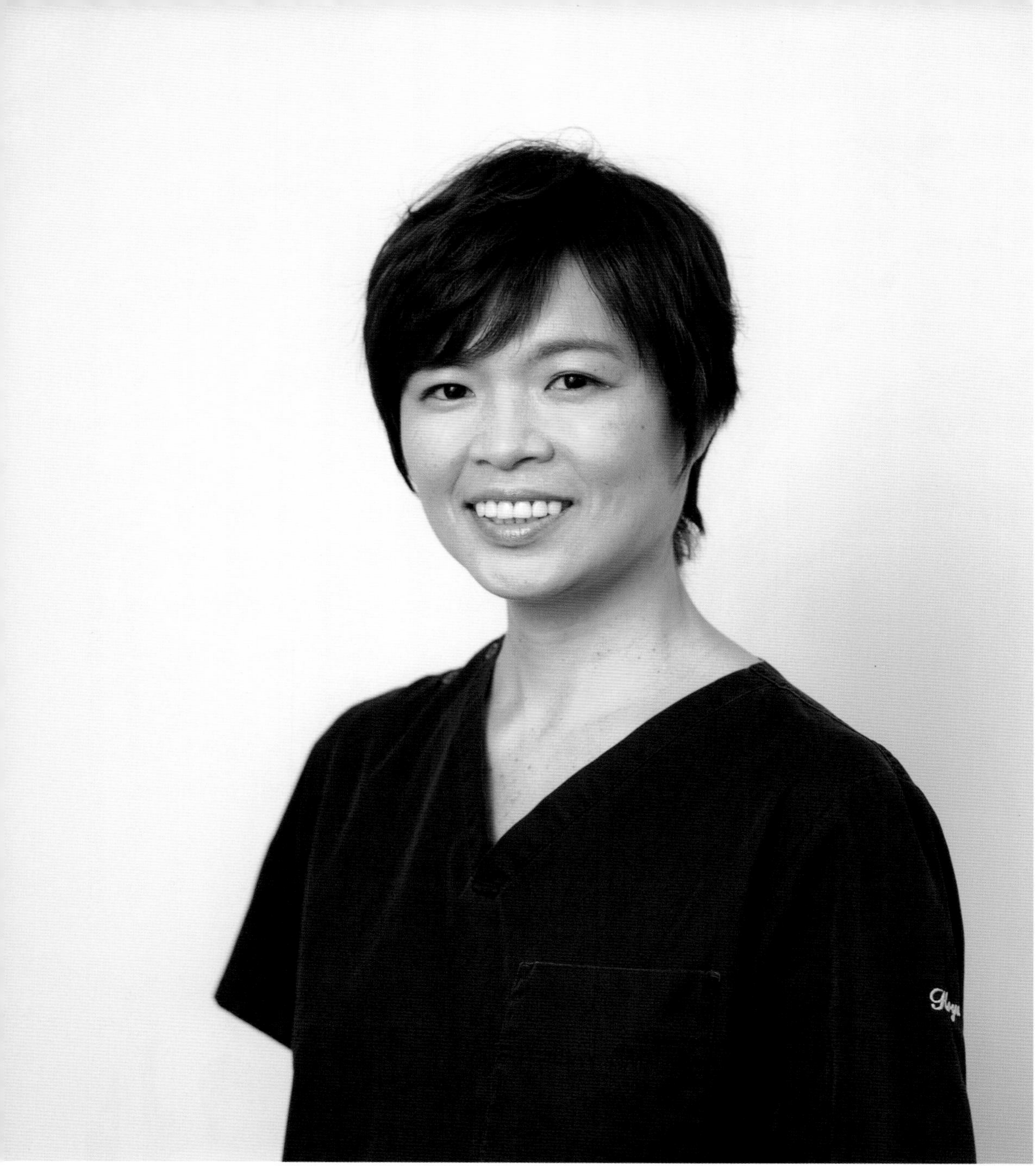

千葉県船橋市
西船橋こやまウィメンズクリニック
院長　小山 寿美江　先生

開院して1年。順調に治療数も伸び妊娠例が増えています。

開院して一年を迎えた西船橋こやまウィメンズクリニックを取材しました。

先生は、「患者さんも増え、順調に治療結果も伸びています」と話します。確かにそれを裏付けるかのように、不妊治療情報センター実施の「体外受精特別アンケート」にも、良好な回答を寄せて下さいました。その内容からも是非お話を伺いたいと思っていたのです。

体外受精では、いかに卵胞を育て、採卵して受精させ、良い培養環境のもと胚を培養し、子宮内膜の環境が整っているときに胚を戻せるかがポイントになります。

小山先生は、どのようにそれら診療を行い、成績を伸ばしているのでしょう？

早速、お聞きしましょう。

若いご夫婦の体外受精が増え妊娠率は、5割を超えています

都内で生殖医療に従事していた頃は、遠方から通われている方も多く、千葉方面からの患者さんも多くみさせていただきました。通院の困難さや利便性からこの地で診療を行うことを決めた時に、地元の方への不妊診療を推進していきたいと考えていました。

実際に診療を始めてみると、若い世代の患者さんが多く、それも私の生殖医療での診療キャリアを知ってか、体外受精を適応とするご夫婦がとても多い現状となっていました。

当院の体外受精治療周期の基本は、高刺激法を行い、多くの卵子を採り、胚盤胞まで培養してたくさんの胚を凍結し、子宮内膜環境を整えた上で胚移植を行うことです。若くてもＡＭＨ（抗ミュラー管ホルモン）が低い方や高齢の方に関しては初期胚凍結を行い、「チャンスを逃さない」という方針で治療にあたっています。こうしたことから２０２０年の39歳までの胚移植あたりの妊娠率（胎嚢が見えた妊娠）は50％を超えています。

そのため、体外受精治療に力を入れ、私も培養室も丁寧に診療を続けていくために、不妊原因がなくタイミング法などの不妊治療を受けられる患者さんには自宅での排卵検査薬を用いた自己タイミング法の指導を行い、人工授精や体外受精などの生殖補助医療に特化したクリニックとして地域の不妊診療に貢献していきたいと考えております。

お二人が最も期待を寄せる胚移植のとき、妊娠への願いは、私たちも同じです

若いご夫婦が多く、体外受精の妊娠率は高いとはいえ、１００％妊娠が約束されているわけではありませんから、私たちも胚移植をするときに、患者さんご夫婦と同じように、「どうか着床して無事に育って下さい」と緊張感を持って臨んでいます。

自分のクリニックとして開院したことで、考えひとつで診療ができるため、とてもやりやすく、より患者さんと気持ちを合わせることもできます。

当院の診療方針である「丁寧」で「誠実」な不妊治療は、どんな方法の胚移植、治療法でも同じです。

丁寧で誠実な不妊治療そして親しみやすく相談しやすいクリニック

不妊治療を受けるのに、迷いなくスタートする方はあまりいらっしゃらないと思います。ご夫婦で悩み心配し、経済的なことも気にかけながら、不妊治療に望みを託されて来院していると思います。「このクリニックなら大丈夫。この治療なら大丈夫。この先生なら大丈夫。このスタッフなら大丈夫……」と。その思いを察すれば、それに応えられるよう、治療のはじめから親しみやすく、相談しやすい雰囲気を大切にして、説明もしっかりしていきます。説明は一方的でなく、さらに疑問点などがあれば質問を受け、理解してもらうようにしています。どのような治療方法でも、治療のどの段階においても同じことなのですが、前もって知っていただければより診療もスムースに行きますから、当院では、月に２〜３回の説明会を設けています。みなさん、夫婦で参加され、一生懸命に聞いてくださっているので、私も培養士もつい、いっぱい話してしまいます。2時間の予定ですがいつも2時間半くらいかけています。

では、ここで胚移植中心に、具体的な体外受精の流れを見ていきましょう。

胚移植までの流れと体外受精に至る原因

胚移植は、体外受精の最終段階です。そこに至るまでには、まず始めに体外受精を行うための原因があります。原因を探るためには、検査があります。他院での治療歴があれば、それも参考

小山先生の体外受精・胚移植のポイント

1、高刺激でできるだけ多くの卵子を採卵

2、採卵時は麻酔をかけて痛みなく

3、妊娠率が高い胚盤胞まで培養

4、ホルモン補充で子宮内環境を整えて凍結融解胚移植

5、初期胚でも十分に妊娠結果がでる

大切なインフォームドコンセント

医師が患者さんに治療の説明をして、患者さんがその治療を理解して、信頼関係のもとに治療を進めることが大切。その信頼が良い結果に結びつくと実感しています。

いつでも丁寧に誠実に治療を行うこと。いつでも親しみやすく相談しやすい雰囲気でいることが大切！

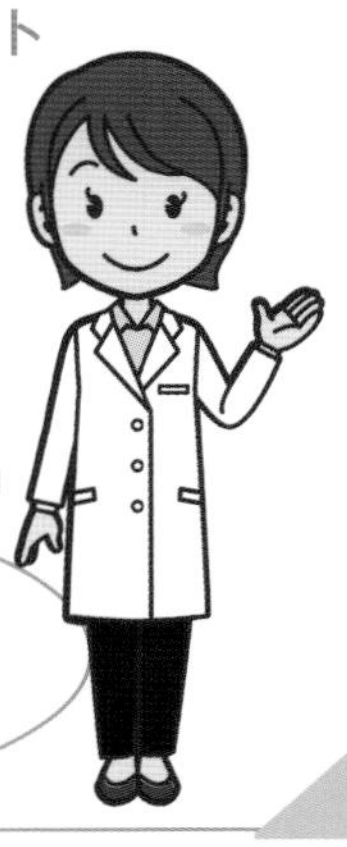

になります。

体外受精（通常媒精や顕微授精）の適応となるのは、卵管の異常、精子が少ない（極端に少ない）、抗精子抗体を持っている、また検査で異常がないのに妊娠しないなどの場合です。実際に、このようなときには、体外受精の治療の方が妊娠しやすいと言えます。

最近よく見られるのが、排卵障害や低ＡＭＨ値ですぐに体外受精を勧められるケースです。体外受精目的に当院へ転院されてきた患者さんでも、まだ体外受精の適応ではないと私が判断した場合にタイミング法や人工授精を行い、妊娠できるケースは珍しくありません。当院では体外受精が本当に必要なのか、この方法しか妊娠できないのかをきちんと説明してから体外受精の治療に入っています。

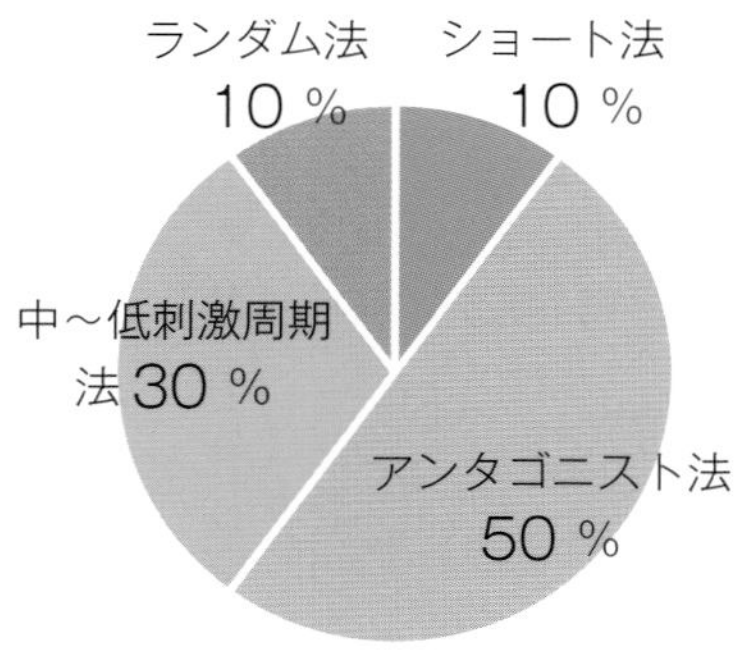

治療周期／調節卵胞刺激法

体外受精の流れ ～胚移植まで～

卵胞を育てる
アンタゴニスト法を主に調節卵巣刺激周期を実施、患者さんに合わせて低～中刺激も選択、卵胞は複数育て、複数回の移植ができる方法。

↓

採卵をする
複数の卵胞からの採卵が多く、麻酔を使用して、できるだけ痛みなく施術。採卵後は培養室で検卵作業。

↓

体外受精＆培養
C-IVF（通常媒精）あるいはICSI（顕微授精）での受精を行い、受精後は、胚盤胞まで培養、もしくは初期胚の段階で凍結し、移植の日まで保存。

↓

凍結融解胚移植
移植周期では、ホルモン療法で子宮環境を整え、凍結保存胚を融解して胚移植。移植は、胚を子宮内にそっと置くように行う。

※症例として胚盤胞が多いため胚盤胞での妊娠が多いのですが、初期胚移植でも妊娠している例はあります。実例として20～40代の方の初期胚移植での妊娠例が多々あります。

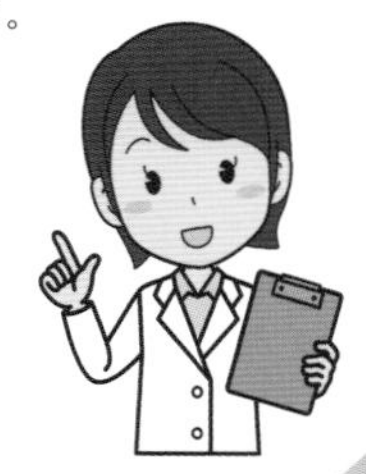

採卵に向けて

体外受精が適応となる要因、患者さんの年齢、そして月経周期の状態やホルモン検査などから、採卵に向けての治療スケジュールを検討します。

患者さんのライフスタイルやご都合も考慮し、できるだけそれに合うよう配慮しますが、体の状態によっては、治療やスケジュールを優先することもあります。

調節卵巣刺激

治療スケジュールは、採卵時にできるだけ多くの卵子が採れるよう、卵巣へ刺激をかけ、複数の卵胞を育て、卵を成熟させ採卵をします。

使用薬剤や刺激の強弱などから、いくつかの治療周期法があります。当院では、主にアンタゴニスト法で行いますが、患者さんの年齢や状態によっては、ショート法や低刺激法も行っています。できるだけのバリエーションをもって、患者さんに合わせています。

採卵（育った卵子を採取）

採卵のタイミングは、卵胞径が18ミリ～20ミリに育った時です。

当院では、採卵までに行う卵胞確認を、エコー検査とホルモン検査で3～4回行い、hCG注射およびGnRHアゴニスト点鼻薬で卵子を成熟させ、採卵を行います。

採卵時は、なるべく静脈麻酔を用いて（眠った状態で）痛みなく行うことを当院では推奨しています。

検卵（培養士が卵子を確認する）

採卵は手術室で行います。このとき同席するのは、看護師スタッフと培養士です。オペの準備（使用する器具や備品など）は看護師が行い、医師（私）が患者さんの卵巣に育った卵胞から卵胞液ごと卵子をチューブに吸い取り、それを培養士が培養室でディッシュに移し、卵子が確実にあるかを顕微鏡下で確認します。これが検卵です。検卵は採卵した卵子の数だけ行い、卵子は受精まで培養器の中で待ちます。

精子の準備

精子の準備は、採卵日に合わせてクリニック内の採精室でご主人が自ら採精して用意するか、奥さまが当日の朝、自宅でご主人に採精してもらい、病院に届けます。自宅採精のときには、専用の容器が病院から渡されます。採卵日にご主人が不在の場合は、前もって精子凍結を行うことも可能です

準備された精子は検査室で調整されます。この日に向け、精液検査を終えていることが大事です。

体外受精（通常媒精）

こうして揃った卵子と精子が、いよいよ体外で出会い、受精のときを迎えます。

いよいよ体外受精

体外受精には、ディッシュ上で卵子に調整した精子を振りかけて受精を待

つ通常媒精と顕微鏡下で授精を行う顕微授精があります。

体外受精（顕微授精）

顕微授精は、精子が少なかったり、通常媒精で受精しないと判断した時に選択されます。

1個の卵子に1個の精子を確実に注入して授精をみることから、一般的には通常媒精よりも受精率は高くなりますが、より高度な技術を要するために熟練した培養士が操作します。

培養

受精の確認は、卵子内に現れる精子由来と卵子由来の2つの前核で確認します。受精した卵（胚）が体外で育つために、培養室環境は、女性の体内（生殖器の）環境を模し、体外に出た細胞ができるだけストレスなく生存できるよう温度や酸素、窒素濃度などが整えられ、清潔な状態に保たれます。

胚の凍結

受精して育った胚は、分割を繰り返して胚盤胞まで育ちます。この段階に合わせて、2分割胚、4分割胚、8分割胚、桑実胚、胚盤胞と区別され、経過日数でD1、D2、D3、D4、D5を用いることもあります。

また、分割段階によって胚盤胞とそれまでの分割過程の初期胚とに大きく分けられ、凍結されて移植まで保存されます。当院では年齢が若く採卵数の多い方では胚盤胞凍結、採卵数が少なかったり高齢の患者さんには初期胚（D3胚）凍結を推奨しています。

凍結胚融解
胚移植への準備

子宮内膜の検査と治療

ホルモン補充周期で子宮内膜を整えてから凍結融解胚盤胞移植を行うのが、当院の主な方法です。

ただ、患者さんの状態に合わせ、初期胚で凍結することもありますので、初期胚移植も行なっております。

どちらも妊娠の可能性はあり、子宮環境を整えた上で胚移植を行います。

良好胚を、何度移植しても着床しない場合を着床不全と呼び、着床に向けて最新の技術や検査を行うことも当院では可能です。

移植胚数

移植胚数は、多胎を避けるため基本は1個移植します。ただし、年齢や胚の状態に合わせて2個胚移植を行うケースはあります。最終的に赤ちゃんに恵まれることが目的なので、安全面での注意も検討しながら判断をします。

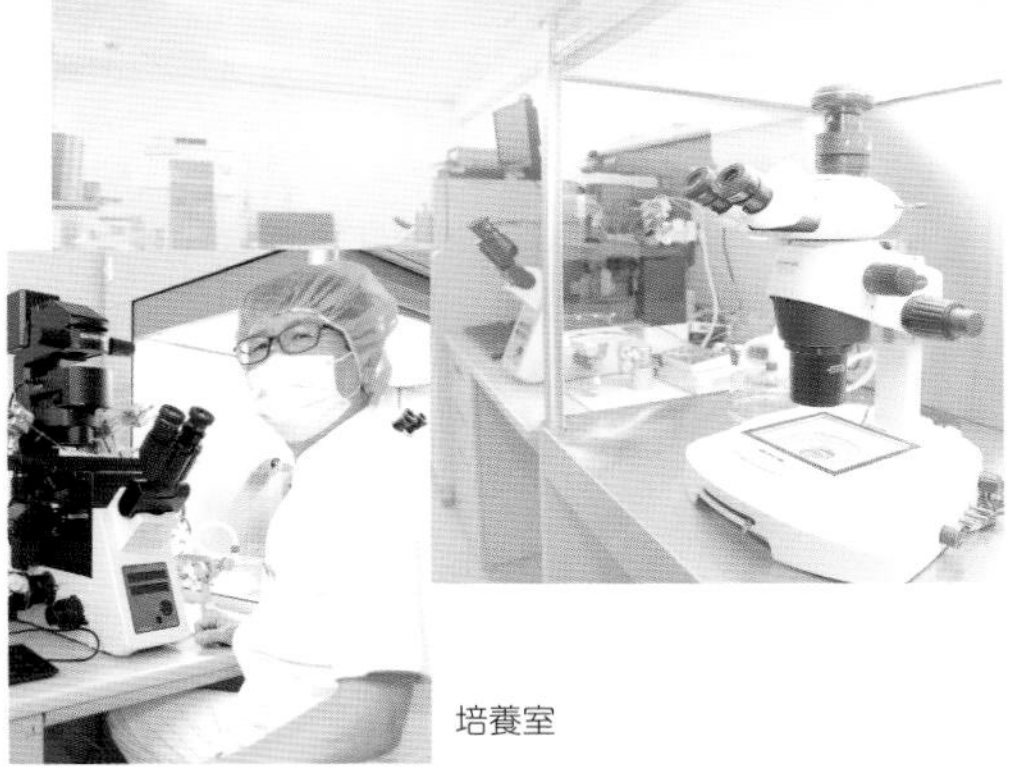

培養室

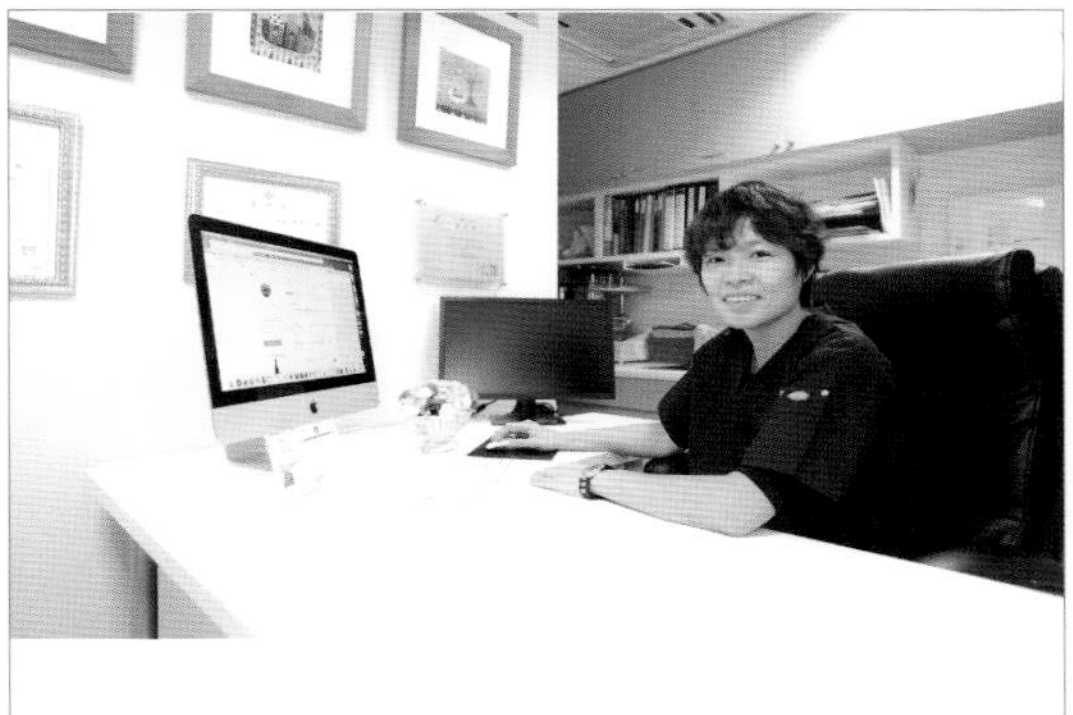

Dr.Koyama Sumie Profile

西船橋こやまウィメンズクリニック

小山 寿美江 院長

● 専門医

生殖医療専門医／産婦人科専門医

● 経歴

1999 年　琉球大学医学部医学科卒業
1999 ～ 2005 年
　国立国際医療センター
　東京医科大学病院救急救命センター
　東京女子医大病院腎センター
　緑風荘病院血液浄化療法センター
2006 年　昭和大学病院産婦人科学教室入局
2009 年　昭和大学病院産婦人科　助教
2010 年　東京衛生病院産婦人科
2012 年　木場公園クリニック　分院　院長
2017 年　六本木レディースクリニック　院長
2020 年　西船橋こやまウィメンズクリニック 開院

西船橋こやまウィメンズクリニック

● 不妊症は早めの受診が大切です。不妊症や不妊治療でお悩みの方は、ぜひご来院ください。タイミング法や人工授精及び体外受精・顕微授精などの高度生殖補助医療を専門とする当院から、最適な治療方法をご提案します。

電話番号．047-495-2050

診療科目／不妊治療・高度生殖補助医療

診療時間／

		月	火	水	木	金	土	日/祝日
午前	9:30 ～ 13:00	●	●	ー	●	●	▲	●
午後	16:00 ～ 20:00	●	●	ー	●	ー	※	ー

休診日／水・金／日／祝日の午後

▲ 9:00 ～ 14:00　※当院指示の検査・処置のみ

変更情報等、HP での確認をお願いします。

https://koyama-womens.com

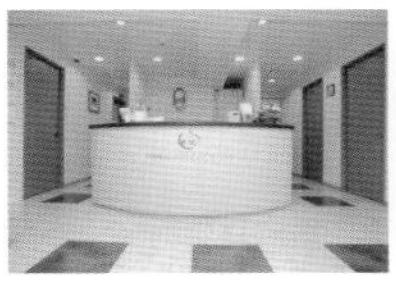

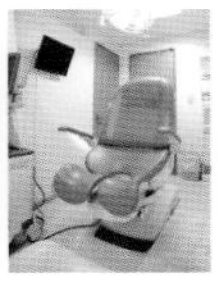

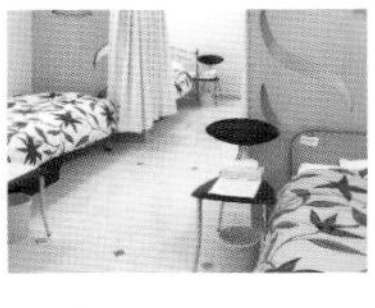

● 〒 273-0025 千葉県船橋市印内町 638-1 ビューエクセレント 2F

JR 総武本線・JR 武蔵野線・東京メトロ東西線・東葉高速線・西船橋駅南口 徒歩 3 分、京成電鉄本線京成西船駅 徒歩 10 分

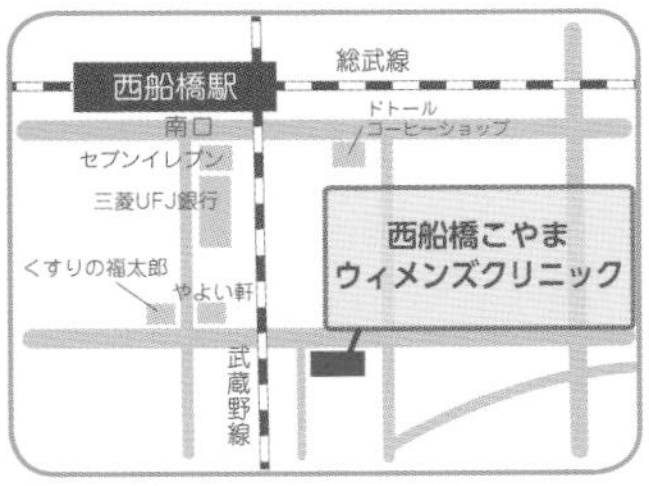

interview

良好胚を移植する。内膜が7ミリ以上になったら移植する。これが胚移植の2大ポイントです。

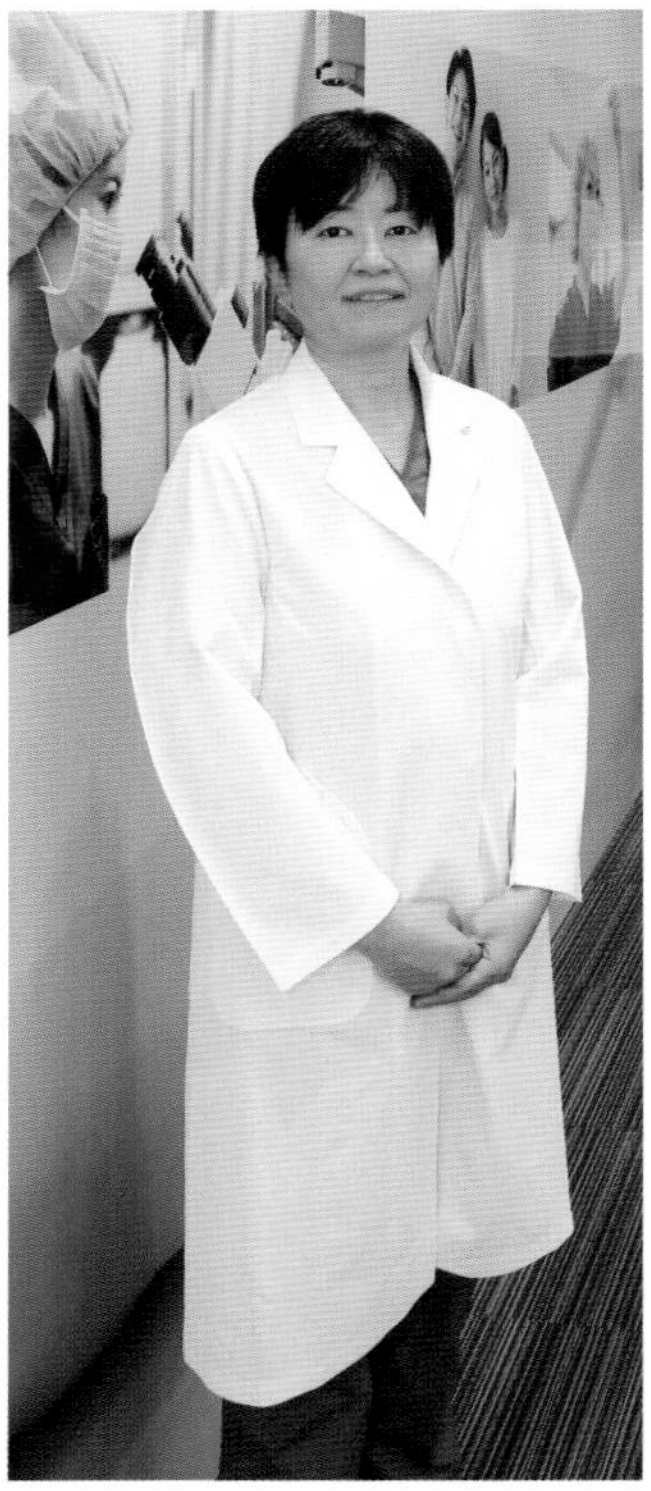

オーク銀座レディースクリニック

渡邊 倫子 医師

胚移植から着床にいたるまでのプロセスには、まだわからないことが多いといいます。そんな中、最新の検査なども積極的に導入し、さまざまなアプローチを行っているオーク銀座レディースクリニック。今回は渡邊倫子先生にお話をうかがいました。

自然周期よりホルモン補充周期のほうが幅広く対応可能

■ 胚移植は、ホルモン補充周期で行う患者様が多いようですね

はい、当院でも8割以上の患者様にホルモン補充周期（ホルモンコントロール周期）を実施しています。というのも自然周期では排卵障害のある方に対応できず、卵胞が発育しない、排卵しないという方には実施できません。

それに、自然周期だと排卵日から何日後に胚移植をすると決まってしまうので、お仕事が忙しく予定を合わせられない方にも向いていません。そのためホルモン補充周期が多いのです。

内膜が厚くならないときは治療で7ミリ以上に厚くする

■ 胚移植のポイントは？

着床は、不妊治療でも最後のブラックボックスといわれるくらい、経過を追いかけることのできない領域です。詳細はほぼわかっていないといっても過言ではないでしょう。

そのため、目で確認できる胚は、極力いいものを選び、子宮内膜が厚くなってから胚を戻すことの2点が、移植の大きなポイントになります。

そして、ホルモン補充周期でも、自然周期でも、子宮内膜が7ミリ以上になったら移植します。7ミリに届かない場合には移植をキャンセルして、内膜をつくり直してから移植するようにしています。

また、内膜が厚くならない発育不全の方への対処として、子宮鏡検査で子宮内に癒着がないか確認したり、内膜をつくるときにビタミンEを投与する方法があります。それでも内膜が厚くならない場合にはG-CSF（顆粒球コロニー形成刺激因子投与）療法やPRPも選択肢になります。なかでも一番新しいのがPRP療法です。

PRPは子宮内膜を再生医療で厚くして、受精卵が着床しやすい環境に整えるものです。内膜が厚くなることで、妊娠率が上がるという報告が寄せられています。

子宮底から1～2センチの位置に静かに置いてくるイメージで移植する

■ 胚移植で大切にしていることは？

私は、胚を戻すときには、極力、静かに置いてくるよう意識しています。移植までには卵子を丁寧に採卵して、精子も丁寧に調整して、受精があり胚が順調に育ったのです。となれば、胚移植は最後の仕上げですから、それまでの経過をムダにしないように、子宮内膜から出血しないように注意して移植しています。

医師によって、異所性妊娠（子宮外妊娠）の確率は異なるというデータもあり、異所性妊娠にならないような場所に置くようにしています。それには、子宮底から1～2センチの位置に戻すのが、最も妊娠率が高くて異所性妊娠は少ないのではといわれています。

渡邊 倫子 医師 プロフィール

- 筑波大学卒業。筑波大学附属病院、木場公園クリニック、山王病院等での勤務を経てオーク会に入職、オーク銀座レディースクリニック勤務。
- 得意分野は、男性不妊診療（手術含む）、内視鏡手術など。その他、不妊診療全般。

着床可能な時期を確認する ERA検査を国内初導入

■ 着床に関する新しい検査を実施しているようですが、どのような検査か教えてください。

当院では、現在、子宮内膜に発現している遺伝子を調べる、ERA検査を実施しています。

以前は内膜日付診といって、内膜を採取して染色してプレパラートでどういう見え方をするかを確認する検査をしていたのですが、検査の精度を疑問視する声が上がっていました。この日付診にかわる検査として登場したのが、ERA検査です。従来とはまったく異なる発想の検査で、移植日が着床可能な時期に当たっているかを遺伝子レベルで確認します。このERA検査を日本で一番はじめに導入したのが当院です。

10年くらい前にスタートしたときは、スペインまで検体を送って検査していたので時間も費用もかさんでいましたが、現在は日本で検査できるようになったので、コストは下がりました。

当院では、2回胚移植をしても着床しない方にはERA検査をご提案しています。検査をする、しないは患者様にご判断いただきますが、検査を希望される患者様は多くいらっしゃいます。

IFCE検査の副次効果で 妊娠率がアップすることも

■ 他の検査もあったら教えて下さい。

子宮内をカメラで確認するIFCE検査があります。子宮の軽度な癒着や子宮内腔の形の異常などを確認可能です。子宮内膜のポリープなど、着床・妊娠を妨げる疾患がないかもチェックできます。超音波検査よりも微細に確認できるので、超音波で見つからなかった異常が見つかることも珍しくありません。

また、検査で内膜の一部を採取して免疫染色を行うことで、慢性子宮内膜炎がないかも確認できます。慢性子宮内膜炎と妊娠の関係については、わかっていないことも多いのですが、体外受精をしている女性のうち、10~20%程度は、慢性子宮内膜炎に罹患しているのではないかともいわれています。

万一、慢性子宮内膜炎があった場合には、抗生物質による服薬治療をします。治療については患者様のご希望を尊重しますが、たとえばポリープを取った場合でも1周期置けば次周期から体外受精は可能です。また、検査の副次効果として、内膜の一部を採取したあと3ヶ月程度は、妊娠しやすくなる傾向が見られます。

このIFCE検査についても、2回胚移植をして着床しなかった場合にはご提案していますが、ERA検査と同様に、必須ではなく、あくまでも患者様のご希望があれば行います。ERA検査とIFCE検査を同一周期に実施することも可能です。

夫婦の意思疎通を大切に リラックスして治療を!

■ 患者様へのメッセージ

不妊治療については現在もいろいろな研究が行われていますが、まだまだ不明点も多く残っています。ですから、情報のインプットも大切ですが、リラックスして受診していただければと思います。

例えば、移植後に「何を食べたらいいですか?」「何をしたらいいですか?(ダメですか?)」といった質問をよく受けるのですが、してはいけないのは飲酒・喫煙くらいです。他は問題ありません。

あまりナーバスになりすぎずに、リラックスすることが大切です。

数は少ないですが、リラックスをして胚移植を受けるほうが、着床率が上がるという論文も発表されています。

また、悩みをひとりで抱えずに、ご夫婦でコミュニケーションを取ることも大切にしてほしいですね。

最近は、コロナ禍でもあり、女性のみが治療にいらっしゃることが増えているように感じます。そうなるとますます女性が孤立してしまいがちなので、ぜひ、ご夫婦で意思疎通を図って、治療に臨んでください。

オーク銀座レディースクリニック

● 女性の医学を専門とするクリニックグループ、医療法人オーク会の一つで東京・中央区銀座という、アクセスに便利な立地。本院は大阪にあるオーク住吉産婦人科です。不妊の原因によって、タイミング法・人工授精からはじまり、体外受精・顕微授精まで、お一人お一人にあった不妊症の治療を進めています。

電話番号. 0120-009-345

診療科目／高度生殖医療・婦人科医療

診療時間／

午前	月～土	9:00 ～ 13:00
午後	月～金	14:00 ～ 16:30
夜	月～金	17:00 ～ 19:00
日祝		9:00～15:00

※変更情報等、HPでの確認をお願いします。

https://www.oakclinic-group.com

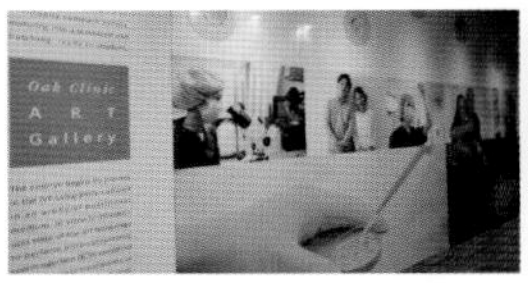

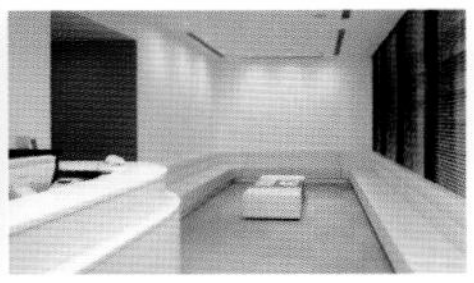

● 104-0061 東京都中央区銀座 2-6-12 Okura House 7階
JR山手線・京浜東北線「有楽町駅」中央口 徒歩約5分
東京メトロ「銀座駅」A13出口 徒歩約3分
地下鉄有楽町線 銀座一丁目駅 8番出口より徒歩2分

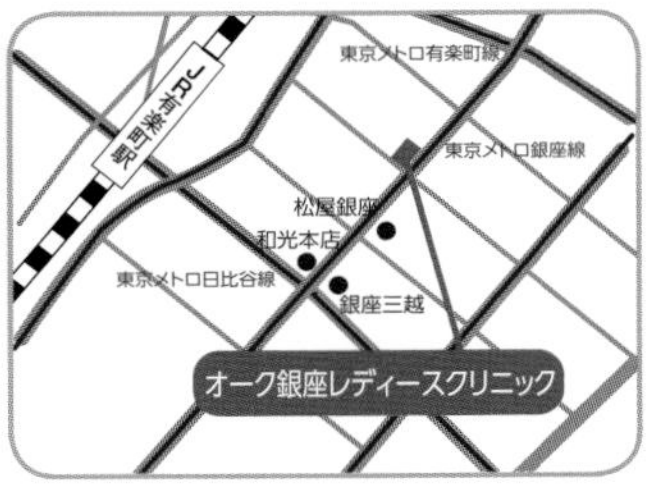

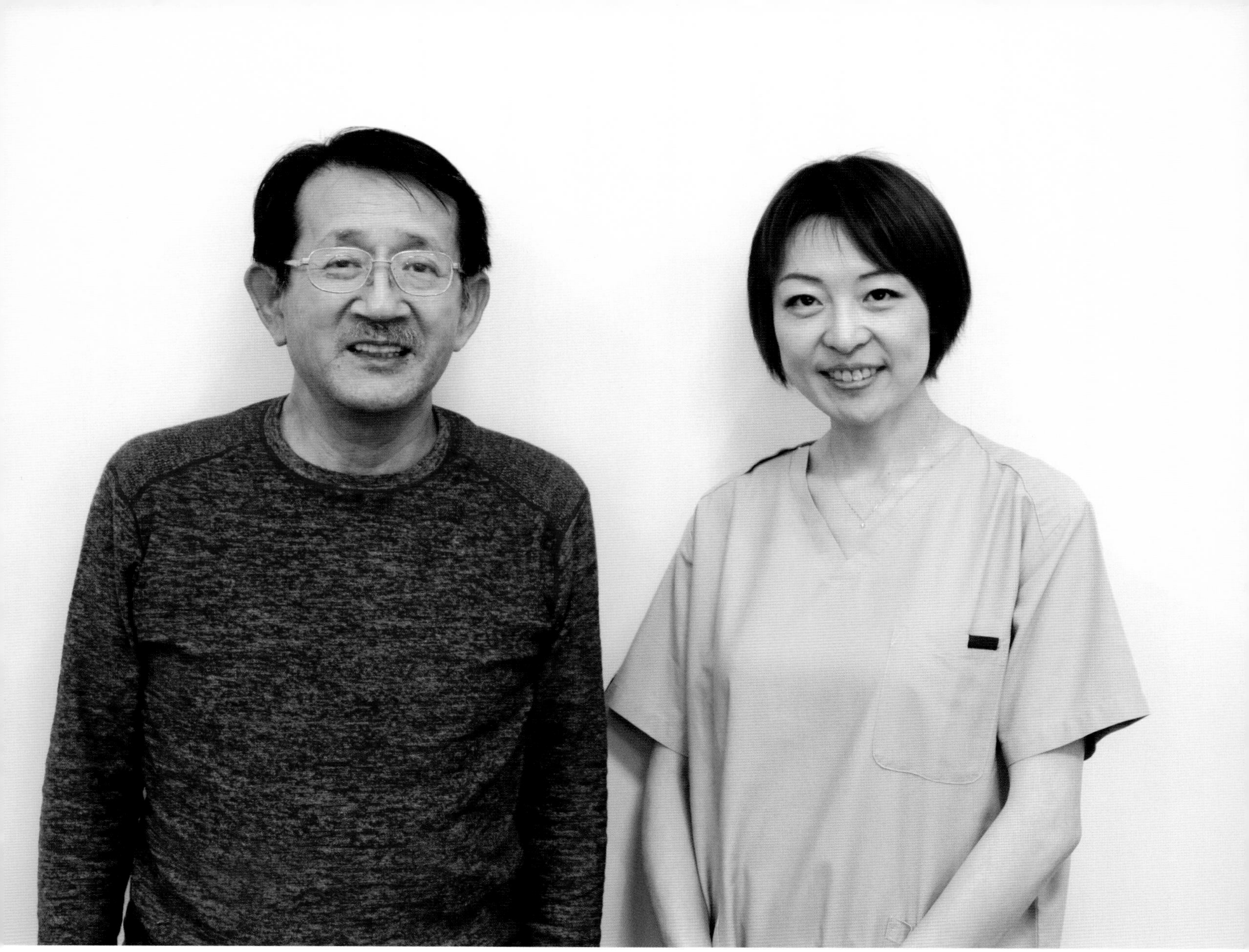

子宮内をラクトバチルスでいっぱいに！

「何度も胚移植しているのに、着床しない」
この悩みを抱える人の約50%に
子宮内フローラの乱れがあります。

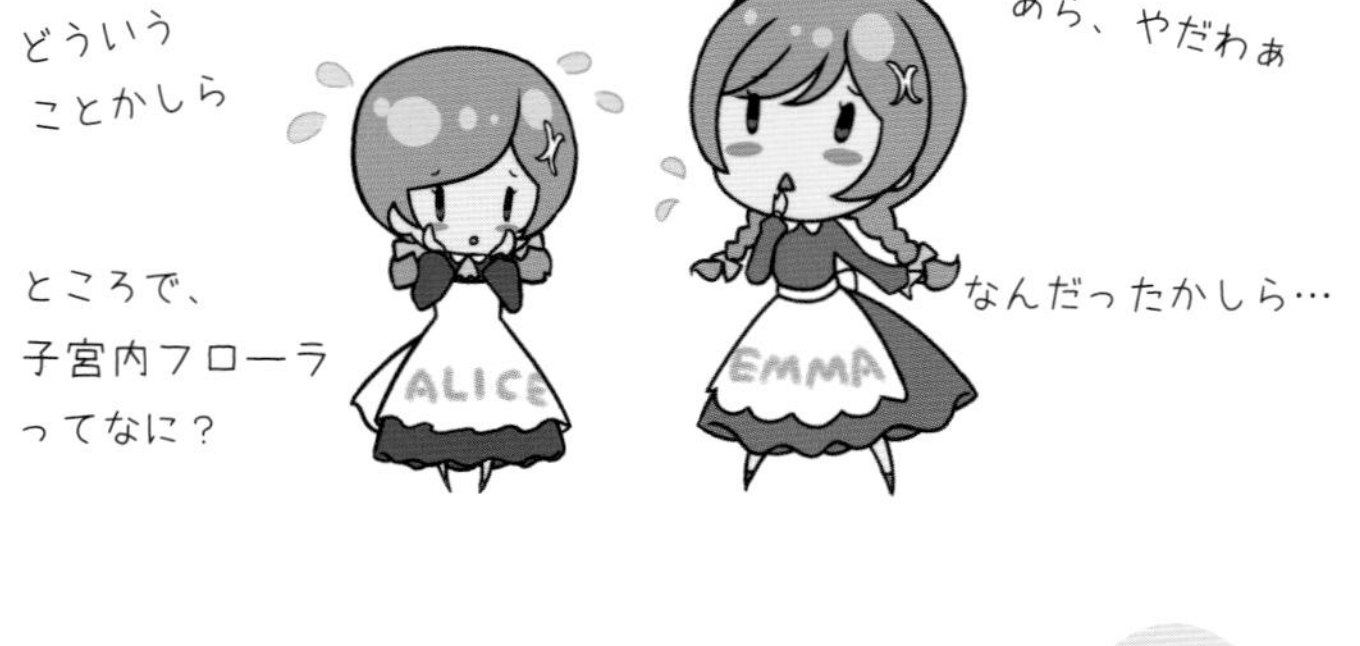
子宮内フローラの乱れですって！
どういう
ことかしら
ところで、
子宮内フローラ
ってなに？
あら、やだわぁ
なんだったかしら…
ALICE
EMMA

神谷レディースクリニック
神谷 博文 院長
岩見 菜々子 先生

With Igenomix
WITH SCIENCE ON YOUR SIDE

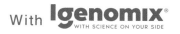

体外受精に挑戦するカップルは、治療周期中にいくつもの山を乗り越えます。
排卵誘発、採卵手術、受精、胚培養、胚凍結と融解、そして、なかでも、ひときわ高い山が胚移植です。
妊娠が成立するためには、胚の質が良いことはもちろんですが、子宮内の環境も大切な要素です。
そこで今回は、子宮環境を調べるEMMA検査（子宮内フローラを調べる）とALICE検査（慢性子宮内膜炎の原因菌を調べる）に注目し、国内でも多くの症例を手がける神谷レディースクリニックの神谷博文院長と岩見菜々子先生にお話を伺いました。

子宮内にとって 善い菌 悪い菌

何度も胚移植をしているのに着床しない人の場合、考えられるのは、胚の染色体に問題がある、着床の時期がズレている、そして子宮内環境に問題があるなどがあげられます。この子宮内環境には、ラクトバチルスが大切だということがわかってきました。

ヒトの臓器には、それぞれの場所に適した常在菌があり、なかでも、善玉菌が適材適所で働くことが、私たちの体を健康に保つために重要だと考えられています。たとえば、消化器官である腸に適した善玉菌ではビフィズス菌が有名です。

そして、子宮内に適した善玉菌はラクトバチルス菌です。

こうした常在菌などのまとまりをマイクロバイオームといいます。

これまでは子宮内に存在する菌の量がとても少ないため、無菌と考えられてきましたが、検査技術の向上により、子宮内にも常在菌が存在する事が判明し、マイクロバイオームの乱れと妊娠についての関連がわかってきました。

子宮にとってラクトバチルス菌が90%以上いるのがよい状態で、90%未満だと着床しにくかったり、流産を起こしやすかったりすることもわかっています。

私たちクリニックでは、体外受精-胚移植において、繰り返し胚移植をしても着床しにくい人に対し、子宮内膜マイクロバイオームの検査（EMMA検査）を行っています。この検査は、同時に慢性子宮内膜炎の検査（ALICE検査）も行って子宮環境を調べることができます。

これまで500人以上に検査を行い、その約50%がマイクロバイオームの乱れのある、ラクトバチルス菌が90%未満の人でした。このうちの約50%がEMMA検査にて悪玉菌が多く存在し、15%程度がALICE検査にて陽性であり、慢性子宮内膜炎の可能性がある事がわかりました。

慢性子宮内膜炎とは？

慢性子宮内膜炎は、細菌感染などをきっかけに子宮内に慢性的な炎症状態が続いている疾患です。慢性的に炎症が持続してしまう背景として善玉菌のラクトバチルス菌の減少が影響している可能性が考えられています。原因となる菌は、個々の環境によって異なり、原因菌に合わせた抗生剤での治療が必要です。そのため、EMMA検査とALICE検査により、子宮内に存在する菌を調べ、ラクトバチルス菌の定着を妨げる原因菌を調べます。治療は、原因菌に合わせて抗生剤を使用しますが、第一選択薬で約60〜70%の人が治療でき、第二選択薬、第三選択薬と薬を変えて治療をすることで改善に向かう人もいます。

その後、膣用カプセル剤でラクトバチルスを補い子宮内環境を整えていきます。

また、EMMA検査とALICE検査の結果から、抗生剤は不要で、ラクトバチルスを膣用カプセルで補うことで子宮内環境を整える事ができる人も多くいます。

子宮内環境が整えられた場合、私たちのクリニックでは、これまで複数回移植をしても妊娠継続に至らなかった患者さんでも初回の胚移植で35%が妊娠継続し、2回目の胚移植では55%が妊娠継続しています。この結果からも、子宮内環境を整えることは、大変重要なことだと考えています。

ラクトバチルスの役割は？

EMMA（子宮内膜マイクロバイオーム）検査をしたら

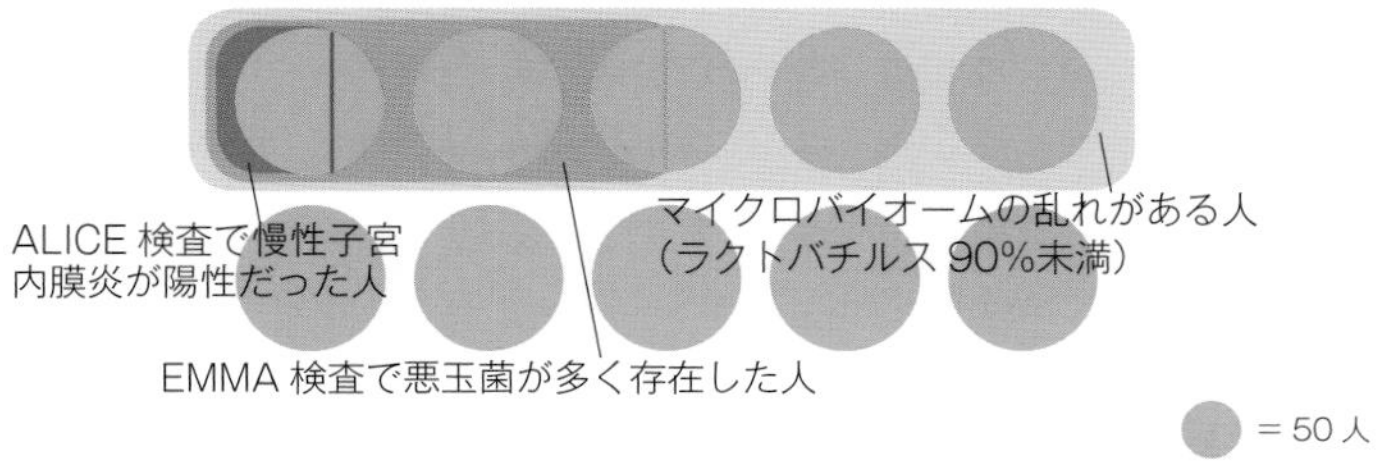

繰り返し胚移植をしても着床しなかった人 500 人に子宮内マイクロバイオーム（EMMA）検査をしたら、約 50%にマイクロバイオームの乱れがありました。このうちの約 50%がEMMA検査にて悪玉菌が多く存在し、15%程度が慢性子宮内膜炎（ALICE 検査）が陽性でした。

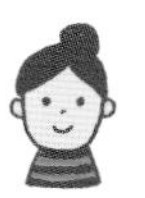

EMMA 検査・MILD（子宮内の菌が少ない）
ALICE 検査・陰性
→　ラクトバチルス膣剤で治療

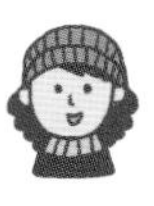

EMMA 検査・ラクトバチルス 90%未満
ALICE 検査・陽性
→　抗生剤による治療　→　ラクトバチルス膣剤で治療

子宮内での機能としてラクトバチルス菌は、免疫に関与する物質の産生や活性のコントロールなども行っています。

明確な根拠は得られていませんが、免疫環境を整える面でも着床や妊娠維持に関与している可能性が考えられています。着床する際に、半分は自分ですが、半分は他者の遺伝情報から成り立つ受精卵を受け入れるのも、免疫機能が関係しています。これにラクトバチルスが関わっているかもしれません。

よい子宮内環境は、着床する胚にとってもよい環境であるといえます。

子宮内環境と胚の染色体異常

2020年から臨床研究として始まった着床前胚染色体異数性検査（PGT-A）は、胚の染色体の数を調べ、問題のない胚を移植することで妊娠を目指します。何度も胚移植をしているのに着床しない、流産を繰り返してしまうなどが対象になりますが、それでも約60〜70%の妊娠率です。

約30〜40%の人がPGT-Aを行っても着床しなかった理由には、着床の窓の問題や免疫の問題が考えられますが、なかでも子宮内環境を整えることで着床する、妊娠継続する割合は多いと実感しています。妊娠は、胚の問題だけでなく、子宮内環境も大切な要素なのです。

妊娠は、胚も大事。でも、子宮内環境も大事！そう考えるに至ったわけ

私たちが子宮内環境に注目するきっかけとなったのは、ある患者さんA子さんとの出会いからです。

A子さんは30代前半で、海外在住の間に、体外受精-胚移植を繰り返し行ってきました。移植する胚については、PGT-Aを行い、染色体に問題のない胚であったにも関わらず、3回移植した結果、一度も子宮内に着床せず、子宮外妊娠になったという経験をされてきました。

帰国したA子さんは、私たちクリニックを受診されて、これまでの治療経過から子宮内環境を調べる検査をしました。その結果、子宮内にはガードネレラ菌という細菌が90%以上、肝心のラクトバチルスは、ほぼゼロという状態でした。

ガードネレラ菌は、膣でも見つかることがありますが、A子さんの膣からガードネレラ菌は見つかりませんでした。

膣と子宮はつながっているので、膣内の環境に問題がなければ、子宮内環境も問題がないというのが通常なのですが、なかには一致しない人が2割程いることがわかっています。A子さんも、そのタイプでした。

そこで、ガードネレラ菌を抑える抗生剤を服用してもらい、子宮内にラクトバチルスが90%以上となったときに胚を移植し、無事に妊娠することができました。

A子さんの大きな不妊原因は卵巣の問題でもなく、胚の問題でもなく、子宮内環境の問題だったといえるでしょう。

妊娠の要は、卵子の質、胚の質とよくいいますが、PGT-Aを行い、染色体に問題のない胚を移植しても、子宮

EMMA検査・ALICE検査

EMMA 子宮内マイクロバイオーム検査

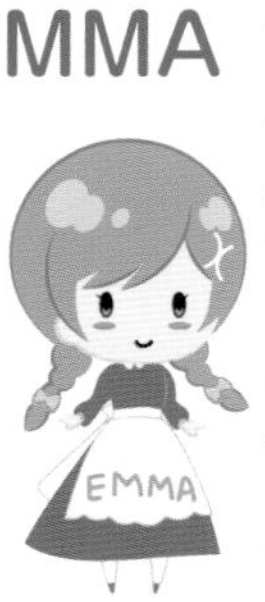

子宮内にラクトバチルス（乳酸桿菌）が90%以上存在すると、妊娠率が高くなると考えられています。
このことからEMMA検査では、子宮内細菌叢のバランスを調べます。

＊90%以下だった場合、ラクトバチルス膣剤で治療します。

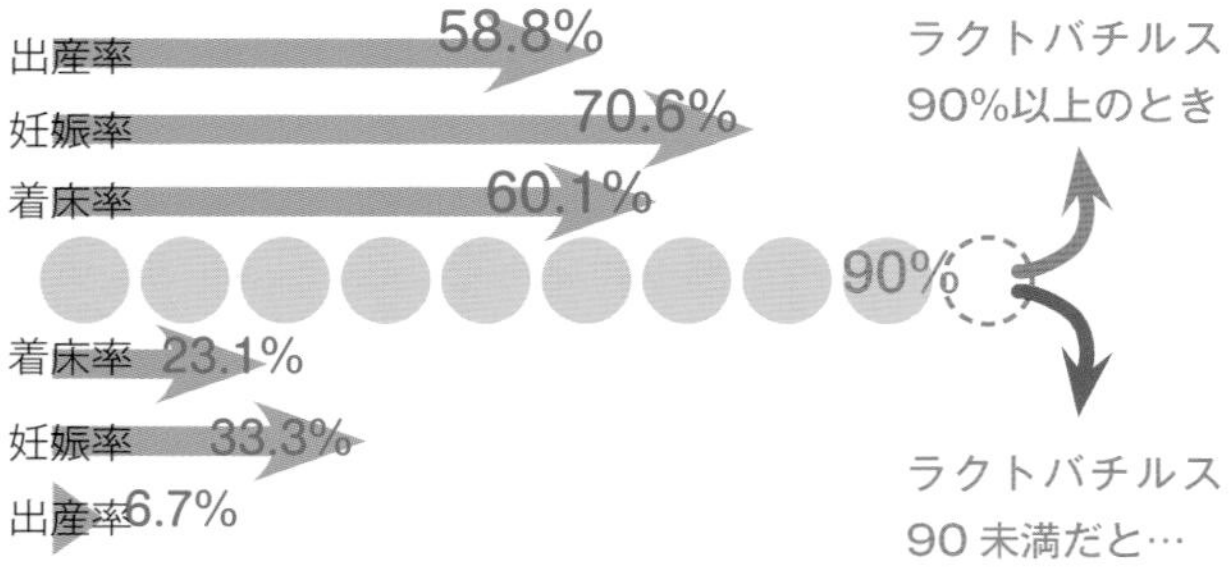

ALICE 感染性慢性子宮内膜炎検査

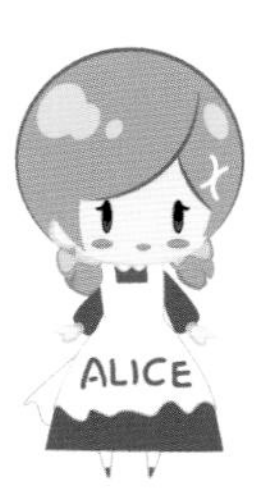

子宮内に慢性子宮内膜炎の原因菌がいると、着床障害を引き起こす可能性があります。
そのため、ALICE検査では、子宮内に慢性子宮内膜炎に関連する10種類の病原菌がいるかどうかを調べます。

＊抗菌剤での服薬治療の後、ラクトバチルス膣剤で治療します。

慢性子宮内膜炎にかかっている人

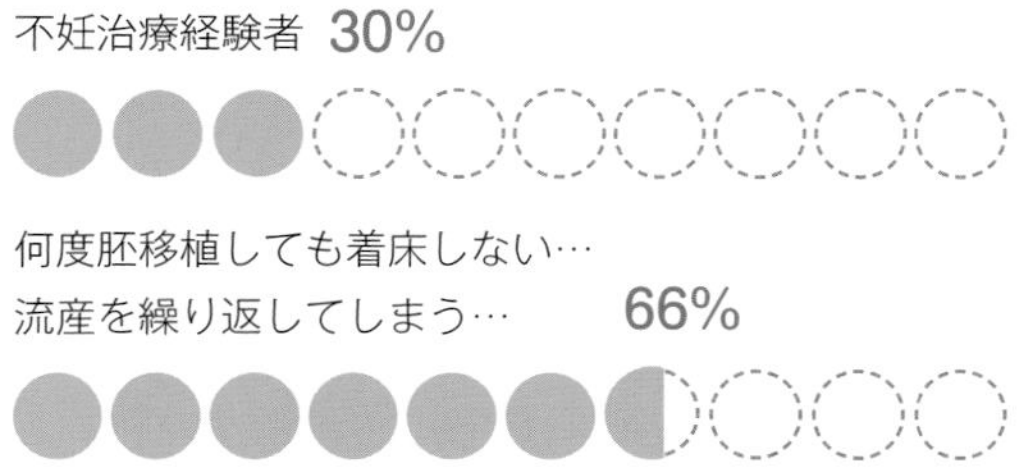

内環境に問題があれば妊娠は叶わないこともあるのです。この経験から、不妊治療を考えるうえで子宮内環境を検討することは、大変重要なことだと痛感し、EMMA検査やALICE検査に注目するようになりました。

子宮内環境の問題は、体外受精を受ける人に限ったことではないはず

これまで500人以上のEMMA・ALICE検査を実施し、その結果を目の当たりにしてきた今、考えることは、子宮内環境の良い悪いは、なにも体外受精を受ける人にだけ起こっているわけではないだろうということです。

タイミング療法や人工授精を受ける人のなかにも、子宮内環境が良くないことから着床しない、流産をしてしまう人も含まれているのではないかと思います。それが要因となって、タイミング療法や人工授精から体外受精へと治療を変更することになっているのではないか。つまり、原因不明の不妊症のなかには、相当数、子宮内環境の問題が含まれているのではないかと考えています。

EMMA・ALICE検査については、治療法に関わらず、なるべく早い段階から検査を受け、結果に応じて治療を行うことも1つの方法ではないかと思います。ただ、検査費用の負担が増えてしまうので、検査を受けるタイミングについては主治医とよく話し合いましょう。

また、体外受精などの高度生殖医療にて得られた一つひとつの受精卵はとても貴重な卵です。女性が妊娠できる期間は限られていて、年齢が高くなればなるほど難しくなるわけですから、体外受精を受ける年齢の高い人も早い段階からEMMA・ALICE検査を検討されてみてもいいと思います。

子宮内環境を良くする方法

子宮内のラクトバチルスが少なくても、慢性子宮内膜炎であっても、自覚症状はほとんどありません。検査するまでわからない人がほとんどでしょう。

また、子宮内環境の良し悪しは、年齢とは関係がありません。あらゆる世代にあり得ることですから、日常生活ではストレスを溜めず、活性酸素に気を配るなど、一般的なことにはなりますが、日々の生活を心身ともに健康に過ごすことがとても大切です。

また、残念ながら「これをすれば子宮内環境はよくなる！」という方法はありません。不妊治療、体外受精に挑戦中の方は、妊娠の可能性を高めるために、専門医に相談することをおススメします。

それが赤ちゃんを授かるための、新たな一歩となることでしょう。

神谷レディースクリニック

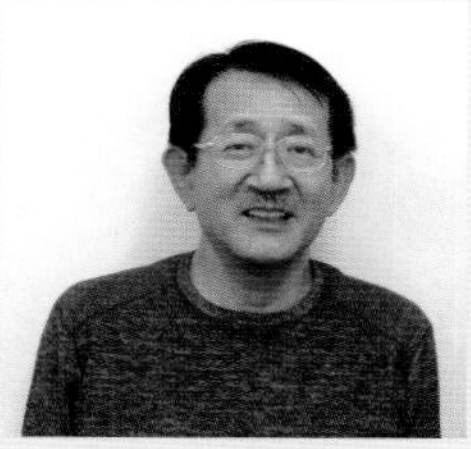

神谷 博文 院長

● 専門医

麻酔科標榜医
日本産科婦人科学会　産婦人科専門医
医学博士号取得
細胞診指導医

● 経歴

1973年　札幌医科大学医学部医学科卒業
1976年　札幌医科大学医学部麻酔科学講座
1979年　札幌医科大学医学部第一病理学講座央総合
1982年　国家公務員共済組合連合会　斗南病院 産婦人科（医師）
1987年　国家公務員共済組合連合会　斗南病院 産婦人科（科長）
1998年　神谷レディースクリニックに勤務中

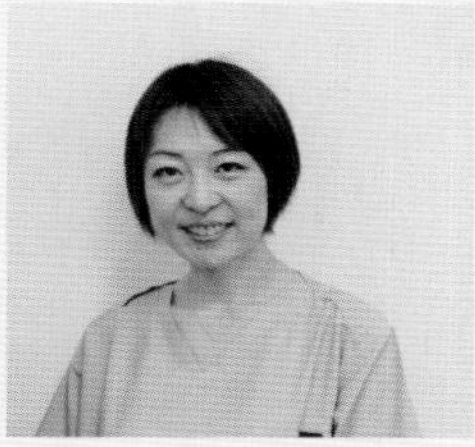

岩見 菜々子 先生

● 専門医

日本産科婦人科学会 認定専門医
日本生殖医学会 生殖医療専門医
日本抗加齢医学会 抗加齢専門医

● 経歴

2005年3月　札幌医科大学卒業
2005年4月　初期研修医として札幌社会保険総合病院（現：札幌北辰病院）、札幌医科大学附属病院に勤務
2007年5月　板橋中央総合病院にて産婦人科後期研修医
2009年7月　札幌医科大学附属病院産婦人科
2011年10月　レディースクリニックぬまのはた 勤務
2013年4月　とまこまいレディースクリニック 勤務
2014年6月　神谷レディースクリニックに勤務中

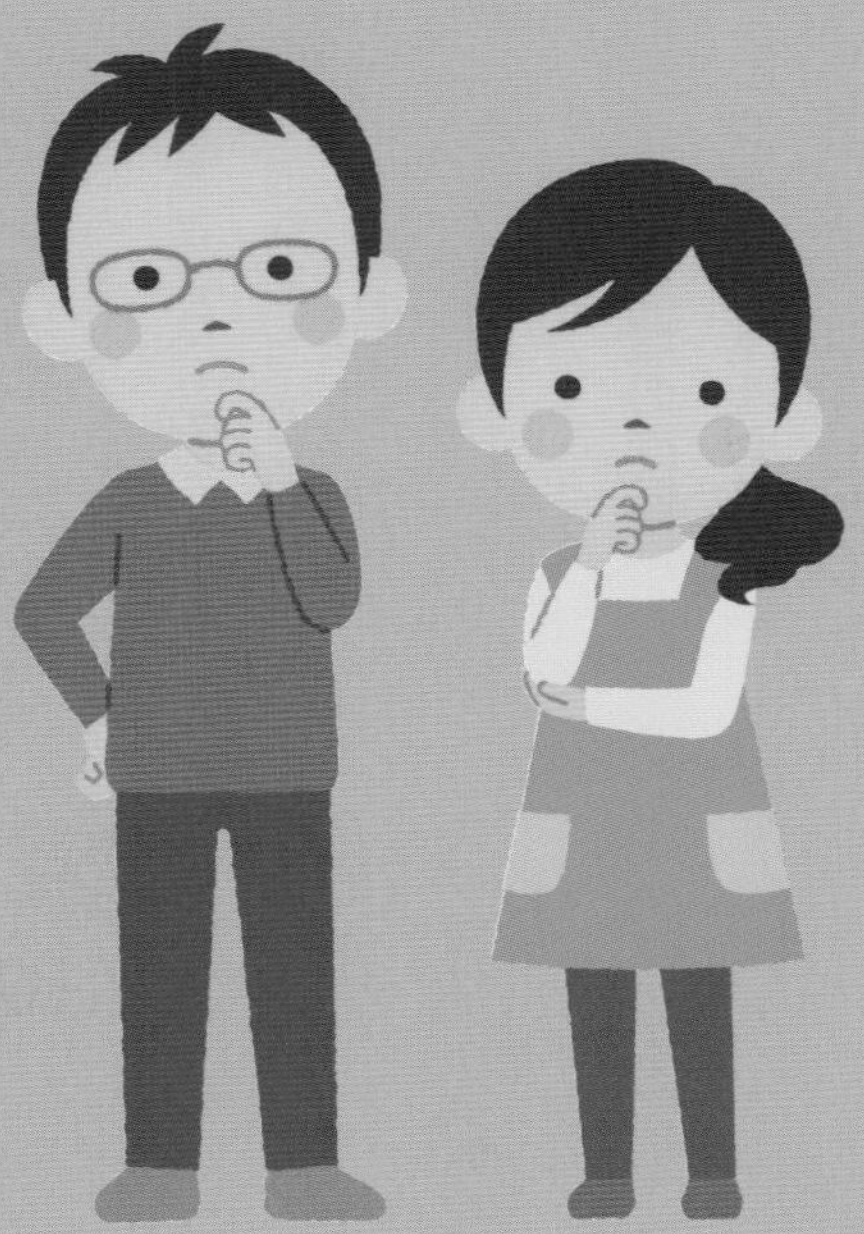

不妊治療の保険適用化 実現するのかしら？

２０２０年９月、総理大臣が菅義偉さんに変わり、新しい内閣が発足しました。

菅首相の肝入り政策の１つに「不妊治療の保険適用化」があり、内閣発足と同時に、保険適用化の実現に向けて動き出しました。そして、同年11月に政府は、２０２２年４月から不妊治療に公的医療保険を適用する方針を固め、対象として体外受精や顕微授精、男性不妊の治療なども含める方向だと伝えました。

また、保険適用までの期間は、特定治療支援事業を拡充し、治療負担を支えるとしました。（各自治体によって、変更に伴う取扱いについて決定次第伝えるとしています。詳しくは、それぞれ居住する自治体のホームページなどでご確認ください）

体外受精の保険適用化

賛成なの？ 反対なの？

長年、不妊治療を保険適用にしようと、さまざまな運動がありましたが、ここにきて現実味を帯びてきました。

ただ、不妊治療とひとくちに言っても、さまざまな治療法があります。どの治療法が適しているのかを調べる検査も含まれます。タイミング療法や人工授精のような一般不妊治療、あるいは体外受精や胚凍結、また着床や子宮内膜、胚の染色体などに関する特別な検査もあり、果たしてどこまで保険適用にできるのでしょうか。

不妊に悩む方への特定治療支援事業拡充ついて

	現行の支援制度	支援拡充
所得制限	７３０万円（夫婦合算の所得）	撤 廃
助 成 額	１回 15 万円（初回のみ 30 万円）	１回 30 万円
助成回数	生涯で通算６回まで（初回のみ 30 万円）	１子ごと６回まで 40 歳以上 43 歳未満は３回
対象年齢	妻の年齢が 43 歳未満	変更なし

● 年金や医療保険等他の社会制度においては、法律婚と事実婚を区別しておらず、保険適用への移行を見据え、不妊治療支援についても同様事実婚対象とする。
● 拡充の適用 令和３年１月１日以降に終了した治療を対象とする。

体外受精の保険適用化
賛成ですか？ 反対ですか？

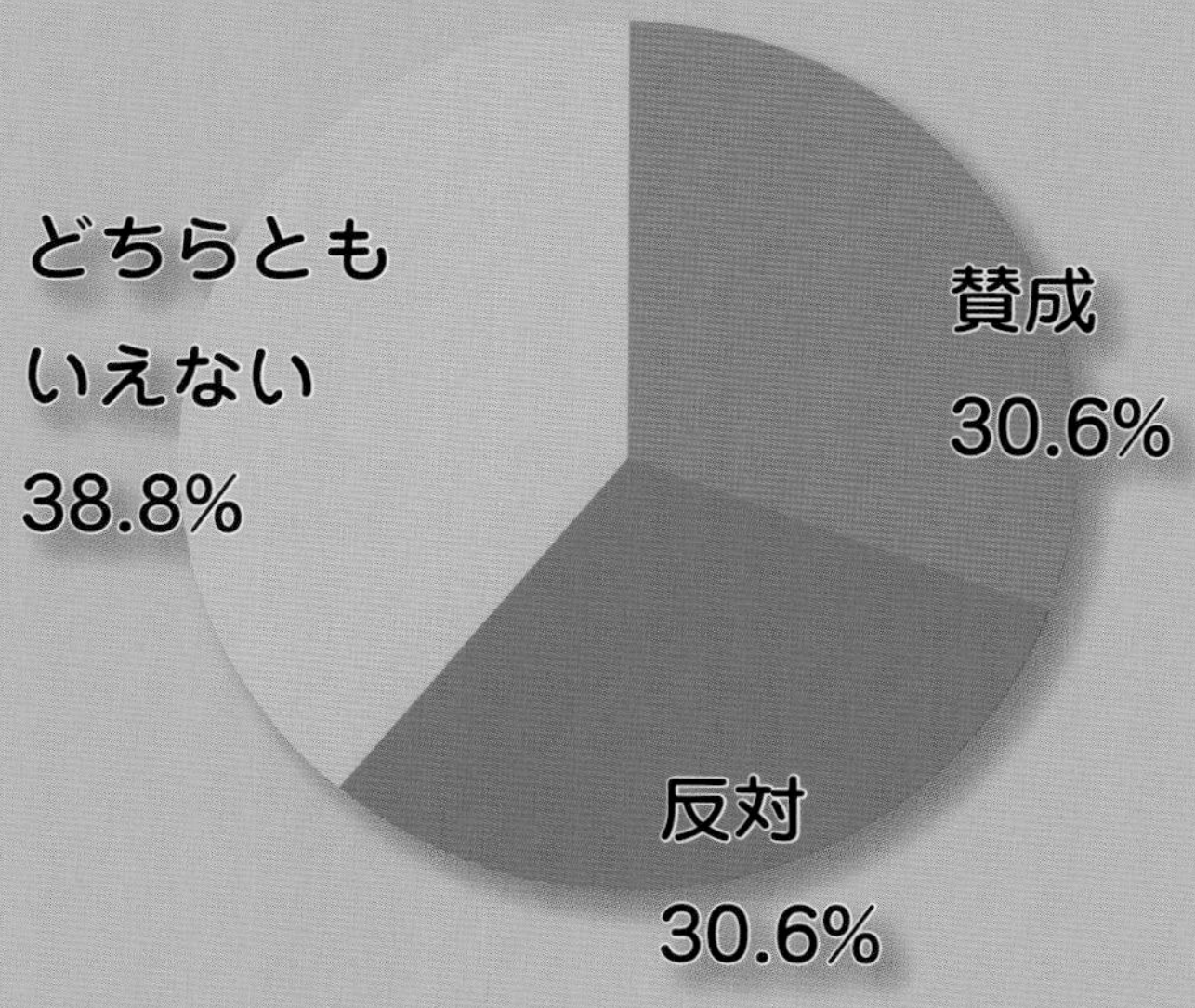

不妊治療の保険適用化
賛成ですか？ 反対ですか？

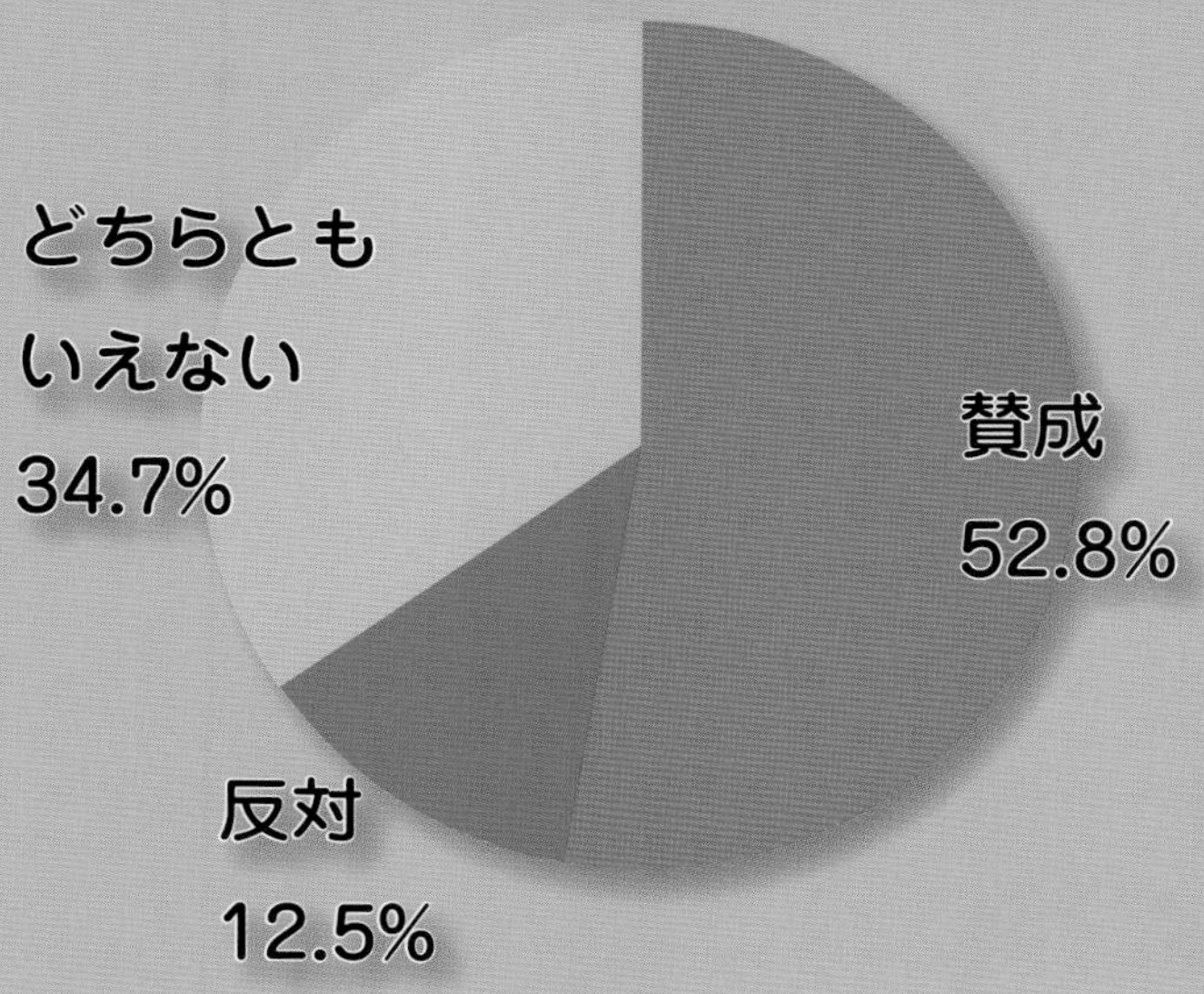

不妊治療の保険適用化 ドクターたちは、

とくに個別化やオーダーメイド治療が大事な生殖補助医療の標準化をどこに置くのか、そして、混合診療を認めずに治療が完結できるのか、大きな疑問と不安もあります。

では、現場の医師たちは、不妊治療の保険適用化をどう考えているのでしょう。賛成でしょうか。反対でしょうか。

そこで私たちは、２０２０年11月に、全国の人工授精、体外受精を行う治療施設８６０件（うち体外受精実施施設は約６００件）にアンケートを実施し、72件から回答をいただきました。その結果と、医師から届いた賛成意見、反対意見を紹介していきます。

不妊治療の保険適用化は？

不妊治療の保険適用化については、回答が寄せられたうちの半数以上の医師が賛成としています。保険が適用されるのは、初診の検査や治療周期の検査から、治療に必要な薬など治療方法を問わず不妊治療全般が関わってくるでしょう。また、不妊治療は夫婦の治療ですので、当然、男性の検査や治療も関わってきます。

今現在でも、保険診療が認められている検査はありますが、医療現場には厳しい現実があるという声も届いています。

その1つに超音波検査があります。タイミング療法の治療周期には、保険診療

混合診療：一連の医療行為について、保険診療と保険外診療を併用すること

が認められています。超音波検査に対しては排卵誘発剤を使用した場合は、周期あたり3回まで、排卵誘発剤を使用しない場合は周期あたり1回まで保険が適用されます。

では、それ以上の回数が必要になったらどうしているのでしょう。あるクリニックの医師のコメントによると、

「排卵誘発剤なしで2回目の検査が必要になった場合は、混合診療が認められていないためサービスで行っているのが現状です。

しかし、排卵誘発剤を使用した場合でも、超音波検査を3回行うと、レセプト1件当たりの保険点数が高くなり集団指導の対象となるため、実際に月3回超音波検査をしても、1回しか検査をしていないことにしています」

とあります。すべての治療施設で2回目以降の超音波検査をサービスにしているわけではありませんが、こうした保険が認められている部分にも、実際の診療では患者がサービスで検査を受けていることもあるようです。

体外受精の保険適用化は？

これまで、体外受精については保険が認められておらず、その医療費は全額自己負担でした。長年、体外受精の保険適用化の声が上がってきましたが、いずれも実現していません。

政府は、2022年4月から体外受精や顕微授精に加え、男性不妊の治療なども含めた公的医療保険を適用する方針ですが、医師たちは賛成、反対、どちらともいえないが、ほぼ同数でした。

賛成の意見に多いのは、患者さんの負担軽減です。体外受精の1回の治療周期にかかる医療費は高額です。そのほかに、凍結胚の保管料などもかかります。

こうした高額な医療費は、患者にとっては多大な負担で、医療費が高額なために体外受精を受けられない、または続けられず諦めるといったことも起こります。では、保険適用に反対とする意見はどうでしょう。

まずは、体外受精を適応治療とする基準の明確化、また体外受精の標準治療を何にするか、治療周期中に標準治療では難しいと判断された場合、混合診療を認めるのかなどの声が上がっています。

個別化、オーダメイド治療とよくいわれる体外受精に対して、どこまで柔軟に対応し、保険適用化するのかが大きな課題です。

次に、医師の意見を紹介しましょう。

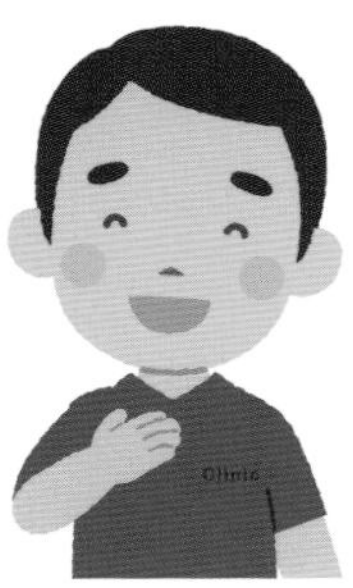

レセプト：患者が受けた保険診療について、医療機関が保険者に請求する医療報酬の明細書のこと

医師からの意見を紹介！

不妊治療の保険適用化

患者さんの負担軽減に！

- 保険適用となれば患者さんの負担が減ると考えるから
- 経済負担の大きい治療であるので、保険適用化ができればかなり軽減が期待できる
- 患者の負担軽減につながれば良い。現在の少子化対策につながれば良い
- 費用負担が多いことにより、治療を諦めるまたは諦めている患者さんがいるので

人工授精までなら…

- 人工授精までの一般不妊治療は、保険適用の薬剤を使用して治療可能
  また、治療方法がほぼ施設間で差がなく保険で可能と思う
- 一般の不妊症治療については、検査項目や検査回数の協力を希望
  例えばAMHや抗精子抗体を保険で。E2の検査回数を1周期に4～5回となればより良い
- タイミング法、精液検査、人工授精など保険適用に賛成だが、体外受精の保険適用には反対
- 人工授精までは保険適用にするべき
- 内服薬や注射薬などの薬の保険適用は賛成。人工授精までの治療については保険適用は賛成
  ARTの保険適用は反対
- 一般不妊治療に対する保険適用の拡大は賛成
- ART以外の不妊治療（AIHまで）は施設間で大きな差異がないので保険診療への変更に大きな問題はない
- 不妊治療をしたくても自費のため、治療を断念している夫婦もいる。そのため一般不妊治療は保険適用で良い

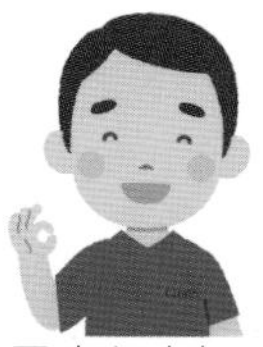

平等な治療が受けられるように！

- リプロダクティブ ヘルス ライツ（生殖に関する健康と権利）の考えから、不妊治療は当然の権利であり、不妊は疾患
- 子どもができないことは病気ではない…なんて言ってられなくなったことに気づいていただけてよかった。高脂血症も高血圧症も病気ではないのに保険適応なのはなぜ？ そうした不平等の是正
- 他の保険治療に比較して、自費治療である理由が不明。平等に医療が受けられるようにすべき。とくに若い女性
- 不妊治療が保険適用化されれば、患者さんは受診しやすくなる。薬剤等は保険適用でもいいのではないか

難しいかな？と思うこと

- 適応範囲を決めるのは困難
- クリニックによって使用薬剤やテクニックに相当バラつきがあるので統一化は難しい
- 施設ごとに質を維持していくことが可能な状態での保険点数の設定と、保険診療内でも、オプション的に自費診療の枠を残してほしい
- 保険適応外の投薬や処置が多すぎる
- 産科は自費で、保険行政の概念に沿って考えた時に矛盾が生じるのでは？
- 成功率の低い高年齢の人や難治症例の人にも保険適用するのは、社会保障費が逼迫している中で国民の理解は得られないと思う
- 公的医療保険の母体によっても違うのでは？

心配に思うこと

- どこまで保険適用されるかがわからないため、かえって患者さんに提供できる医療の幅が狭くなってしまうのでは？
- ART の分野は、個別対応の面が多く、また常に最新技術の提供が求められているが、そうした最新技術が提供できなくなる
- 体外受精が絶対必要な人には保険適用してもいいが、自然妊娠（人工授精まで含む）が可能な人まで妊娠を焦り、体外受精となりそう
- 挙児希望がないのに、保険診療なのだから治療して当たり前でしょ？ となりはしないか。夫婦も、周囲からも
- ①薬剤、機材など全てが国の定めた物になり、専門医が必要であると考える治療が行えなくなる可能性が高い（治療が標準化されてしまう）
  ②結果的に専門医以外の病院でも体外受精が実施でき、妊娠率低下など医療技術の低下に繋がる
  ③本来体外受精が適応でない人にも体外受精が実施され、体外受精実施数が爆発的に増える
- 例えば、抗精子抗体検査、AMH 検査などは１回は保険適応にした方がいい。また、毎周期ごとのタイミング療法における卵胞チェックの超音波検査も月３回は保険適応にした方がいい。そうでないと混合診療に陥りやすいので非常に診療がやりづらく、制約を受けることが多くなる

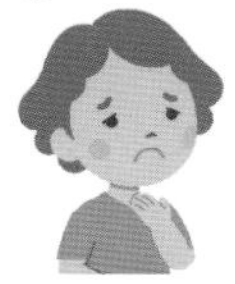

医療レベルの低下につながる？！

- 高度医療は保険にすべきではない。医療の進展を阻害することになる
- 医療レベルの低下
- ①保険適用で受診者が増える→受け皿が不足。② ART の適用も増える→質の低下。③受診のいき値が下がる→本当に必要な人の治療が遅れる。以上を解決できれば良い方向と考える

アンケートへのご協力ありがとうございました！

北見レディースクリニック
美馬レディースクリニック
森産婦人科病院
峯レディースクリニック
中野レディースクリニック
メディカルパーク横浜
福田ウィメンズクリニック
山口大学医学部附属病院
みやけウィメンズクリニック
森脇レディースクリニック
博愛産婦人科
タマル産婦人科
若葉台クリニック
日本医科大学付属病院
金沢大学付属病院 産婦人科医局
リプロダクション浮田クリニック
日浅レディースクリニック
鈴木レディスホスピタル
山口レディスクリニック
岐阜大学医学部附属病院
蕙愛レディースクリニック
うめだファティリティークリニック
三橋仁美レディースクリニック
井上善レディースクリニック
ハートレディースクリニック
いでウイメンズクリニック
山下ウィメンズクリニック
春木レディースクリニック
フェニックスアートクリニック
岩橋産婦人科
吉澤産婦人科医院
東京慈恵会医科大学附属病院
獨協医科大学病院
いながきレディースクリニック
牧野クリニック
愛育レディースクリニック
仙台 ART クリニック
東京山手メディカルセンター
馬車道レディスクリニック
公立学校共組合近畿中央病院
岡山大学病院
ほりたレディースクリニック
うえむら病院
丸山記念総合病院
ソフィアレディースクリニック水道町
関西医科大学附属病院
レディースクリニックぬまのはた
園田桃代 ART クリニック
筑波学園病院
ART クリニックみらい
IVF クリニックひろしま
松田ウィメンズクリニック
ときわ台レディースクリニック
麻布モンテアールレディースクリニック
西川産婦人科

アンケート到着順

医師からの意見を紹介！

体外受精の保険適用化

患者さんの負担軽減に！

- 患者の経済的負担の軽減
- 高額であることを理由に、体外受精を控えているカップルに対して恩恵
- あまりにも高額であり、利益重視となっている感が否めない
- 自己負担の軽減は重要だから
- 治療が受けやすくなる→費用的にも受診のしやすさも
- 不妊で悩みが多い人がたくさんいるので、もっと通院しやすくなる
- 晩婚・晩産化に伴い不妊カップルは、今後も増加すると思われる。そのなかで我が国の合計特殊出生率改善のためにはカップルの金銭的負担を軽減する必要がある
- 排卵誘発やエコー検査、採血検査など体外受精に至る過程での部分に保険適用は有意義と思う

期待すること

- たとえばPCO（多嚢胞性卵巣）に対するLOD（卵巣多孔術）は保険適応ですが、ARTはガイドラインでも同列にもかかわらず適応外。きちんとした治療には必要なことだと思う
- 標準化されること。一般の方々の意識が高まること

体外受精保険適用にするのなら

- 使用する薬や注射は保険適応へ。それ以外は保険外にされたらいかがでしょうか？
- 各施設の特別な工夫や治療法の追求の結果、良い妊娠率が伴われているのでは…。個別の治療法がある程度、認められるなら可
- 年齢や治療回数に制限を設けた上で保険適応をするなどはどうか
- 排卵誘発剤、ホルモン剤のなかには、体外受精の適応承認を受けてないものが多数あるので制限なく使用できるようにしてほしい
- 排卵卵子数、使用する物品、備える設備、人員数などにより、医療機関のコストは大きく変わる。それに対応した点数設計をしてほしい
- 全胚凍結、貯胚の方針が増えているが、対応してもらえるか（現行の助成金では対応できていない）

心配や疑問に思うこと

- 体外受精を保険とすると今より更に商業ベースになる可能性を危惧している
- 不妊治療は挙児を望む方のみが対象となる。望まない方へのプレッシャーとなるのでは？
- 患者負担軽減の観点からは良いことと思うが、提供側から見ると、保険で価格が決まると多くの場合は全て包括化されるので、高価な物品（メディウム、針、カテーテルなど）は使用できなくなり、個々にあった治療の提供が難しくなる
- 年令などを含め治療の適応を決めるのは困難。保険適用することで、少子化を改善できるか疑問
- 果たして我が国にそれだけの財源があるか不安
- 保険適用には賛成だが、適用しやすい部分としにくい部分がある。本来費用に関しては自由競争の原理が働いてもいいのでは？

難しいかな？と思うこと

- それぞれの施設の培養士の状態など、状況が把握される必要がある。培養士は国家資格にならないのか
- 年齢、体質により妊娠率に差があるから
- 施設、個々により治療内容、方針は多彩であり画一点数化は難しいだろう
- 採卵卵子数、使用する物品、備える設備、人員数などにより、医療機関のコストは大きく変わる。それに対応した点数設計をしてほしい
- エビデンスがない治療が多いため
- 体外受精の適応が不明になる場合があるのでは。保険での的確な適用基準が必要である

特定治療支援事業の見直し

- 現在の特定治療支援事業の運用をもっとゆるくする方が間違いない
- 現在、体外受精を行っている人数を考えると、全て保険適応にしたら財源はどうなるのか。 特定治療支援事業システムの年齢や回数、所得制限を見直すほうが妥当ではないでしょうか？
- ①体外受精（ART）の保険適用は画一的となり、各個人に適した治療とならない。ART は個別的な対応が必要だが、上記により妊娠率、生産率の低下が予想される
  ②補助金の拡充であれば、個々の患者に適した誘発法治療を選択することが可能になる
- 夫婦の負担を減らすことは賛成だが、医療保険ではなく助成金での対応がよいと考える。保険組合の財政には限りがあり、加入者の保険料が増えることとなる
- 近年、体外受精が一般的な治療になり、まだ体外受精の適応と言えない早い段階で、患者さんが体外受精を希望されることがあるから、現在の補助金で十分だと思う。経済的理由で体外受精を受けない夫婦は、かなり余裕のない夫婦であり、３割負担にしても受けないのでは？

体外受精患者が増えるのでは？

- 不必要な体外受精が行われる危険性あり
- 保険適用化は、方向性としてはいいと思うし、患者さんにとってもいいことだと思う。ただし、保険診療となると実施する側にやりたがる人が多くなり、あまり経験や知識のない医者が安易に治療をやり出し、事故や成績の低下をもたらす心配がある。（眼科のレーシック手術なども眼科でない医者が実施して感染を起こしたりの事故を起こしている）
- 治療をしたくても費用面で断念している可能性があるので保険適応でいいのかもしれない。でも保険になったがために、止め時がわからないや自分の意に反して治療を行わないといけなくなる可能性がある

医療レベルの低下につながる？

- 発展途上の医療技術であり、保険適応により技術革新がにぶってしまうと考えるため
- 医療レベルの低下、保険医療費の増大
- 体外受精の適用条件の明確化が困難であり、適応技術の線引きも難しいと思われる。体外受精の質の低下に繋がりかねない
- 一般不妊治療と異なり、様々な点が標準化できないと思われるため、安易な保険適用化は医療レベルの低下に直結しうる
- 自費だったからこそ新しい技術や機器、物品が速やかに導入され有効活用された面があったものができなくなって治療レベルの進展が止まったりする可能性が高いのでは？
- ２年に一度の改定では生殖医療発展の足かせとなる
- 採卵から胚移植に至る技術的部分については保険適用されると多くの施設がコストダウンにより治療レベルが低下するのでは

プラスα ご意見紹介

妊娠は、病気ではないので保険は適用されません。健康診断も病気に対する検査ではないので自費検査となります。不妊症は、身体の病気ではありません。これに保険適用するのであれば、これまでの常識が覆されることになります。患者様の経済的負担が少なくなる事については大賛成です。ですが保険適用とする場合、さまざまな障壁があるかと思います。

保険適用することでの一番の心配は、これまでは自費診療で、その患者様にとってベストのオーダーメイド治療ができていたことが、保険適用によって治療が一律化することにより、ベストな治療ができなくなることにあります。現在、日本の体外受精の妊娠率は、世界トップレベルです。これは自費診療により最高水準の治療ができているからだと思います。保険適用にすることによって妊娠できなくなる患者様が増えることが非常に心配です。患者様負担を少なくするということならば、今の助成金制度を拡充すればいいと思います。それは①年齢制限をなくす ②所得制限をなくす ③助成回数の制限をなくす：治療のたびに申請すれば助成を受けられるようにする ③助成金額について；今のように 15 万円や７万５千円のように一律化せず、その治療にかかった総額に一定の割合を掛けた額を支給する。保険適応時３割負担の患者様の場合は、治療総額の 70％を助成するなど（治療費 70 万円の人は 49 万円を支給）、体外受精のそれぞれの細かな処置を保険点数化するのは非常に困難と思います（混合診療の問題もあります）ので、上記の様な助成金額にすればわかりやすいと思います。

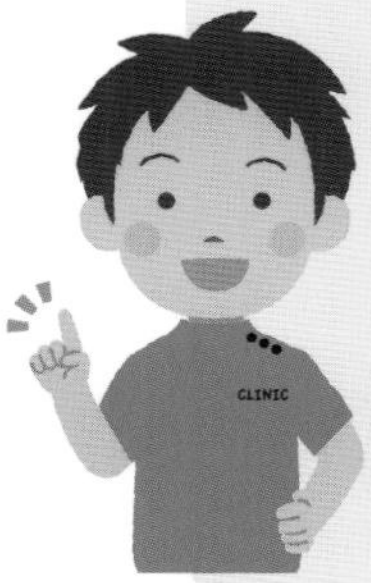

どうしても体外受精を保険適用とするのであれば、まずは混合診療を認めなければ治療を行うことはできません。混合診療を不妊治療に認めた場合、他の病気との兼ね合いはどうなるのか。不妊治療のみ混合診療を認めるのか、日本の保険診療のルールを変えて、すべての病気に対して混合診療を認めるのか、そのあたりの議論が必要になると思います。

人工授精の保険適用については、精子を取り扱うこともあるため医療従事者の感染予防のための患者の感染症検査の徹底と精子の凍結保存費用をチューブ数、個数に応じて、また凍結精子の更新費用も保険適用になるなど解決できれば賛成です。体外受精と異なり、特に細かな点数化も必要ないと思います。

このコーナーでは、全国のクリニックで行われている
不妊セミナー（勉強会や説明会）の情報を紹介しています。

Seminar information

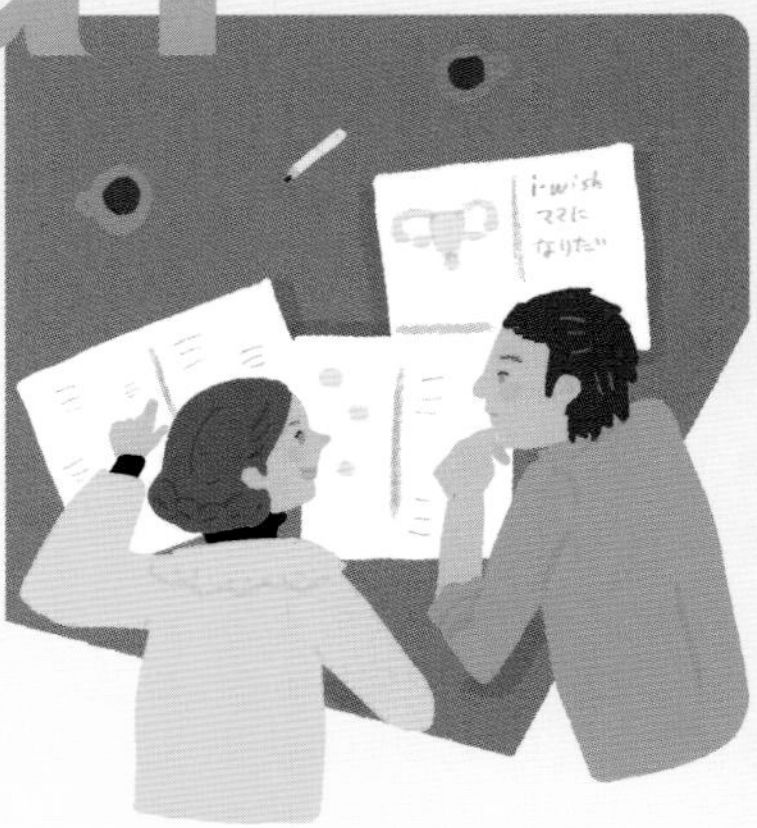

あなたの
今後の治療に
お役立ち！

参加予約▶

参加予約の方法も
分かります

夫婦で参加すれば理解はさらに深まります

勉強会、説明会、セミナーで得られることは いっぱいある

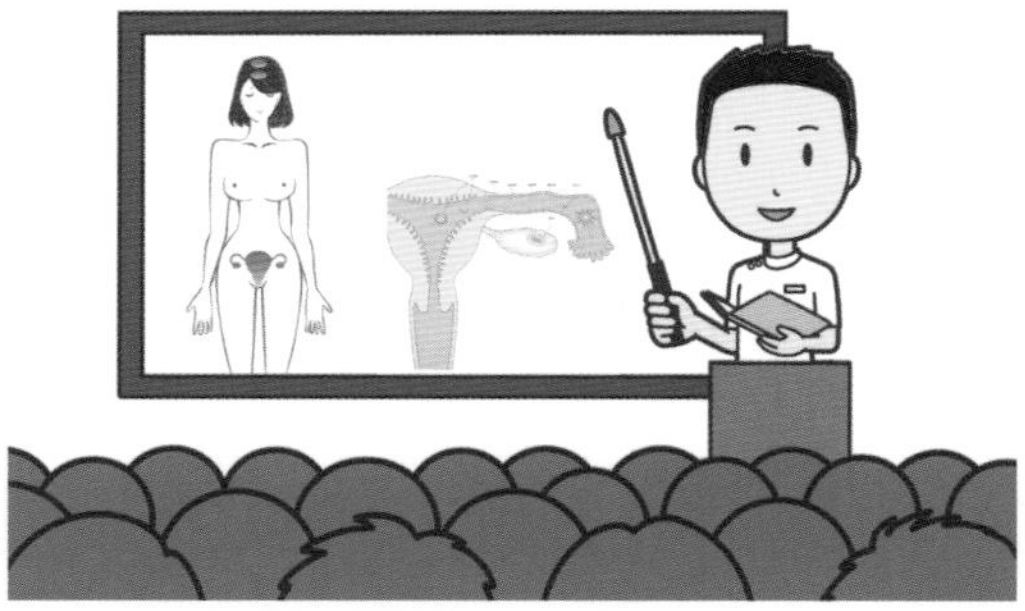

- 妊娠の基礎知識
- 不妊症と治療のこと
- 検査や適応治療のこと
- 治療スケジュール
- 生殖補助医療・体外受精や
  顕微授精の説明
- 費用や助成金　など

夫婦でタイミングを合わせてきたけれどなかなか妊娠しない！ 治療を続けてきたけれど、これからどうしたらいいのかな？ そんな時、みなさんはいろいろな情報を調べ始めることでしょう。手軽で簡単なインターネットから情報を得る方も多いと思いますが、おススメはクリニックの勉強会です。

最近では、多くのクリニックで勉強会などが開催され、医師から直接、正確で最新、最適な情報を得ることができます。病院選びをするときには、いくつかの勉強会に参加してみるのがおススメです。自分たち夫婦に合った医師選び、病院選びがきっとできるでしょう。ぜひ、ご夫婦一緒に参加してみてくださいね！

新型コロナウイルスの影響により、治療施設における勉強会などのスケジュールや開催方法に変更が生じることがあります。詳細は、各施設のホームページなどで、あらかじめご確認ください。

Saitama Access 東武東上線・東京メトロ有楽町線・副都心線 和光市駅南口　徒歩 40 秒

https://www.tenderlovingcare.jp

恵愛生殖医療医院

埼玉県和光市本町 3-13 タウンコートエクセル 3F
TEL: 048-485-1185

参加予約▶ TEL：048-485-1185

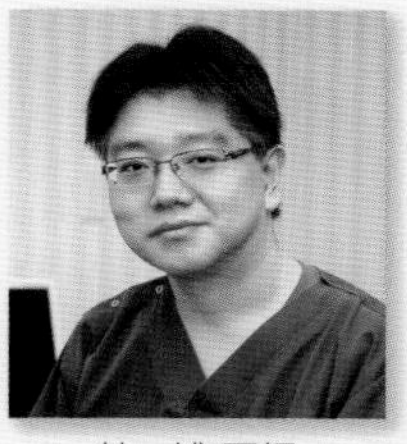

林　博 医師

■名称…………生殖医療セミナー
■日程…………原則土曜日15時半~約1時間半程度
■開催場所……当院内
■予約…………必要
■参加費用……無料
■参加…………他院の患者様 OK
■個別相談……無し

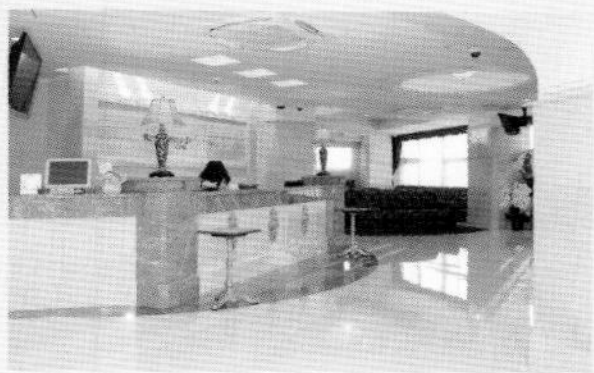

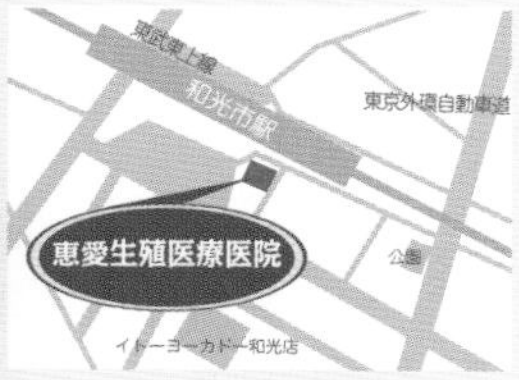

●世の中には不妊症や不育症に関しての情報があふれていますが、なかには誤った情報もあります。正しい知識をより深めてもらうための講義形式のセミナーです。また、新型コロナウイルス感染拡大状況によりセミナー形式が変更となる可能性があります。詳細は、ホームページをご覧ください。（他院で治療中の患者様は、事前の受付、予約が必要です）

Chiba Access JR 総武線・武蔵野線・東京メトロ東西線 西船橋駅南口 徒歩 3 分

https://koyama-womens.com

西船橋こやまウィメンズクリニック

千葉県船橋市印内町６３８－１ ビューエクセレント 2F
TEL: 047-495-2050

参加予約▶ TEL：047-495-2050

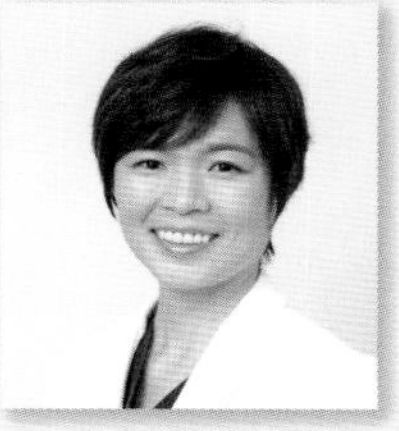

小山寿美江 医師

■名称…………体外受精治療説明会
■日程…………月２回
■開催場所……クリニック内
■予約…………必要
■参加費用……無料
■参加…………他院患者様 OK
■個別相談……有り

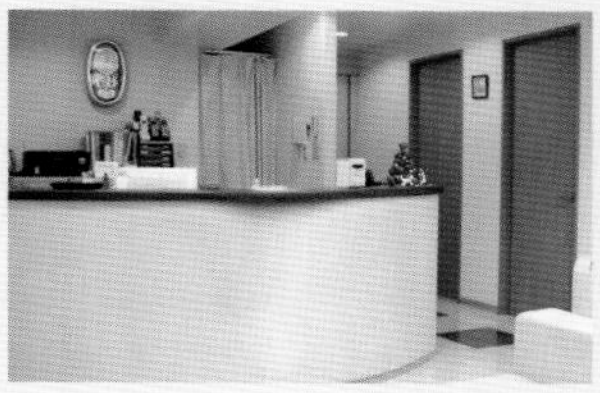

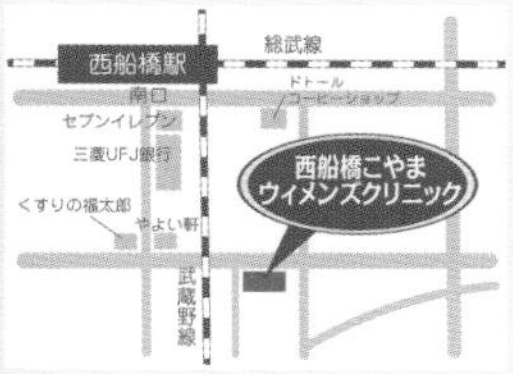

●西船橋こやまウィメンズクリニックはタイミング法や人工授精及び体外受精・顕微授精などの高度生殖補助医療を専門とする不妊治療クリニックです。不妊にお悩みの方はまずご来院ください。じっくりお話やご希望を伺い、最適な治療方法をご提案します。また看護師による無料の不妊カウンセリングや「体外受精治療説明会」を月 1~2 回定期的に実施しております。

Tokyo Access JR 神田駅より 徒歩 3 分

https://www.aidakibo.com

あいだ希望クリニック

東京都千代田区神田鍛冶町３-４ oak 神田鍛冶町ビル２F
TEL: 03-3254-1124

参加予約▶ ホームページの
申込みフォームより

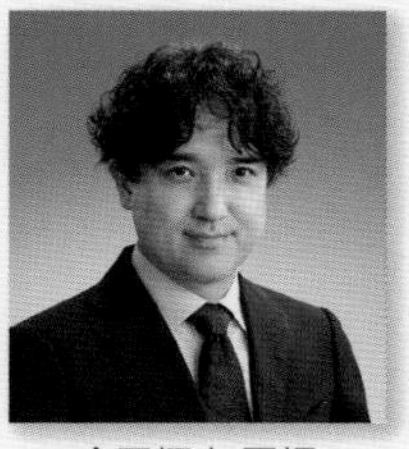

会田拓也 医師

■名称…………自然周期体外受精セミナー
■日程…………月１～２回
■開催場所……クリニック内
■予約…………必要
■参加費用……無料
■参加…………他院の患者様 OK
■個別相談……有り

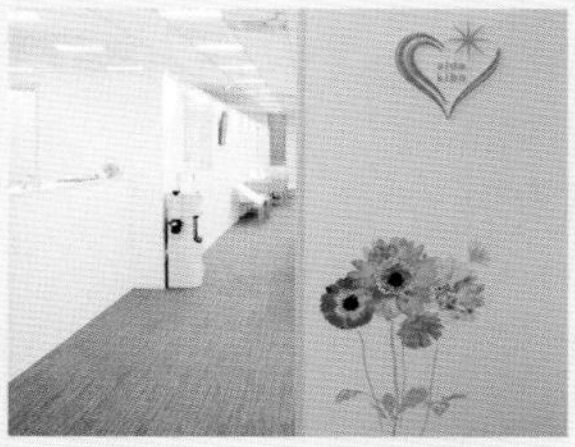

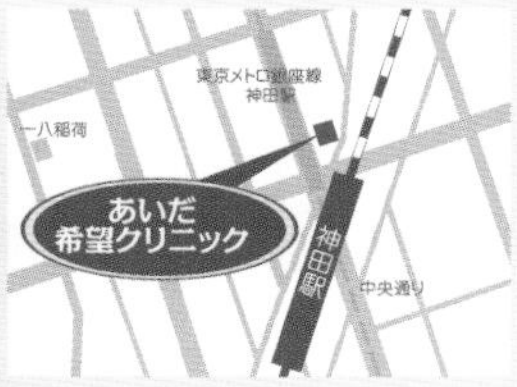

●体外受精に対する疑問、不安をセミナーを通して解決してみませんか？ お一人での参加も可能です。通院する施設での開催ですので、治療についてはもちろんのこと、通院時間やクリニックの雰囲気を感じていただけます。
COVID-19 感染予防対策のため、人数を制限し実施します。マスクの着用をお願いします。

Tokyo　Access 東京メトロ銀座線、東西線、都営浅草線日本橋駅（B6 出口）直結

https://www.naturalart.or.jp/session/

Natural ART Clinic 日本橋

東京都中央区日本橋 2-7-1 東京日本橋タワー 8F
TEL: 03-6262-5757

参加予約▶ ホームページの申込みフォームより

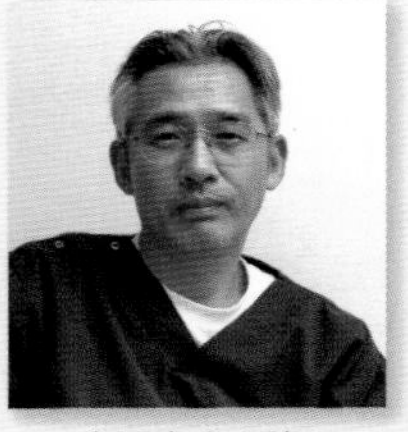

寺元章吉 医師

■名称…………体外受精説明会·カウンセリング
■日程…………月 4 回ほど
■開催場所……Natural ART Clinic 日本橋他
■予約…………必要
■参加費用……無料
■参加…………他院の患者様 OK
■個別相談……有り

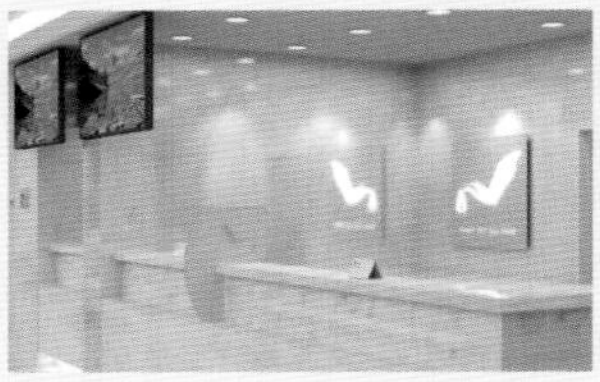

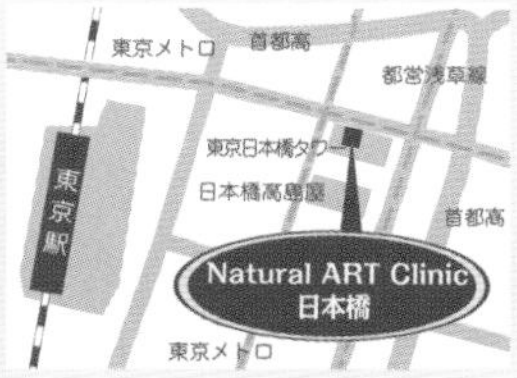

●定期的（月 4 回ほど）に不妊治療/体外受精説明会・カウンセリングを行っております。医師による当院の体外受精方法・方針を専門的な知識を織り込みご説明いたします。

Tokyo　Access JR 新橋駅日比谷口 徒歩 2 分、地下鉄銀座線・都営浅草線新橋駅 8 番出口 徒歩 1 分、地下鉄都営三田線内幸町駅 A 1 出口 徒歩 1 分

https://www.yumeclinic.net/session/

新橋夢クリニック

東京都港区新橋 2-5-1 EXCEL 新橋
TEL: 03-3593-2121

参加予約▶ ホームページの申込みフォームより

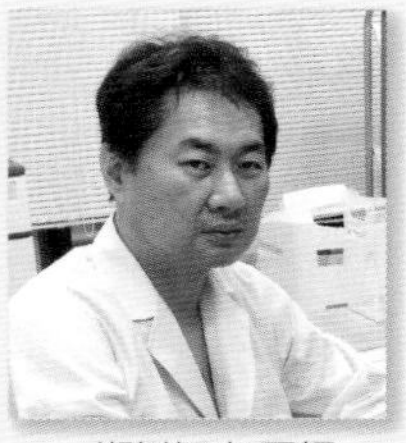

瀬川智也 医師

■名称…………体外受精説明会・妊活検査相談会
■日程…………月 2 回程
■開催場所……新橋夢クリニック他
■予約…………必要
■参加費用……無料
■参加…………他院患者様 OK
■個別相談……有り

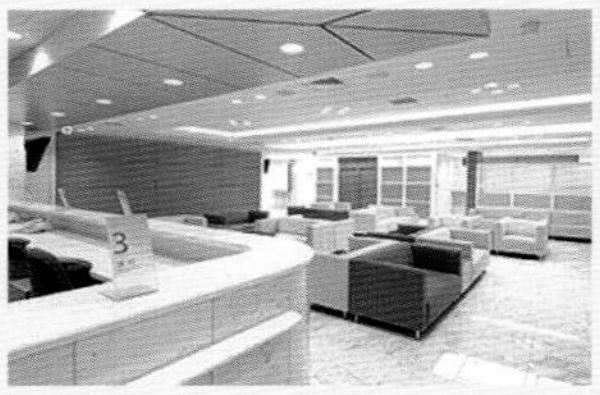

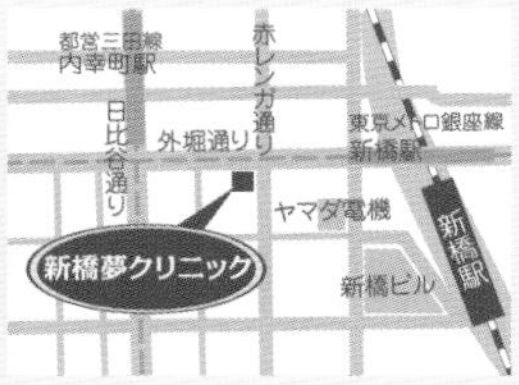

●定期的（月 2 回ほど）に不妊治療/体外受精説明会、妊活検査相談会を行っております。医師はじめ培養士・看護師・検査技師・受付による当院の体外受精方法・方針を専門的な知識を織り込みご説明いたします。

Tokyo　Access JR 山手線、総武線、都営大江戸線 代々木駅 徒歩 5 分　JR 千駄ヶ谷駅 徒歩 5 分　東京メトロ副都心線北参道駅 徒歩 5 分

https://www.haramedical.or.jp/support/briefing

はらメディカルクリニック

東京都渋谷区千駄ヶ谷 5-8-10
TEL: 03-3356-4211

参加予約▶ ホームページの申込みフォームより

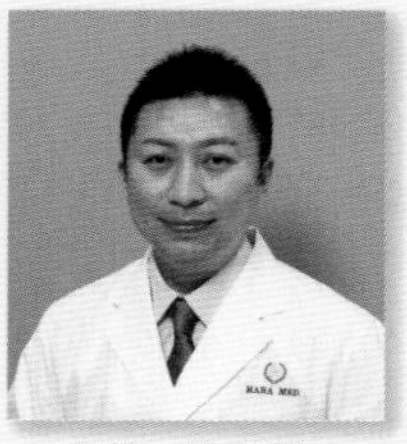

宮﨑　薫 医師

■名称…………体外受精説明会
■日程…………1ヶ月に 1 回
■開催場所……SYD ホール又は動画配信
■予約…………必要
■参加費用……無料
■参加…………他院患者様 OK
■個別相談……有り

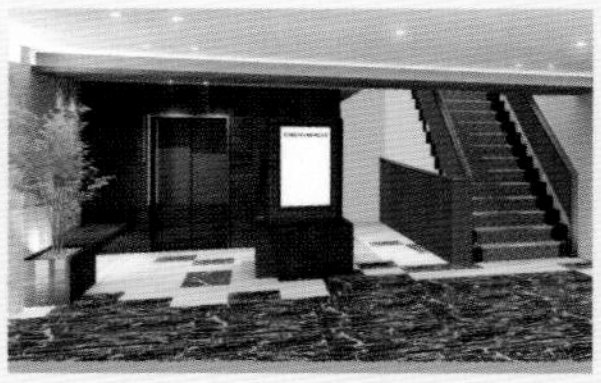

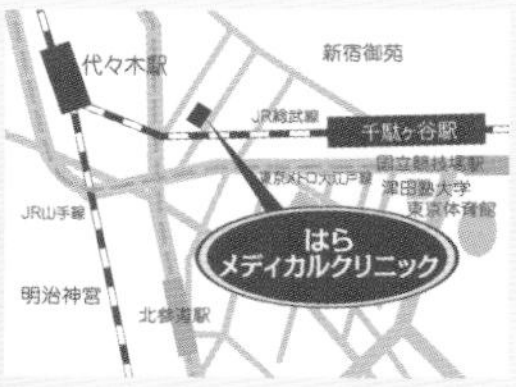

●【説明会·勉強会】はらメディカルクリニックでは、①体外受精説明会/1 カ月に 1 回　②42 歳からの妊活教室/年 2 回　③不妊治療の終活を一緒に考える会/年 2 回　④おしゃべりサロン（患者交流会）/年 2 回　を開催しています。
それぞれの開催日程やお申込は HP をご覧ください。

Tokyo　Access 東急東横線、大井町線「自由が丘駅」徒歩 30 秒

https://www.mine-lc.jp/

峯レディースクリニック

東京都目黒区自由が丘 2-10-4 ミルシェ自由が丘 4F
TEL: 03-5731-8161

お問合せ▶ TEL：03-5731-8161

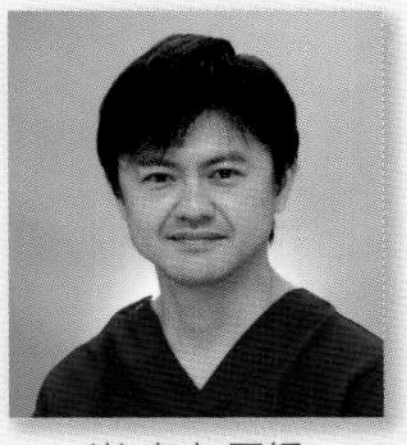

峯 克也 医師

■名称…………体外受精動画説明(web)
■日程…………web 閲覧のため随時
■予約…………不要
■参加費用……無料
■参加…………当院通院中の方
■個別相談……オンラインによる体外受精の個別相談説明も行っております。（有料）

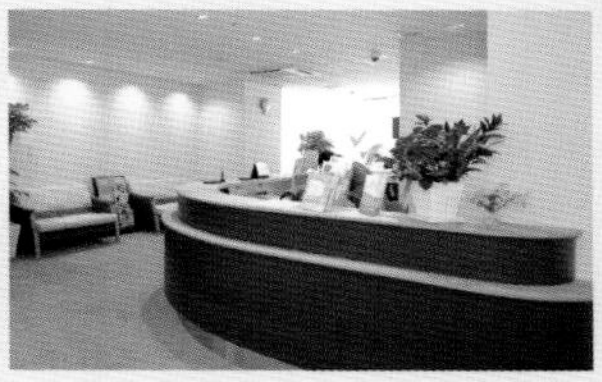

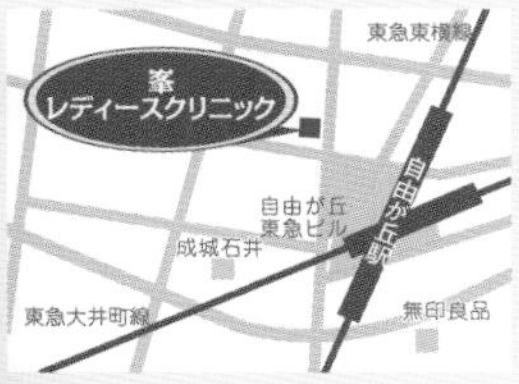

●当院での体外受精の治療方法やスケジュールを分かりやすく動画で説明します。
体外受精をお考えのご夫婦。体外受精について知りたいご夫婦。ぜひ、ご夫婦でご覧ください。
※プライバシーの保護と新型コロナウイルス感染対策のため、動画での説明会を実施しています。ご希望の方は診察時に医師にお申し出ください。資料をお渡しします。

Tokyo　Access 東急田園都市線三軒茶屋駅 徒歩 3 分、東急世田谷線三軒茶屋駅 徒歩 4 分

https://www.sangenjaya-wcl.com

三軒茶屋ウィメンズクリニック

東京都世田谷区太子堂 1 -12-34- 2 F
TEL: 03-5779-7155

参加予約▶ TEL：03-5779-7155

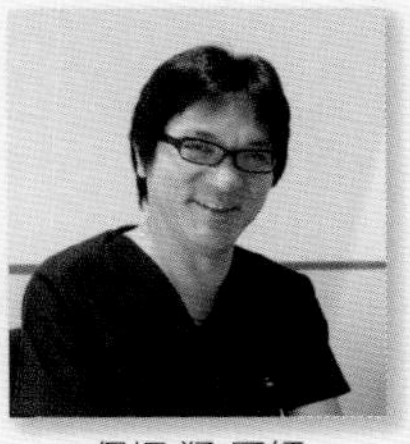

保坂 猛 医師

■名称…………体外受精勉強会
■日程…………毎月開催
■開催場所……クリニック内
■予約…………必要
■参加費用……無料
■参加…………他院患者様 OK
■個別相談……有り

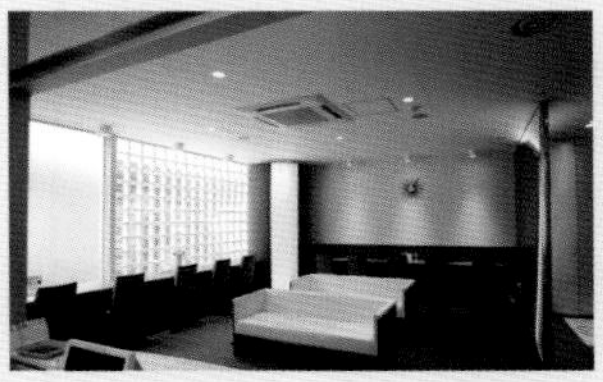

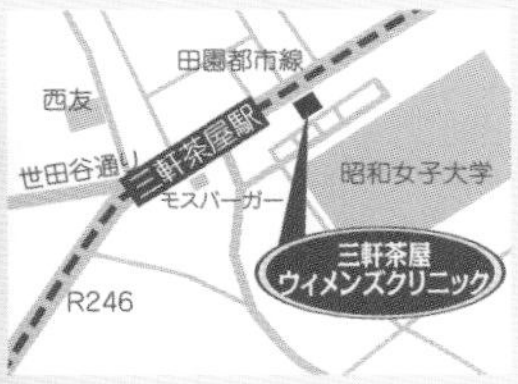

●体外受精説明会をはじめ、胚培養士や不妊症認定看護師による相談会なども実施しております。
また、妊活セミナーも随時実施しておりますので、詳しくはホームページをご覧ください。

Tokyo　Access 新宿駅 地上出口 7 よりすぐ

https://www.sugiyama.or.jp/shinjuku

杉山産婦人科 新宿

東京都新宿区西新宿 1-19-6 山手新宿ビル
TEl: 03-5381-3000

お問合せ▶ メールにてご連絡ください

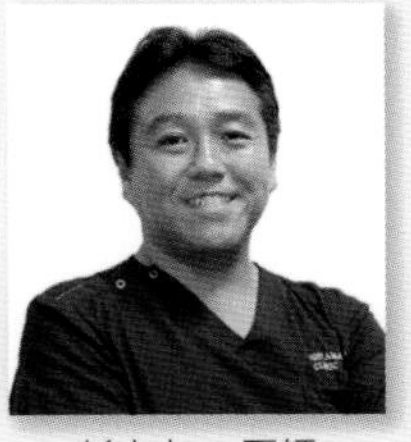

杉山力一 医師

■名称…………体外受精講習会（DVD）
■日程…………随時
■配布場所……杉山産婦人科 新宿受付
■予約…………必要無し
■参加費用……無料
■参加…………他院患者様 OK
■個別相談……無し

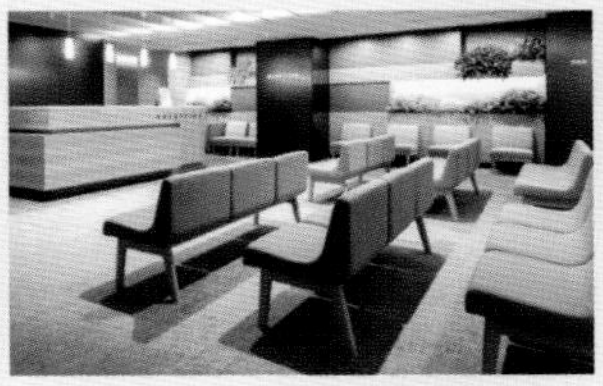

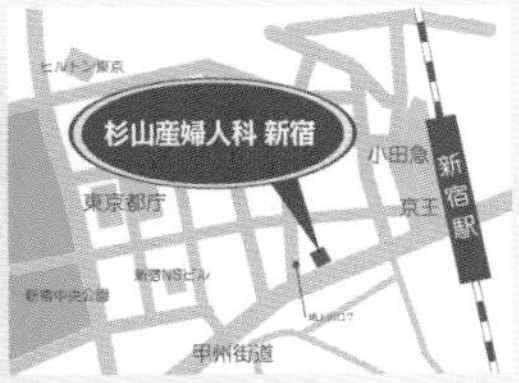

●現在、体外受精講習会は新型コロナウイルス感染予防対策の中止していますが、受付にて DVD をご用意しています。当院以外の患者様でご希望の方には郵送も対応しています。また、この動画は当院 HP よりご視聴いただけます。ご視聴にはパスワードが必要ですので、詳しくは当院 HP「体外受精講習会のご案内」（右上 QR コード参照）をご覧ください。

Tokyo Access 東京メトロ丸ノ内線　西新宿駅２番出口 徒歩３分、都営大江戸線　都庁前駅Ｃ８番出口より徒歩３分、JR 新宿駅西口 徒歩 10 分

https://www.shinjukuart.com/sac_session/

Shinjuku ART Clinic

東京都新宿区西新宿 6-8-1　住友不動産新宿オークタワー 3F
TEl: 03-5324-5577

参加予約▶ ホームページの申込みページより

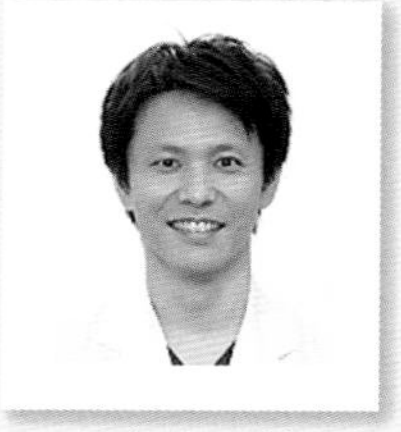

阿部 崇 医師

■名称…………不妊治療 WEB 説明会
■日程…………随時
■予約…………必要(ID・パスが必要です)
■参加費用……無料
■参加…………他院患者様 OK
■個別相談……有り
■オンラインカウンセリング……有り

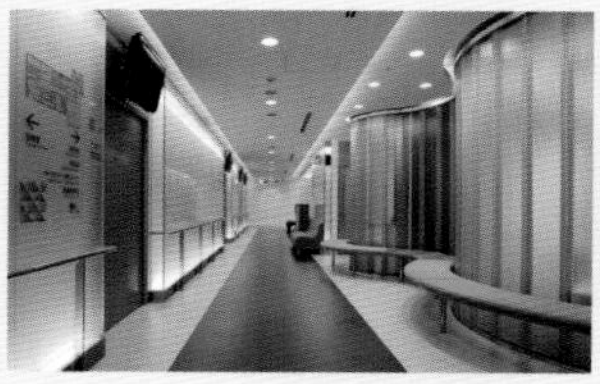

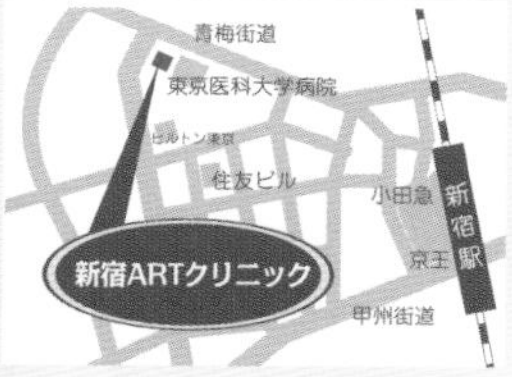

●現在不妊症でお悩みの方、不妊治療をしている方で、これから体外受精を受けようと考えている方々のために説明会をWEB にて開催しています。当院の体外受精を中心とした治療方法・方針をわかりやすくご説明します。ご視聴には、ID・パスワードが必要となります。まずはご希望の旨をメールでお送りください。

Tokyo Access 京王線・京王井の頭線 明大前駅 徒歩５分

https://www.meidaimae-art-clinic.jp

明大前アートクリニック

東京都杉並区和泉 2−7-1　甘酒屋ビル 2F
TEL: 03-3325-1155

参加予約▶ TEL ：03-3325-1155

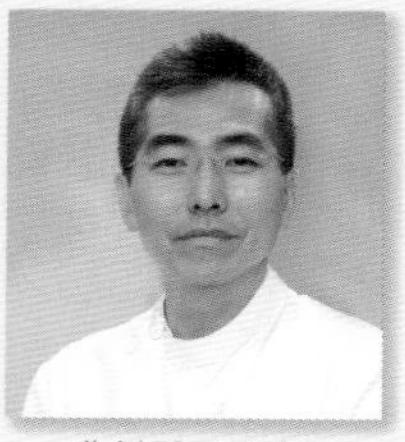

北村誠司 医師

■名称…………体外受精説明会
■日程…………毎月２回
■開催場所……クリニック内
■予約…………必要
■参加費用……無料
■参加…………他院の患者様 OK
■個別相談……有り

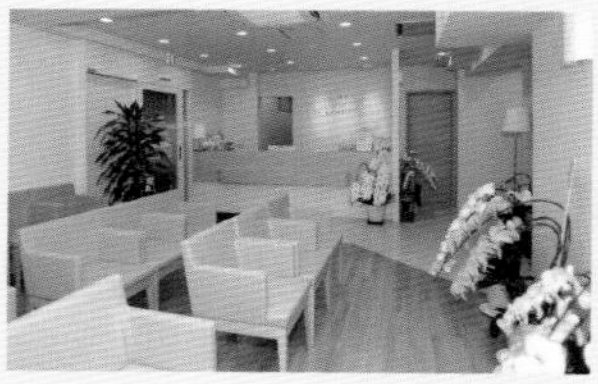

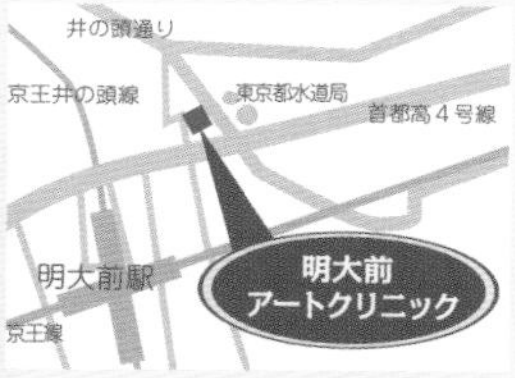

●この説明会は体外受精に対してご理解をいただき、不安や疑問を解消していく目的で行っております。
また、当院で実際行われている体外受精をスライドと動画を用いて詳しく説明しております。

Tokyo Access JR 山手線・東京メトロ丸ノ内線・有楽町線・副都心線・東武東上線・西武池袋線　池袋駅 東口北 徒歩１分

https://www.matsumoto-ladies.com

松本レディース リプロダクションオフィス

東京都豊島区東池袋 1-41-7 池袋東口ビル 7F
TEL:03-6907-2555

参加予約▶ TEL ：03-6907-2555

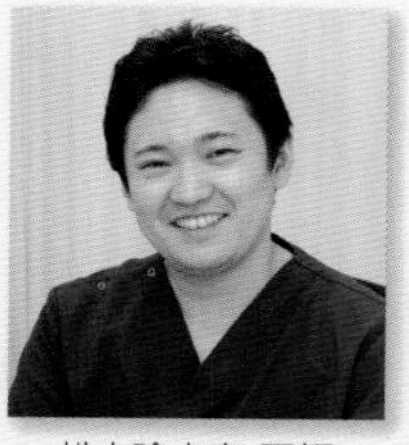

松本玲央奈 医師

■名称…………IVF 教室(体外受精教室)
■日程…………不定期
■開催場所……オンライン教室
■予約…………必要
■参加費用……無料
■参加…………他院患者様 OK
■個別相談……有り

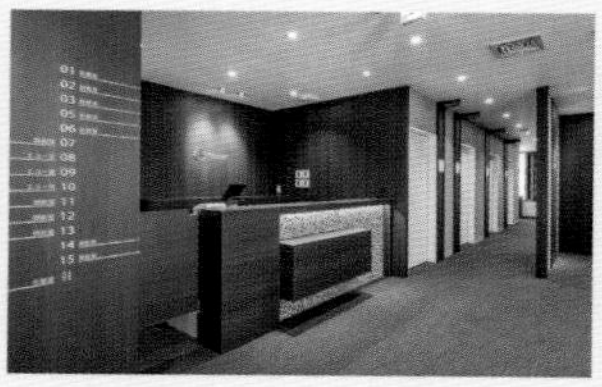

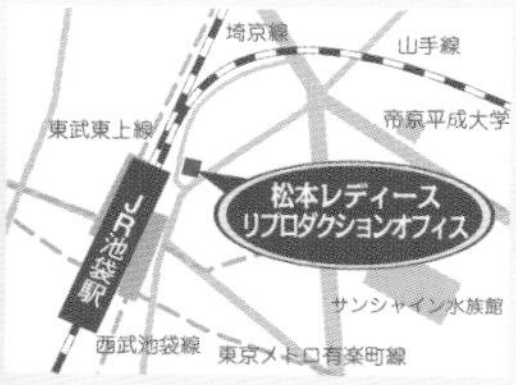

●妊活には興味があるけど、不妊クリニックに受診するべきなのかどうか不安な方、まずは知識を得たい方など、気軽にご連絡ください。最新鋭の機器、日本トップレベルのドクターがそろっています。
日程･場所に関すること、また、オンライン教室など、当院のホームページをご確認ください。

Kanagawa　Access みなとみらい線みなとみらい駅 4番出口すぐ

https://www.mm-yumeclinic.com/infertility/session/

みなとみらい夢クリニック

神奈川県横浜市西区みなとみらい3-6-3 MMパークビル2F・3F(受付)
TEL: 045-228-3131

参加予約▶ ホームページの申込みフォームより

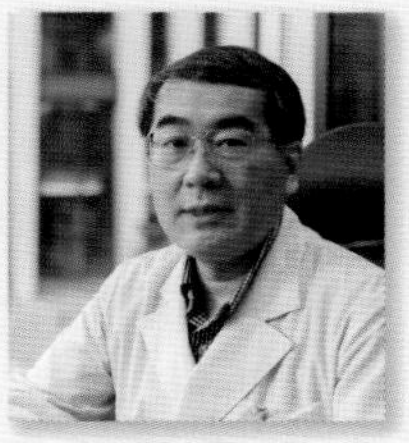
貝嶋弘恒 医師

■名称…………患者様説明会
■日程…………毎月定期開催
■開催場所……MM パークビルもしくは WEB
■予約…………必要
■参加費用……無料
■参加…………他院患者様 OK
■個別相談……有り

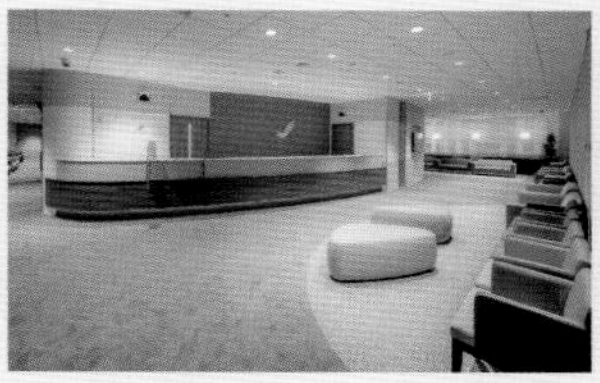

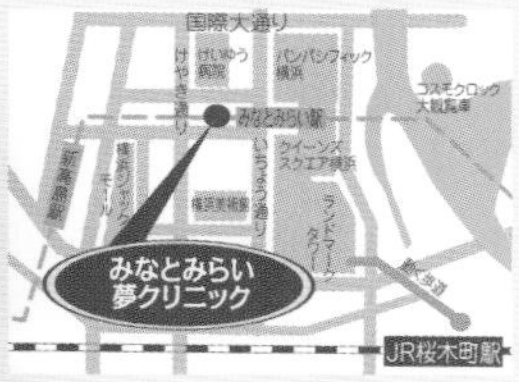

●一般の方（現在不妊症でお悩みの方、不妊治療中の方）向け説明会を開催しております。当院の体外受精を中心とした治療方法・方針をスライドやアニメーションを使ってわかりやすく説明し、終了後は個別に質問にもお答えしております。
詳細はホームページでご確認下さい。

Kanagawa　Access JR 東海道線・横浜線東神奈川駅 徒歩５分、東急東横線東白楽駅 徒歩７分、京急本線京急東神奈川駅 徒歩８分

http://www.klc.jp

神奈川レディースクリニック

神奈川県横浜市神奈川区西神奈川1-11-5 ARTVISTA 横浜ビル
TEL: 045-290-8666

参加予約▶ TEL：045-290-8666

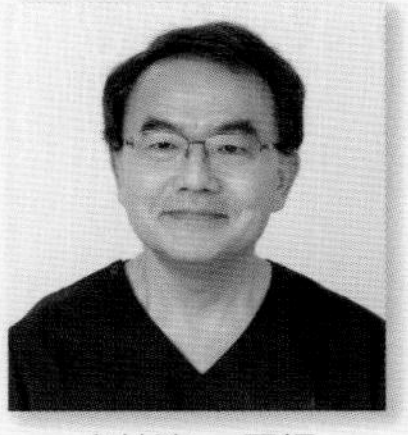
小林淳一 医師

■名称…………不妊・不育学級
■日程…………毎月第1日曜14:00～15:00
■開催場所……当院 6F 待合室
■予約…………必要
■参加費用……無料
■参加…………他院患者様 OK
■個別相談……有り

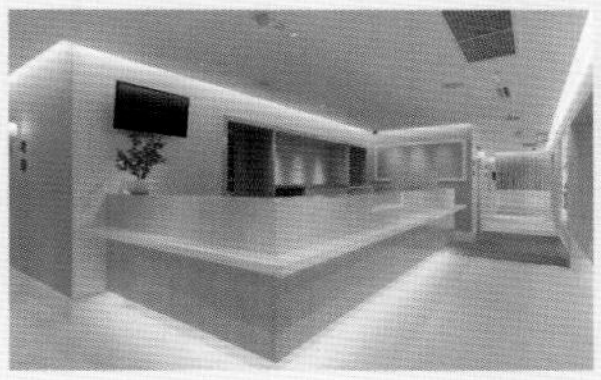

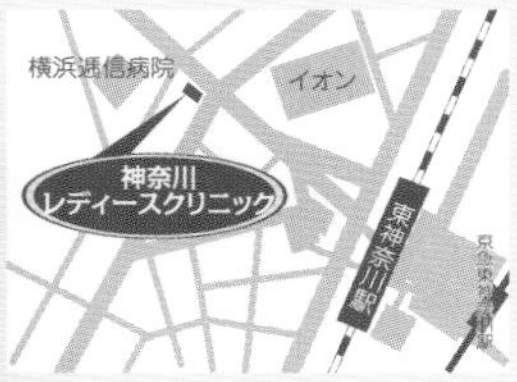

●「不妊／不育症とは」「検査／治療の進め方」「当クリニックの治療」について直接院長が説明します。不妊治療をこれから始めたいと考えている方、治療を始めてまだ間もない方などお気軽にご参加ください。体外受精のお話もあります。
現在、不妊学級は新型コロナ感染防止のため、開催を中止しています。

Kanagawa　Access JR 関内駅北口 徒歩５分、横浜市営地下鉄関内駅９番出口 徒歩２分、みなとみらい線馬車道駅 徒歩２分

https://www.bashamichi-lc.com

馬車道レディスクリニック

神奈川県横浜市中区相生町 4-65-3 馬車道メディカルスクエア 5F
TEL: 045-228-1680

参加予約▶ TEL：045-228-1680

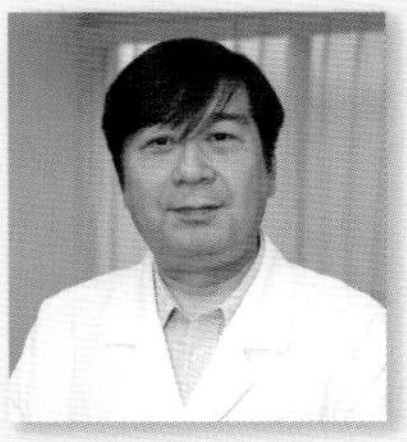
池永秀幸 医師

■名称…………不妊学級
■日程…………毎月第４土曜日
■開催場所……当院４F 待合室
■予約…………必要
■参加費用……無料
■参加…………他院患者様 OK
■個別相談……有り

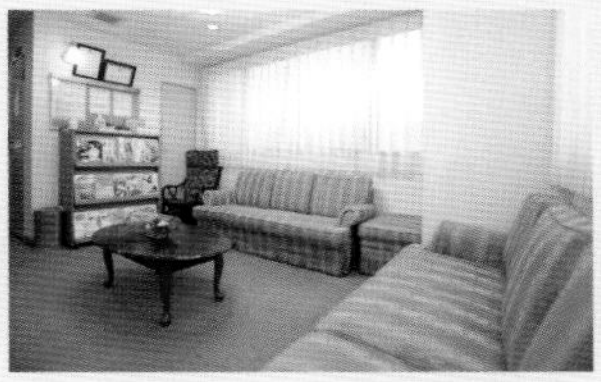

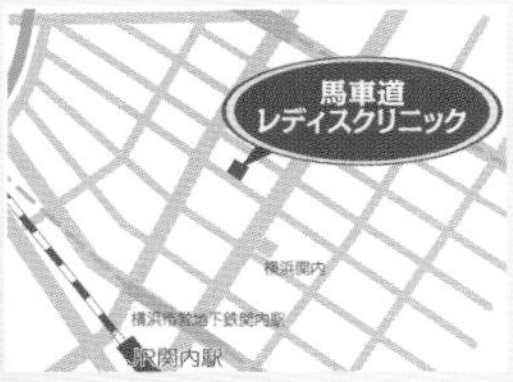

●当院では初診時に面接をし、個々の意向をお伺いした上で治療を進めています。ART 希望の方にはご夫婦で「不妊学級」に参加していただき、院長から直接、実際当院で行っている ART の流れや方法・院長の考えなどを聞いていただいています。
詳しい話やご相談希望がある方は、院長の「個別相談」または看護師・培養士・カウンセラーによる「面接」の時間を設けています。

Kanagawa　Access JR 根岸線・横浜市営地下鉄ブルーライン 桜木町駅 北口より徒歩３分

https://medicalpark-yokohama.com

メディカルパーク横浜

神奈川県横浜市中区桜木町 1-1-8 日石横浜ビル 4F
TEL: 045-232-4741

視聴▶ 当院 YouTube チャンネルより

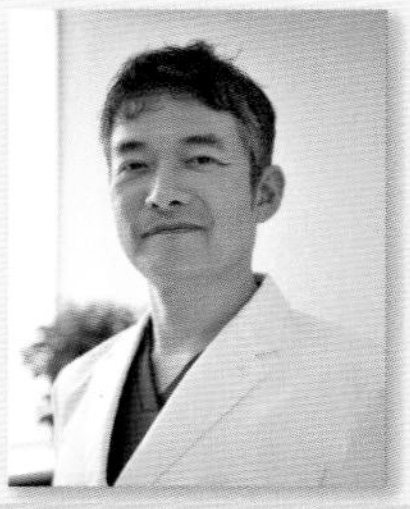

■名称…………体外受精説明会（動画）
■日程…………随時
■閲覧場所……コロナウィルスの影響の為、現在 YouTube にて配信中
■予約…………YouTube の視聴は予約不要
■参加費用……無料
■参加…………他院の患者様 OK
■個別相談……YouTube 視聴の場合はなし

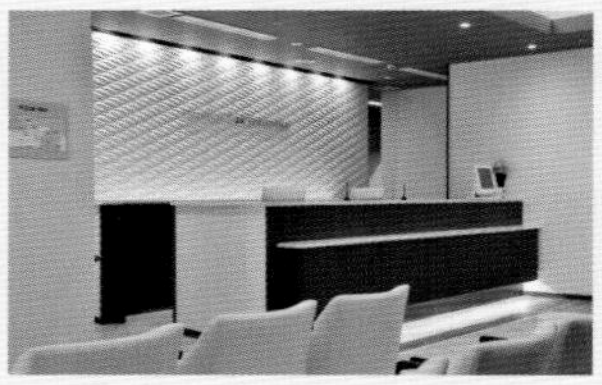

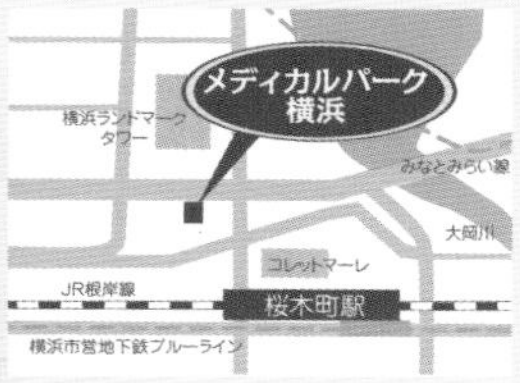

●当院では体外受精・胚移植法についての理解を深めていただくことを目的として不妊治療についての説明会を YouTube にて配信しております。説明会では、治療の実際、成功率、副作用、スケジュールや費用、助成金などについてスライドを使って具体的にわかりやすく説明しております。「メディカルパーク横浜」で検索。(右上の QR コードからもご覧いただけます)

Osaka　Access 地下鉄堺筋線・京阪本線「北浜駅」タワー直結/南改札口４番出口

https://www.lc-kitahama.jp

レディースクリニック北浜

大阪府大阪市中央区高麗橋 1-7-3 ザ・北浜プラザ３Ｆ
TEL: 06-6202-8739

参加予約▶ TEL：06-6202-8739

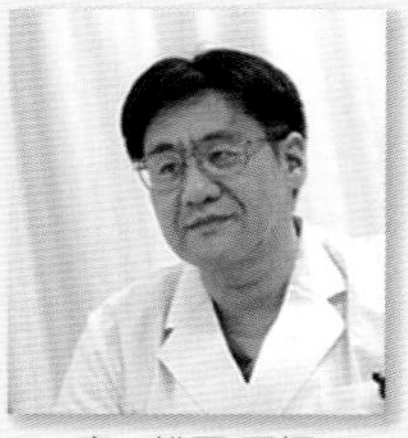

奥　裕嗣 医師

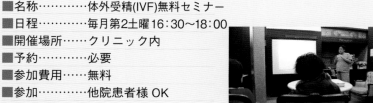

■名称…………体外受精(IVF)無料セミナー
■日程…………毎月第2土曜 16:30～18:00
■開催場所……クリニック内
■予約…………必要
■参加費用……無料
■参加…………他院患者様 OK
■個別相談……有り

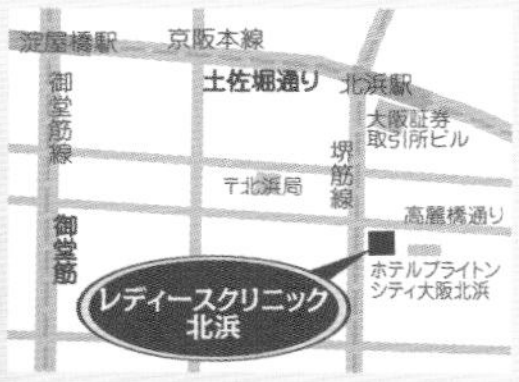

●毎月第２土曜日に体外受精教室を開き、医師はじめ胚培養士、看護師による当院の治療説明を行っています。会場は院内で、参加は予約制です。他院に通院中の方で体外受精へのステップアップを考えられている患者さんの参加も歓迎しています。ぜひ、テーラーメイドでフレンドリーな体外受精の説明をお聞きになって、基本的なことを知っていってください。

Osaka　Access 大阪メトロ 四つ橋線玉出駅　徒歩０分、 南海本線岸里玉出駅 徒歩10分

https://www.oakclinic-group.com

オーク住吉産婦人科

大阪府大阪市西成区玉出西２-７-９
TEL: 0120-009-345

視聴▶ https://www.oakclinic-group.com/on-doga/

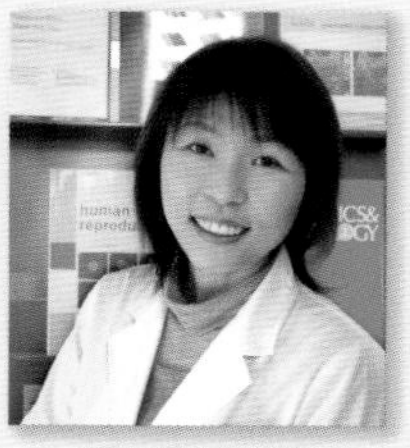

田口早桐 医師

■名称…………オーク会説明動画
■日程…………随時
■閲覧場所……HP 内オンライン動画にて
■予約…………なし
■参加費用……無料
■参加…………他院患者様 OK
■個別相談……なし

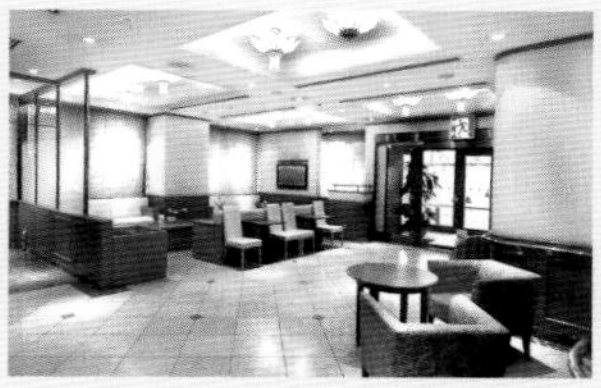

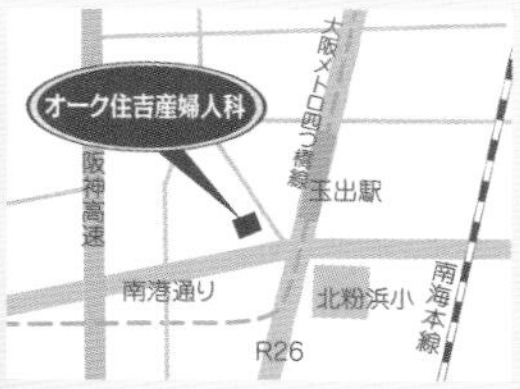

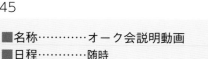

●新型コロナウイルス感染拡大予防のため、オンライン上で説明動画を配信しています。胚培養士による体外受精の説明や、胚の培養の特殊技術、体外成熟培養(IVM)や精巣内精子採取術(TESE)の解説など、詳しい情報をお伝えしています。
オンライン診療にも力を入れています。(右上の QR コードからもご覧いただけます)

Hyogo　Access 地下鉄海岸線旧居留地・大丸前駅 徒歩１分、JR 神戸線・阪神本線 元町駅 徒歩３分、JR 神戸線三宮駅 徒歩８分

https://www.yumeclinic.or.jp

神戸元町夢クリニック

兵庫県神戸市中央区明石町４４ 神戸御幸ビル３F
TEL:078-325-2121

視聴▶ 当院 YouTube チャンネルより

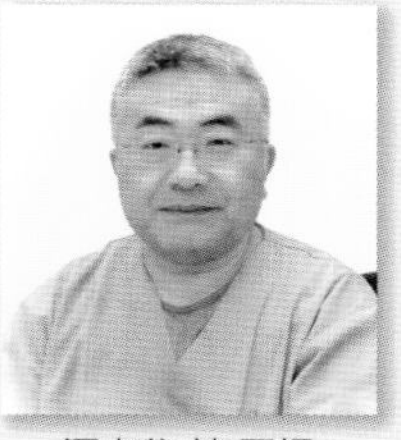

河内谷 敏 医師

■名称…………体外受精説明会(動画)
■日程…………随時
■閲覧場所……当院 YouTube チャンネルより
■予約…………不要
■参加費用……無料
■参加…………他院患者様 OK
■個別相談……動画閲覧の場合はなし

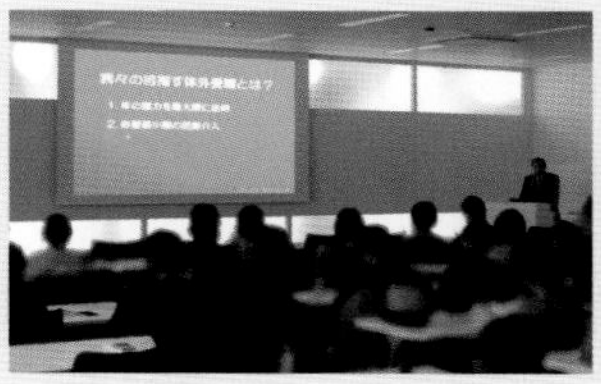

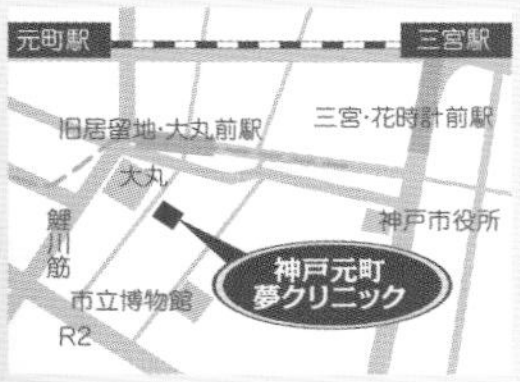

●新型コロナウイルス感染症（COVID-19)の影響を考慮し、当面の間説明会は中止しております。代わりに、当院の説明会でお話しする内容を動画形式にし、当院 YouTube チャンネルでご覧いただけます。当院ホームページ説明会のページにリンクがございますので、そちらからご覧ください。(右上の QR コードからもご覧いただけます)

Hyogo　Access JR・山陽電車姫路駅 徒歩６分

https://www.koba-ladies.jp

Koba レディースクリニック

兵庫県姫路市北条口 2-18 宮本ビル１F
TEL: 079-223-4924

参加予約▶ TEL ：079-223-4924

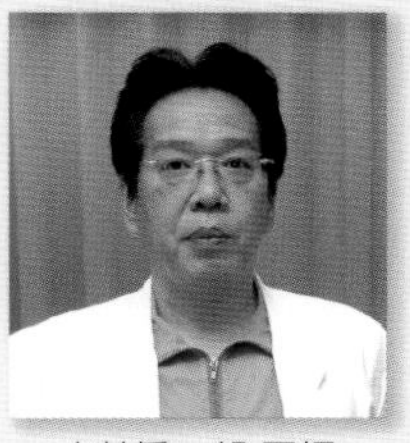

小林眞一郎 医師

■名称…………体外受精セミナー
■日程…………原則第３土曜 14：00〜15：40
■開催場所……宮本ビル７F
■予約…………必要
■参加費用……無料
■参加…………他院患者様 OK
■個別相談……有り

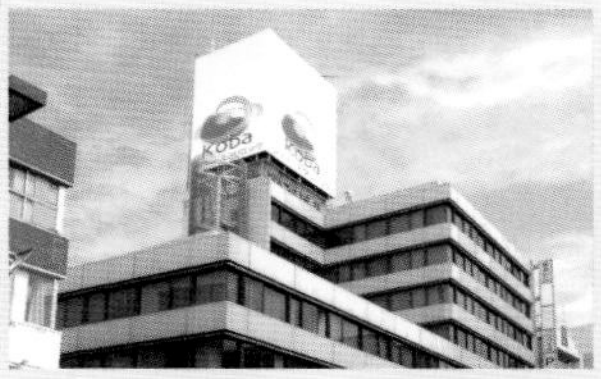

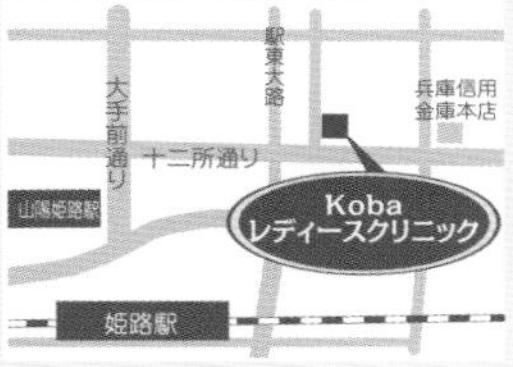

●体外受精（顕微授精）の認識度を UP すること。そして正しい情報を伝えること。一般の患者さんへ　ご主人は、はっきり言って体外受精というものを正しく把握されていませんので、歴史的な流れ、システム、料金、自治体のサポート、合併症などすべてお話しています。

Kagoshima　Access 鹿児島 IC より 車で７分、鹿児島中央駅より鹿児島交通又は鹿児島市営バス「天神南」バス停下車 徒歩５分

https://tokunaga-lc.jp

徳永産婦人科

鹿児島県鹿児島市田上 2-27-17
TEL: 099-202-0007

参加予約▶ TEL ：099-202-0007

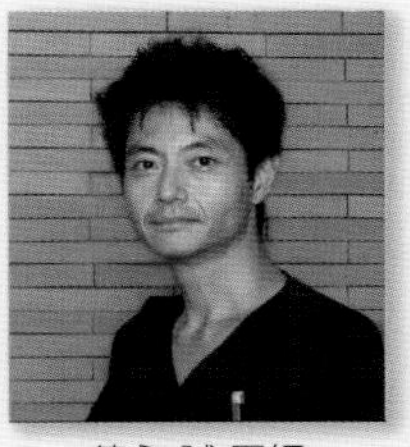

徳永 誠 医師

■名称…………体外受精説明会
■日程…………個別で行っております
■開催場所……クリニック内
■予約…………必要
■参加費用……2,000 円
■参加…………他院患者様 OK
■個別相談……有り

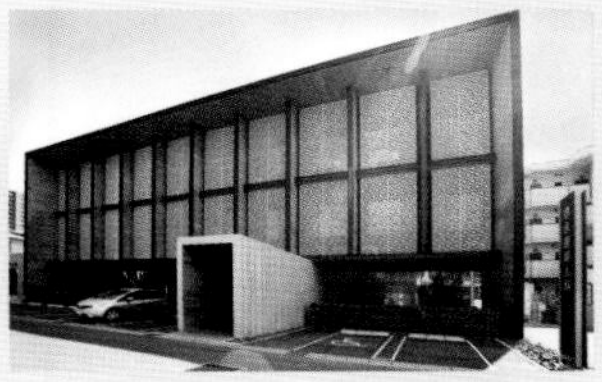

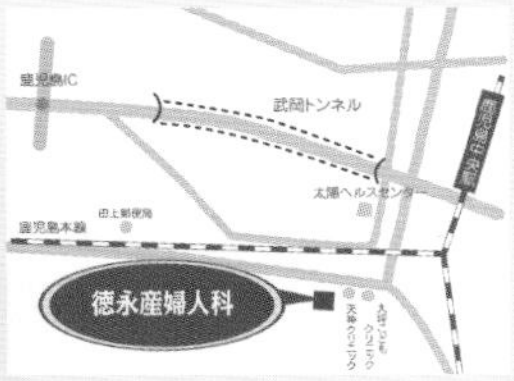

●医師、看護師、胚培養士により、当院の治療方法などについて詳しく説明をさせて頂きます。
また、最後に皆様からの質問もお受けしています。

赤ちゃんがほしい！ ママ&パパになりたい！

見つけよう！
私たちにあった クリニック

なかなか妊娠しないなぁ。どうしてだろう？

心配になってクリニックへ相談へ行こうと思っても、「たくさんあるクリニックから、どう選べばいいの？」と悩むこともあるかもしれませんね。

ここでは、クリニックからのメッセージと合わせて基本的な情報を紹介しています。

お住いの近く、職場の近く、ちょっと遠いけど気になるクリニックが見つかったら、ぜひ、問い合わせてみてください。

（P.93 の全国の不妊治療病院＆クリニックも、ぜひご活用ください）

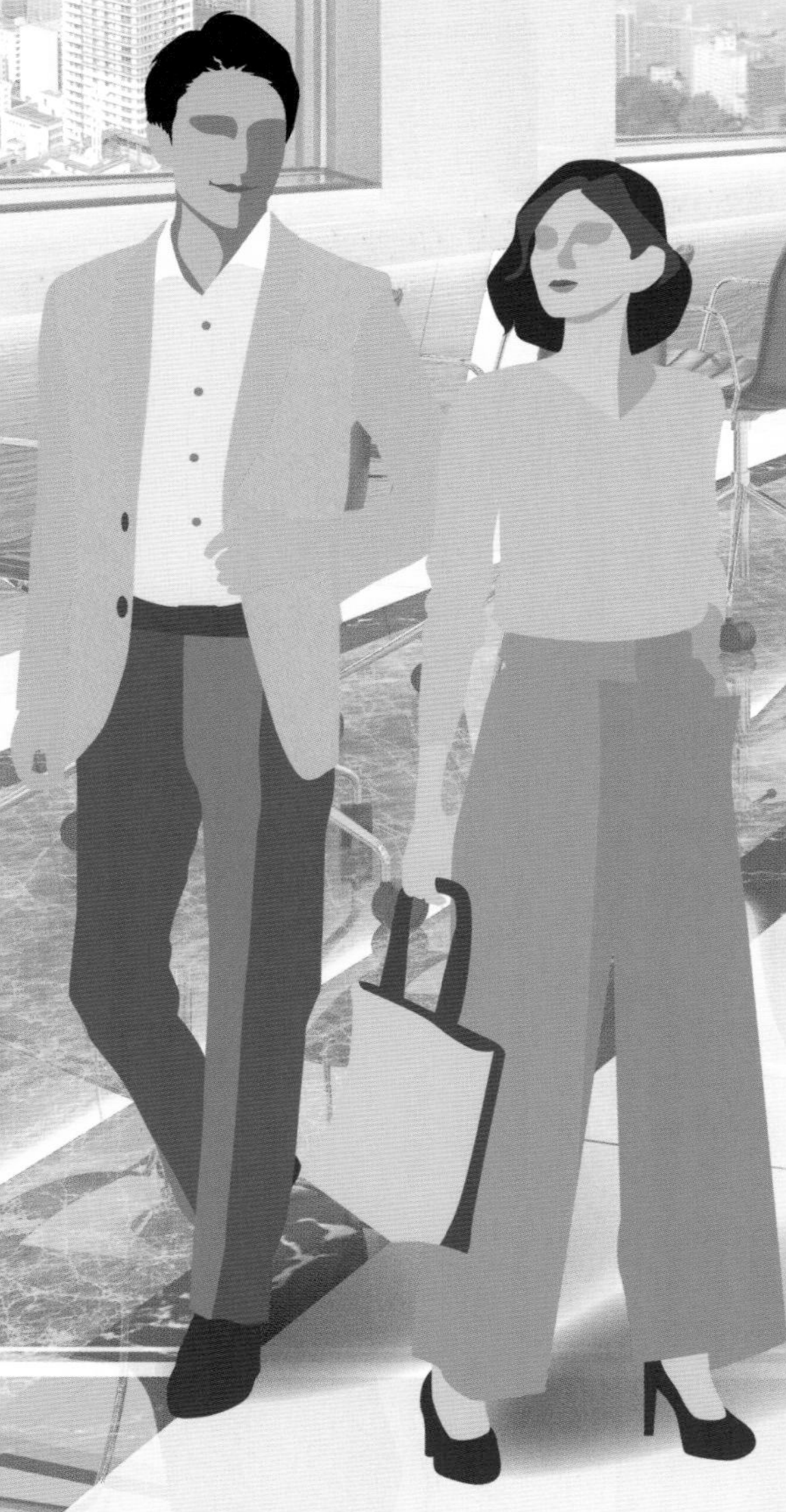

今回紹介のクリニック

- 中野レディースクリニック……………… 千葉県
- オーク銀座レディースクリニック……… 東京都
- 木場公園クリニック・分院 …………… 東京都
- 小川クリニック ………………………… 東京都
- 菊名西口医院…………………………… 神奈川県
- 神奈川レディースクリニック………… 神奈川県
- 佐久平エンゼルクリニック…………… 長野県
- 田村秀子婦人科医院…………………… 京都府
- オーク住吉産婦人科 ………………… 大阪府
- オーク梅田レディースクリニック……… 大阪府
- つばきウイメンズクリニック………… 愛媛県

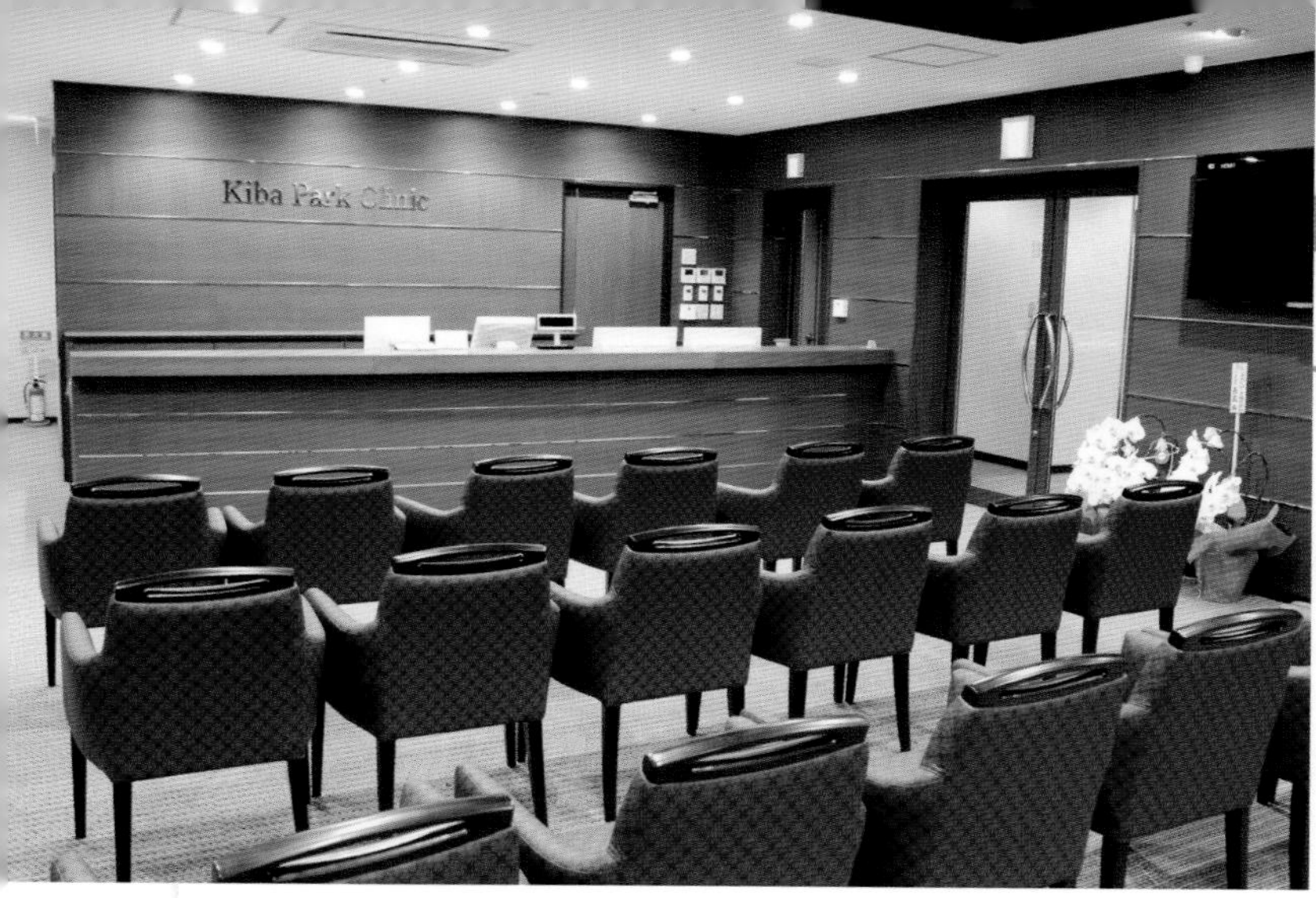

一般不妊症・体外受精・顕微授精・不育症　東京都・江東区

木場公園クリニック・分院

TEL. 03-5245-4122　URL. http://www.kiba-park.jp

世界トップレベルの医療を提供しています

不妊症の治療は時間を要することもあり、治療方針や将来に不安を抱く方も少なくありません。

そこで私たちクリニックでは、心のケアを大事に考え、心理カウンセラーや臨床遺伝専門医が患者さまの心の悩みをバックアップしています。

医療面では、一般不妊治療から生殖補助医療（体外受精、顕微授精）まで、生殖医療専門医による大学レベルの高品位な技術を提供し、世界トップレベルの医療と欧米スタイルでご夫婦の立場に立った、心の通った女性・男性不妊症の診察・検査・治療を行っておりますので、どうぞご夫婦でご相談にいらしてください。

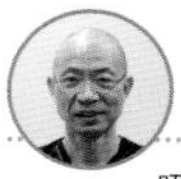

Profile. 吉田 淳 理事長

昭和61年愛媛大学医学部卒業。同年5月より東京警察病院産婦人科に勤務。平成3年より池下チャイルドレディースクリニックに勤務。平成4年日本産婦人科学会専門医を取得。その後、女性不妊症・男性不妊症の診療・治療・研究を行う。平成9年日本不妊学会賞受賞。平成11年1月木場公園クリニックを開業。「不妊症はカップルの問題」と提唱し、日本で数少ない女性不妊症・男性不妊症の両方を診察・治療できるリプロダクション専門医である。

○ 診療時間 (8:30～12:00、13:30～16:30)

	月	火	水	木	金	土	日
午前	○	○	○	○	○	○※	―
午後	○	●	○	●	○	○※	―

● 6Fのみ火曜日と木曜日の午後13:30～18:00
※ 土曜日 午前9:00～14:00、午後14:30～16:00
祝日の午前は8:30～13:00

東京都江東区木場 2-17-13 亀井ビル2F・3F・5～7F
○東京メトロ東西線木場駅 3番出口より徒歩2分

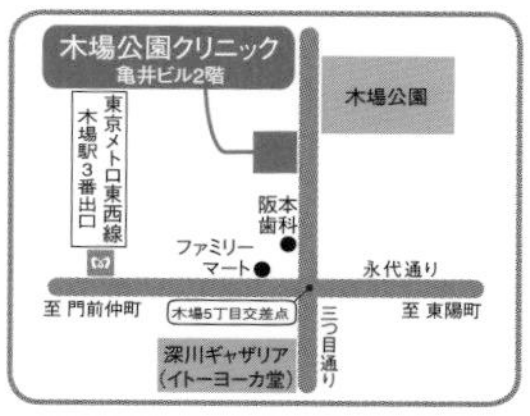

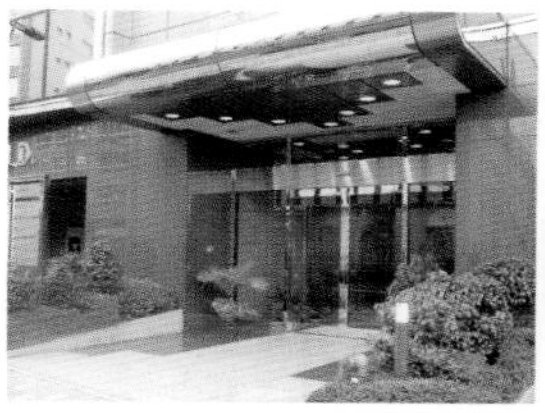

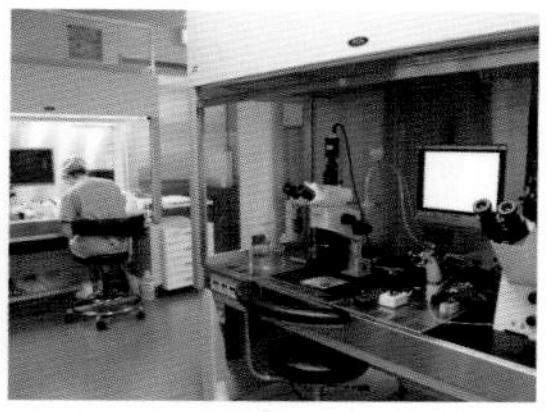

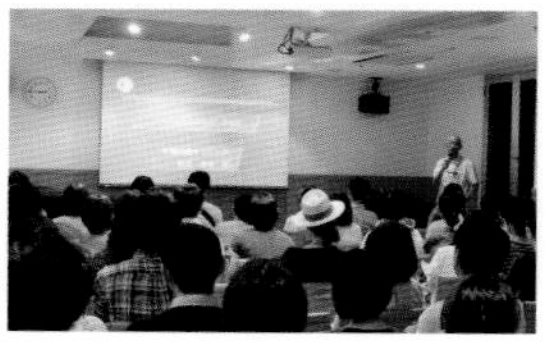

「不妊症はカップルの病気」

木場公園クリニック・分院は、カップルで受診しやすいクリニックを目指して、設計・運営しています。エントランスの雰囲気はごくシンプルで、男性だけでも入りやすいです。カップルで診察を待つ人が多いので、待合室に男性がいてもなんの違和感もありません。また、多目的ホールではセミナーなどを行っています。

●人工授精 ●体外受精 ●顕微授精 ●凍結保存 ●男性不妊 ●漢方 ●カウンセリング ●運動指導 ●女医 ●鍼灸 ●レーザー

体外受精・顕微授精・不妊症　東京都・中央区

オーク銀座レディースクリニック

TEL. 0120-009-345　URL. https://www.oakclinic-group.com/

お子様を迎えるという目標に向かって、高度生殖補助医療による治療を提供しています。

患者様のお話をうかがい、お一人ひとりに合わせた治療プランをご提案します。男性不妊にも対応しており、ご夫婦で受診していただくことも可能です。また、週に3日は大阪の本院（オーク住吉産婦人科）から経験豊富な専門医が来院し、診療にあたっています。

体外受精周期の注射には365日対応しており、病院ではなく、患者様本位のスケジュールで治療を進めていただけます。

学会認定の胚培養士が在籍する国際水準の培養ラボラトリーを備え、院内の基準をクリアした胚培養士が、患者様に採卵した卵子や受精後の胚の状態をご説明しています。

患者様が一日も早く赤ちゃんを迎えられるよう、経験と技術に裏打ちされた治療でサポートして参ります。

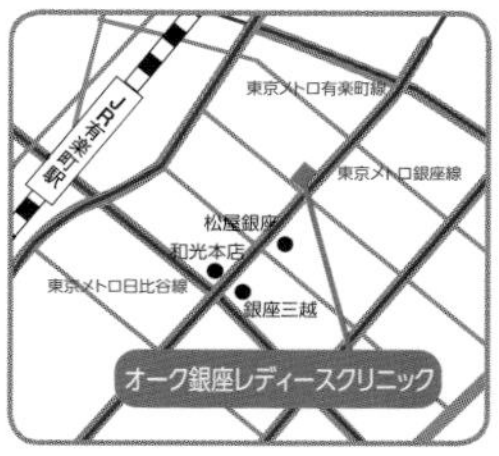

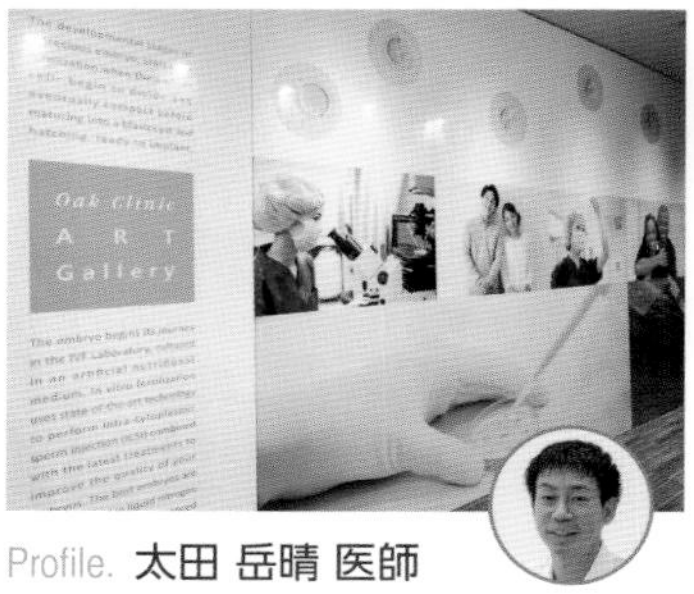

Profile. 太田 岳晴 医師

福岡大学医学部卒業。
福岡大学病院、飯塚病院、福岡徳洲会病院を経て、オーク銀座レディースクリニック院長。

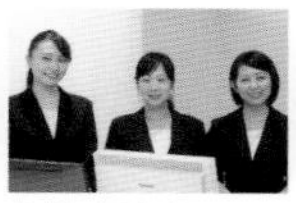

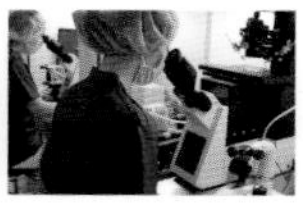

○ 診療時間

	月	火	水	木	金	土	日
午前	○	○	○	○	○	○	△
午後	○	○	○	○	○	○※	―
夜間	○	○	○	○	○	―	―

午前 9:00～13:00、午後 14:00～16:30
※土曜午後14:00～16:00、夜間 17:00～19:00
△日・祝日は 9:00～15:00

東京都中央区銀座 2-6-12　Okura House 7F
○ JR 山手線・京浜東北線有楽町駅 徒歩5分、東京メトロ銀座駅 徒歩3分、東京メトロ有楽町線 銀座1丁目駅 徒歩2分

●人工授精 ●体外受精 ●顕微授精 ●凍結保存 ●男性不妊
●漢方 ●カウンセリング ●女医

不妊症・婦人科一般・更年期障害・その他　千葉県・柏市

中野レディースクリニック

TEL. 04-7162-0345　URL. http://www.nakano-lc.com

エビデンスに基づいた、イージーオーダーの不妊治療

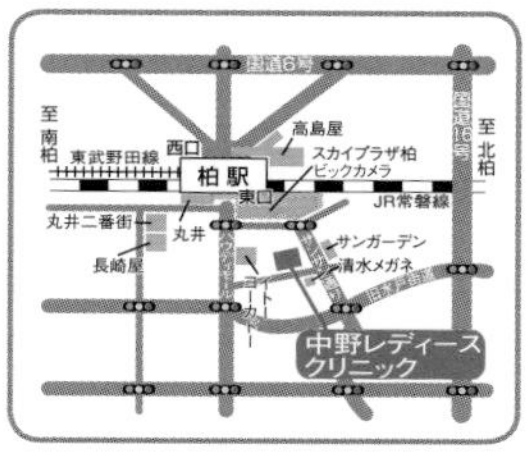

患者様お一人おひとりに治療効果が高いレベルで実現できるよう、エビデンス（症状に対して効果があることがわかっている治療法）に基づいた治療を行っています。そして、最終的に一人でも多くの方が妊娠できるよう、それぞれの方に合った細やかな対応ができるようイージーオーダーの不妊治療をご提供しております。

不妊治療は、加齢とともに条件が悪くなりますから、みなさま、早めに私たちクリニックをお訪ねください。

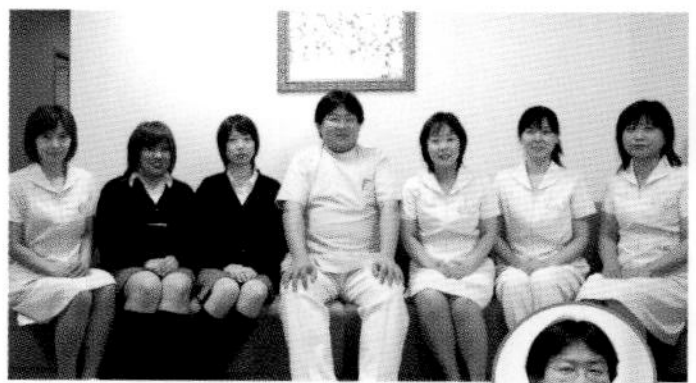

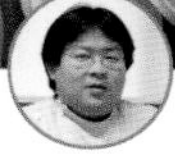

Profile. 中野 英之 院長

平成4年 東邦大学医学部卒業、平成8年 東邦大学大学院修了。この間、東邦大学での初めての顕微授精に成功。平成9年 東京警察病院産婦人科に出向。吊り上げ式腹腔鏡の手技を習得、実践する。
平成13年 宗産婦人科病院副院長。平成17年 中野レディースクリニックを開設。医学博士。
日本生殖医学会認定生殖医療専門医。

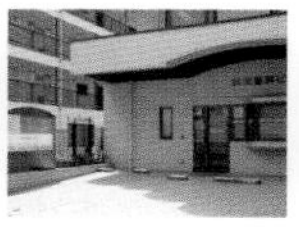

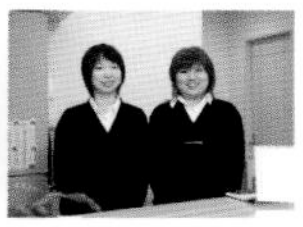

○ 診療時間 (9:00～12:30、15:00～19:00)

	月	火	水	木	金	土	日
午前	○	○	○	○	○	○	―
午後	○	○	○	○	○	―	―
夜間	○	―	○	―	○	―	―

午後 15:00～17:00、夜間 17:00～19:00
※土曜午後、日・祝日は休診。
※初診の方は、診療終了1時間前までにご来院下さい。

千葉県柏市柏 2-10-11-1F
○ JR 常磐線柏駅東口より徒歩3分

●人工授精 ●体外受精 ●顕微授精 ●凍結保存
●男性不妊 ●カウンセリング

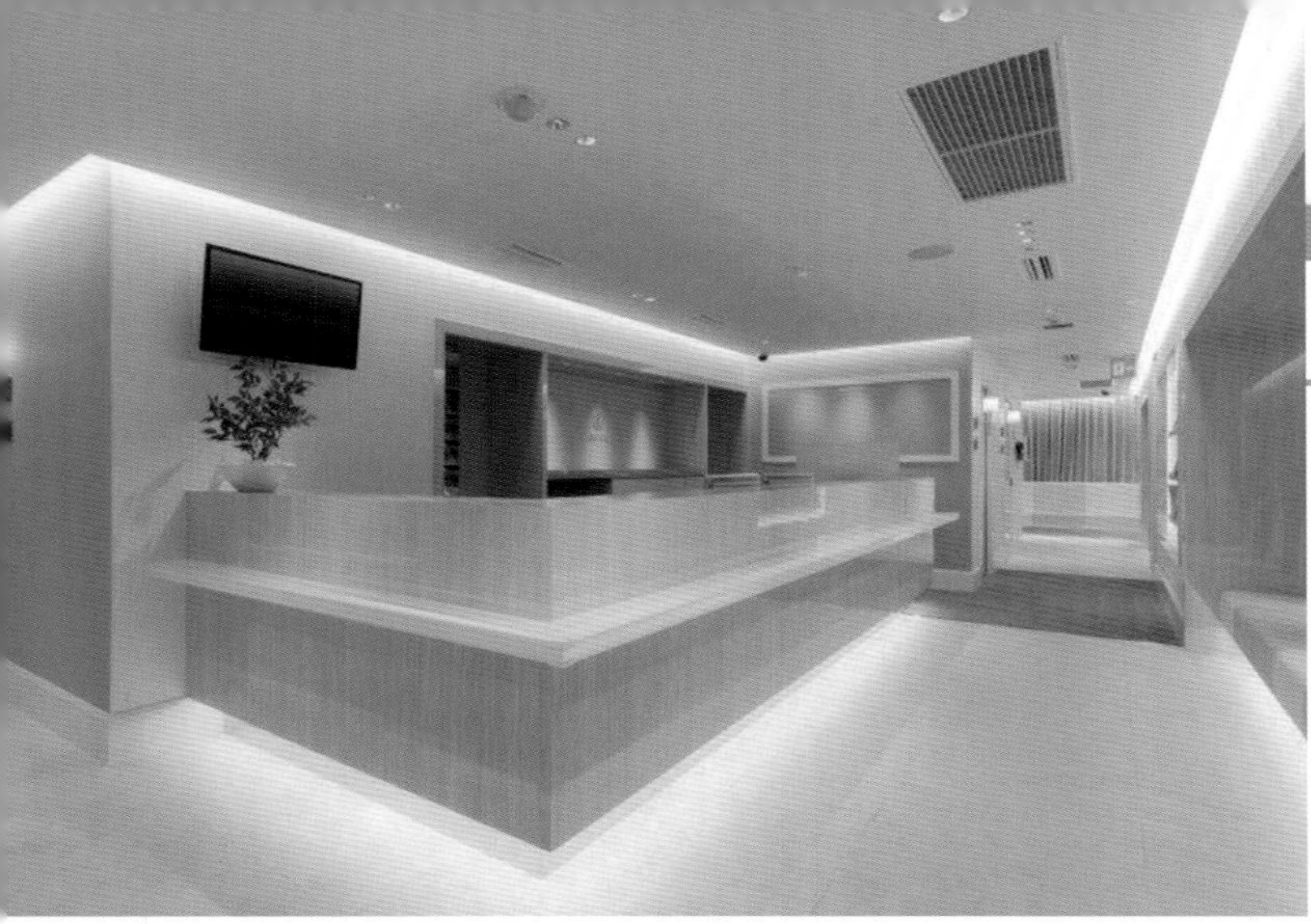

不妊不育 IVF センター・婦人科一般　　神奈川県・横浜市

神奈川レディースクリニック

TEL. 045-290-8666　URL. http://www.klc.jp

患者様お一人おひとりのお気持ちを大切に納得のいく治療を進めていきます

不妊・不育の治療をされている患者様の身近な存在として、気軽に活用できるクリニックでありたいというのが、私たちクリニックのモットーです。

不妊治療は、患者様の体調や気持ちにいかに寄り添うかが大切です。治療へのストレスや不安を少しでもとり除いて治療に臨んでいただくため、多くの相談窓口を設けておりますので、どうぞお気軽にご相談下さい。

不妊・不育症の原因は様々あり、複雑です。

患者様のお気持ちを大切に医師・培養士・看護師がチームとなって治療を進めてまいります。

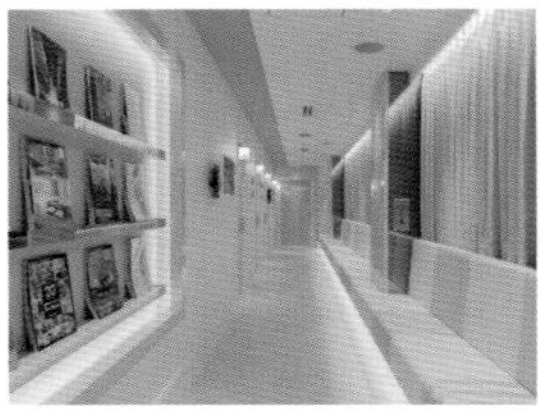

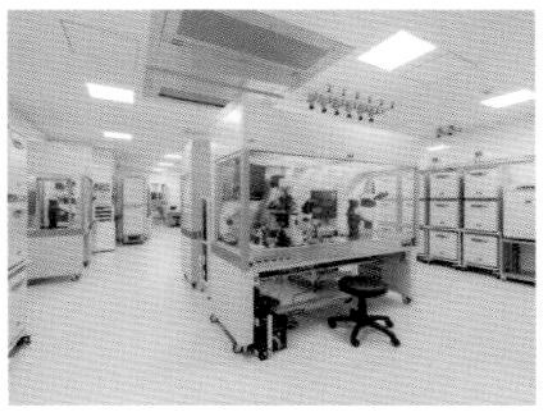

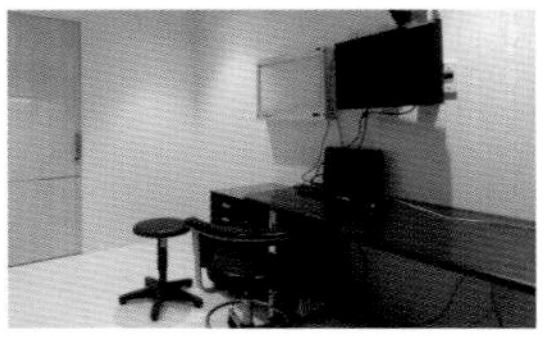

緊急時や入院の必要な方は、近隣の医療機関と提携し、24 時間対応にて診療を行っております。また、携帯電話から診察の順番がわかる、受付順番表示システムを導入しております。

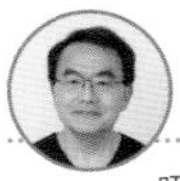

Profile. 小林 淳一 院長

昭和 56 年慶應義塾大学医学部卒業。慶應義塾大学病院にて習慣流産で学位取得。昭和 62 年済生会神奈川県病院にて、IVF・不育症を専門に外来を行う。平成 9 年新横浜母と子の病院にて、不妊不育 IVF センターを設立。平成 15 年 6 月神奈川レディースクリニックを設立し、同センターを移動する。医学博士。日本産科婦人科学会専門医。母体保護法指定医。日本生殖医学会、日本受精着床 学会、日本卵子学会会員。

○ 診療時間 (8:30～12:30、14:00～19:00)

	月	火	水	木	金	土	日
午前	○	○	○	●	○	△	△
午後	○	○	○※	●	○	―	―

△土･日(第2･第4)･祝日の午前は8:30～12:00､午後休診
※水曜午後は14:00～19:30
●木曜､第1･第3･第5日曜の午前は予約制

神奈川県横浜市神奈川区西神奈川1-11-5 ARTVISTA 横浜ビル

○ JR 東神奈川駅より徒歩5分､京急東神奈川駅より徒歩8分､東急東白楽駅より徒歩7分

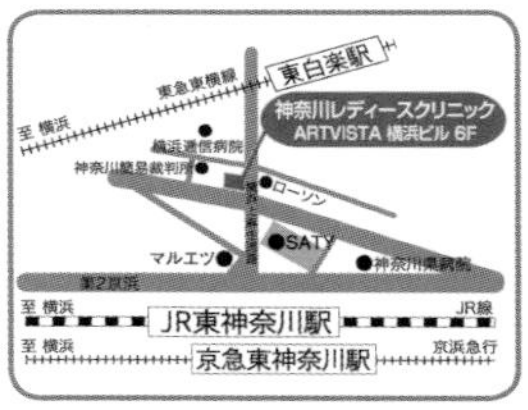

●人工授精 ●体外受精 ●顕微授精 ●凍結保存 ●男性不妊 ●漢方 ●カウンセリング ●食事指導

不妊症・産科・婦人科・小児科・内科　　神奈川県・横浜市

菊名西口医院

TEL. 045-401-6444　URL. https://www.kikuna-nishiguchi-iin.jp

約6割の方が自然妊娠！プラス思考で妊娠に向けてがんばってみませんか？

できる限り、自然に近い妊娠につながる不妊治療を心がけ、妊娠後のアフターフォローまで責任を持って診ることが、私たち菊名西口医院のモットーです。

そのため､外来の妊婦さんも約半数は不妊治療を経た妊娠成功者で､小児科の約3割はそのご夫婦のお子さんです。

「妊婦がいる外来は通院したくない」､「子どもがいる外来は通院したくない」というお気持ちは十分に受け止めています。だからこそ、そのご夫婦のように「妊娠できるんだ！」と､妊娠に向けてプラス思考へ切り替えてみませんか。

無理のない範囲で、根気強く。

基礎体温をつける気持ちになれないほど落ち込んだら､何カ月でも待ちます。通院をしばらく休んでも良いのですよ。…『待つことも治療』ですから。

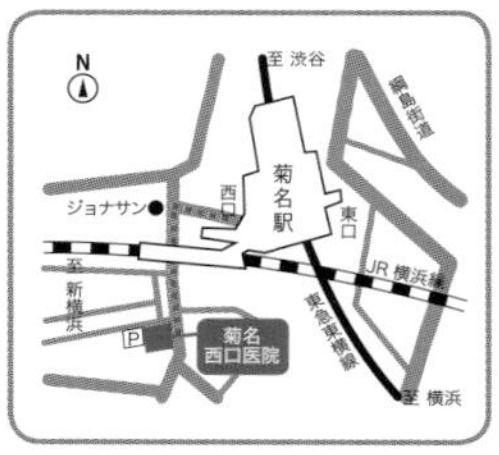

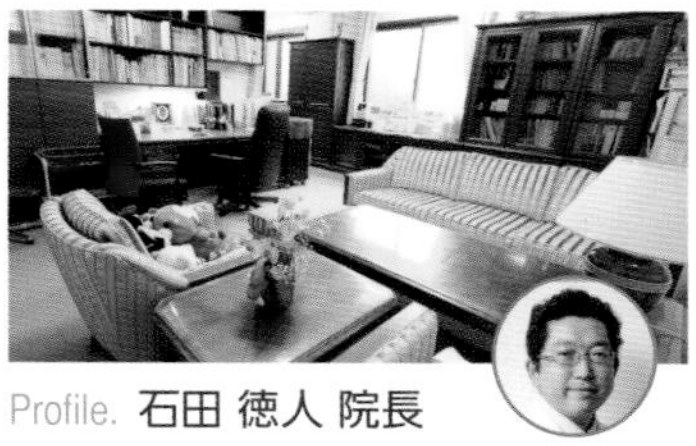

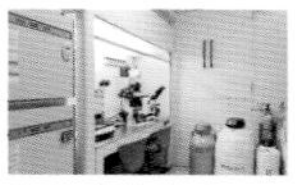

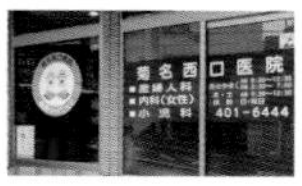

○ 診療時間 (9:30～12:30､15:30～19:00)

	月	火	水	木	金	土	日
午前	○	○	○	○	○	○	―
午後	○	○	○	―	○	―	―

※木・土曜午後、日曜・祝日は休診。
※土曜午後､日曜･祝日は体外受精や顕微授精などの特殊治療を行う患者さんのみを完全予約制にて行っています。
※乳房外来、小児予防接種は予約制。

神奈川県横浜市港北区篠原北 1-3-33

○ JR横浜線･東急東横線 菊名駅西口より徒歩1分
医院下に駐車場4台有り。(車でお越しの方は､その旨お伝え下さい。)

Profile. 石田 徳人 院長

平成2年 金沢医科大学卒業。同年聖マリアンナ医科大学産婦人科入局。平成8年 聖マリアンナ医科大学大学院修了。平成8年 カナダ McGill 大学生殖医学研究室客員講師。平成9年 聖マリアンナ医科大学産婦人科医長。平成13年 菊名西口医院開設。
日本産科婦人科学会専門医。日本生殖医学会会員。日本受精着床学会会員。男女生み分け研究会会員。母体保護法指定医。医学博士。

●人工授精 ●体外受精 ●顕微授精 ●凍結保存 ●男性不妊 ●漢方 ●カウンセリング ●食事指導 ●運動指導

不妊症・婦人科一般・産科・更年期障害・その他　　東京都・豊島区

小川クリニック

TEL. 03-3951-0356　URL. https://www.ogawaclinic.or.jp

希望に沿った治療の提案で、無理のない妊娠計画を実現

不妊治療の基本は、なるべく自然に近い形で妊娠を叶えることです。やみくもに最新治療の力を借りることは、避けなければなりません。

私たちクリニックでは、まずタイミング法より始め、漢方療法、排卵誘発剤、人工授精など、その人の状態により徐々にステップアップしていきます。

開院以来、高度生殖医療（体外受精、顕微授精など）の治療に到達する前に多くの方々が妊娠されています。

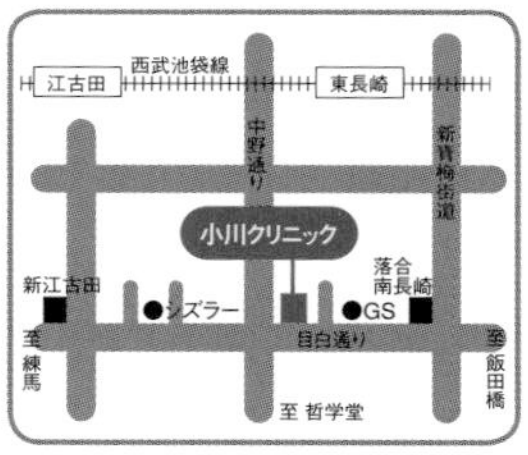

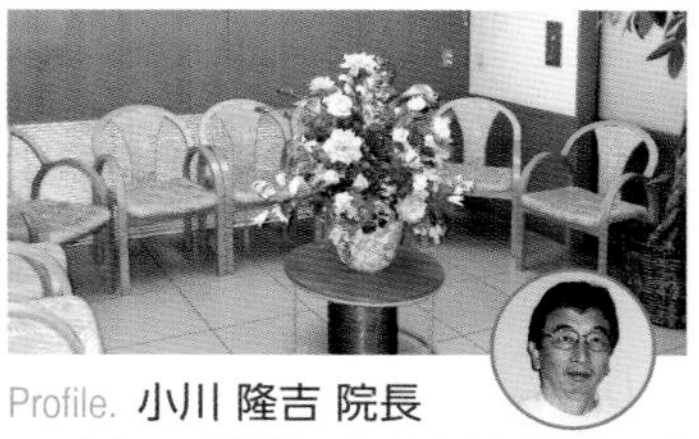

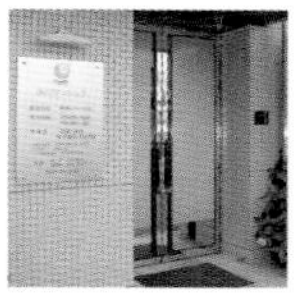

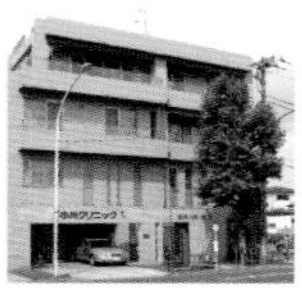

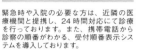

Profile. 小川 隆吉 院長

1949年生まれ。医学博士。元日本医科大学産婦人科講師。1975年 日本医科大学卒業後、医局を経て1995年4月まで都立築地産院産婦人科医長として勤務。セックスカウンセラー･セラピスト協会員。日本生殖医学会会員。1995年6月不妊症を中心とした女性のための総合クリニック、小川クリニックを開院。著書に「不妊の最新治療」「ここが知りたい不妊治療」「更年期を上手に乗り切る本」「30才からの安産」などがある。

○ 診療時間 (9:00～12:00､15:00～18:00)

	月	火	水	木	金	土	日
午前	○	○	○	○	○	○	―
午後	○	○	―	○	○	―	―

※水･土曜の午後､日･祝日は休診。緊急の際は、上記に限らず電話連絡の上対応いたします。

東京都豊島区南長崎 6-7-11

○ 西武池袋線東長崎駅､地下鉄大江戸線落合南長崎駅より徒歩8分

●人工授精 ●男性不妊 ●漢方 ●カウンセリング

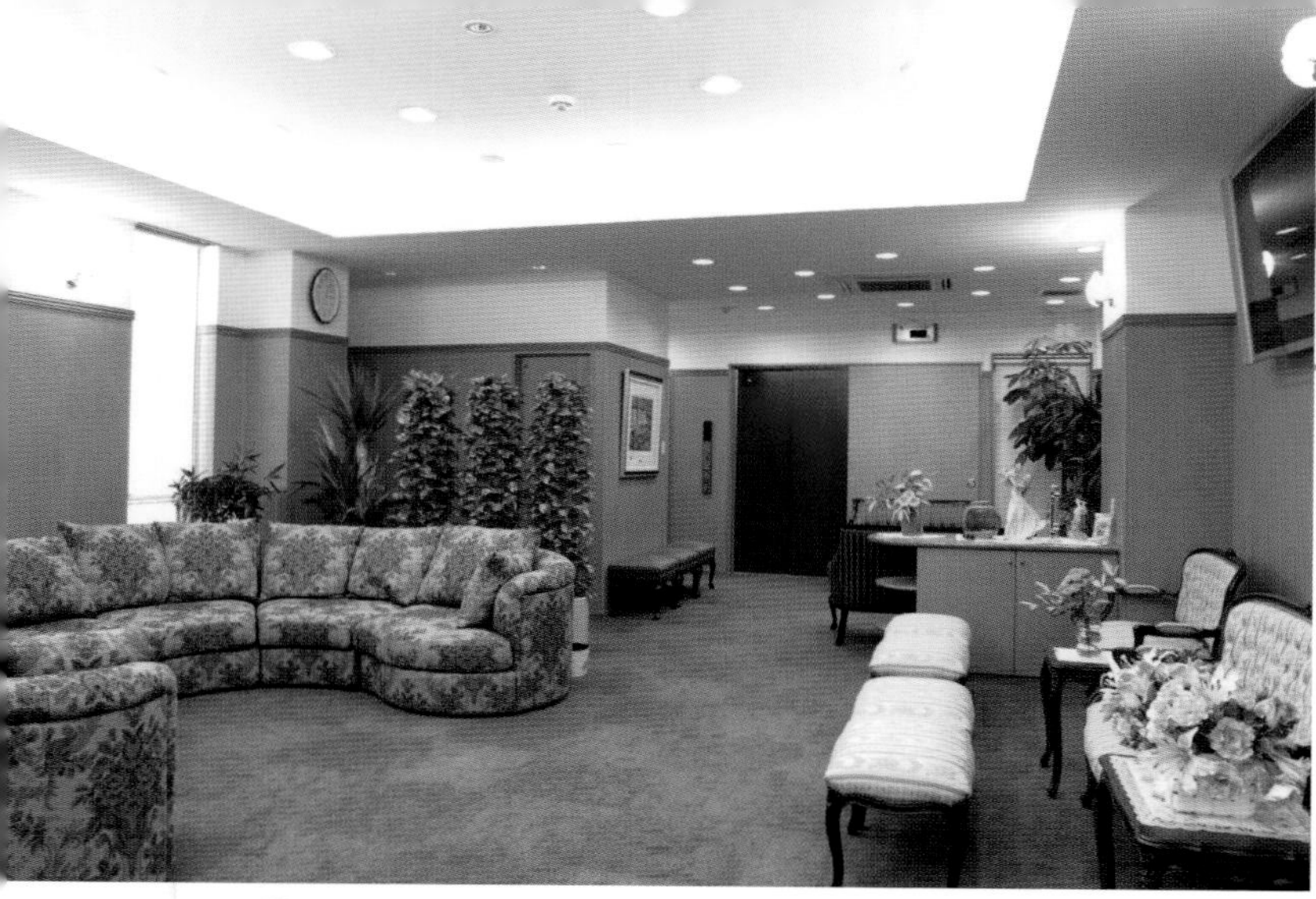

不妊症専門　　京都府・京都市

田村秀子婦人科医院

TEL. 075-213-0523　URL. https://www.tamura-hideko.com/

心の持ち方や考え方、生活習慣などを聞き、その人だけのオーダーメイドな治療の提案

『これから病院に行くんだ』という気持ちでなく、もっとリラックスした気持ちで、たとえばレストランに食事に行く時やウィンドウショッピングの楽しさ、ホテルでお茶をする時の心地良さで来ていただけるような病院を目指しています。

また、不妊症は子どもが欲しくても自分ではどうしようもなく、かつ未体験のストレスとの戦いでもありますから、できればここに来たら、お姫さまのように自分主体でゆとりや自信を持てる雰囲気を作るよう心がけています。

我々は皆様が肩の力を抜いて通院して下さってこそ、治療の最大の効果を発揮できるものと思っております。ですから、そんな雰囲気作りに、これからも力を注いでいきたいと思っています。

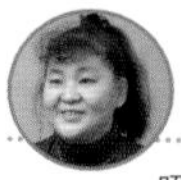

Profile. 田村 秀子 院長

昭和 58 年、京都府立医科大学卒業。平成元年同大学院修了。同年京都第一赤十字病院勤務。平成 3 年、自ら治療し、妊娠 13 週での破水を乗り越えてできた双子の出産を機に義父の経営する田村産婦人科医院に勤務して不妊部門を開設。平成 7 年より京都分院として田村秀子婦人科医院を開設。平成 15 年 8 月、現地に発展移転。現在、自院、田村産婦人科医院、京都第二赤十字病院の 3 施設で不妊外来を担当。専門は生殖内分泌学。医学博士。

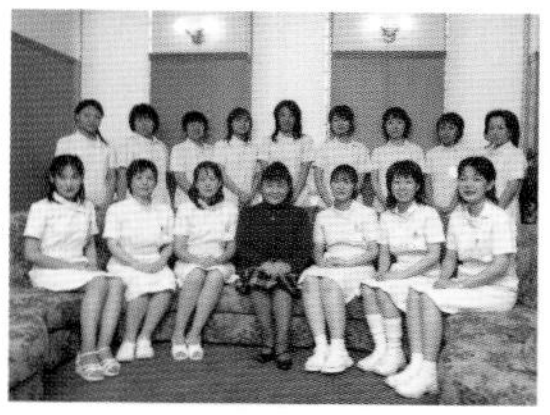

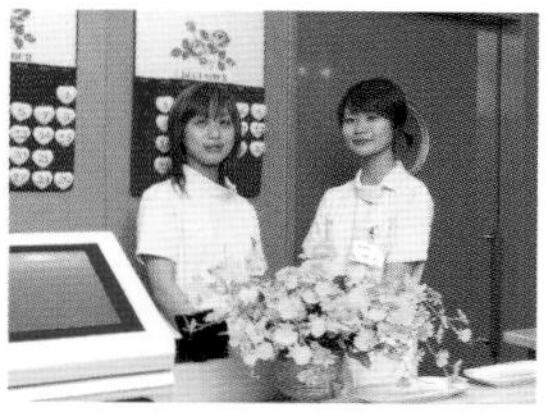

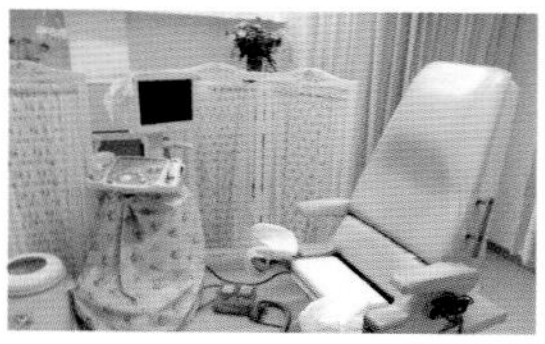

やわらかくあたたかいカラーリング。アロマテラピーによる心地よい香り。さらに、冷たさを感じないようにと医療機器に覆いかけられたクロスなど、院内には細かな配慮がなされている。体外受精のあとに安静室（個室）でもてなされる軽食も好評。

○ 診療時間 (9:30～12:00、13:00～19:00)

	月	火	水	木	金	土	日
午前	○	○	○	○	○	○	—
午後	○	○	○	○	○	—	—
夜間	○	○	○	○	○	—	—

午後 13:00～15:00、夜間 17:00～19:00
※日･祝祭日休診

京都府京都市中京区御池高倉東入ル御所八幡町 229

○市営地下鉄烏丸線 御池駅 1 番出口 徒歩 3 分

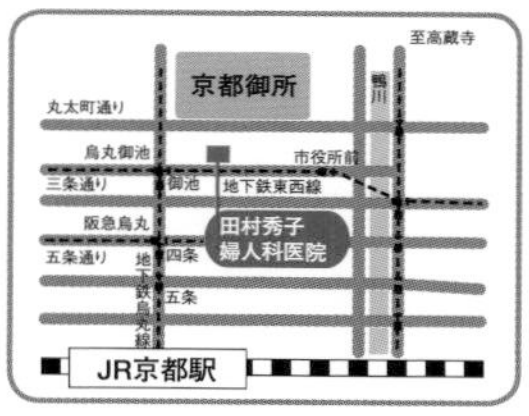

●人工授精 ●体外受精 ●顕微授精 ●凍結保存 ●男性不妊 ●漢方 ●カウンセリング ●女医

不妊症・リプロダクションセンター・体外受精ラボラトリー・サージセンター　　大阪府・大阪市

オーク住吉産婦人科

TEL. 0120-009-345　URL. https://www.oakclinic-group.com/

高度生殖補助医療の専門クリニック。年中無休の体制で最先端の治療を提供します。

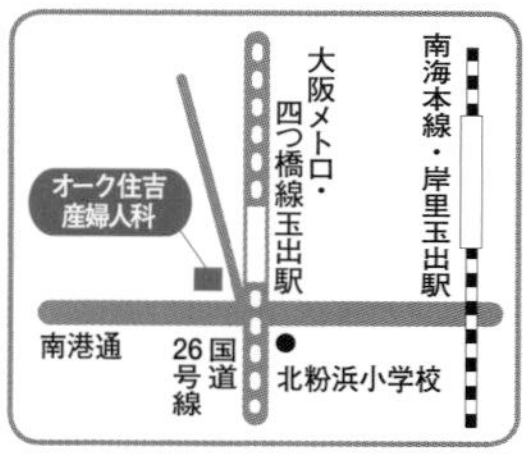

24時間365日体制の高度生殖補助医療実施施設です。働きながら不妊治療を受けていただきやすい体制を整えています。

生殖医療に長年携わっている専門医が、患者様お一人おひとりのお話をうかがった上で治療プランをご提案いたします。男性不妊にも対応し、ご夫婦での受診も可能です。

国際水準の培養ラボラトリーには、学会認定の胚培養士が多数在籍し、日々技術の習得や研究にあたっています。

患者様が納得して治療を受けて頂けるようドクター、スタッフが一丸となって治療に取り組んでいます。

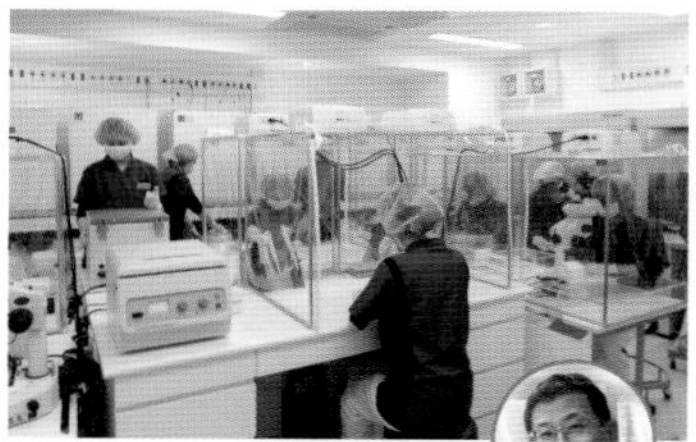

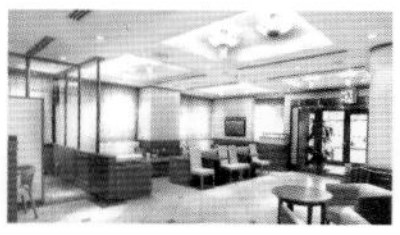

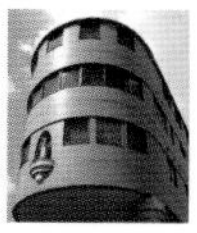

Profile. 多田 佳宏 医師

京都府立医科大学卒業。同大学産婦人科研修医、国立舞鶴病院、京都府立医科大学産婦人科修練医、京都市立病院、松下記念病院などを経て当院へ。女性の不妊治療の診察とともに、男性不妊も担当。医学博士。産婦人科専門医、生殖医療専門医。

○ 診療時間

	月	火	水	木	金	土	日
午前･午後	○	○	○	○	○	●	△
夜間	○	○	○	○	○	—	—

午前･午後 9:00～16:30、夜間 17:00～19:00
● 土は9:00～16:00、△ 日･祝日は9:30～15:00
卵巣刺激のための注射、採卵、胚移植は日･祝日も行います。

大阪府大阪市西成区玉出西 2-7-9

○ 大阪メトロ 四つ橋線玉出駅 5 番出口徒歩 0 分
南海本線岸里玉出駅徒歩 10 分

●人工授精 ●体外受精 ●顕微授精 ●凍結保存 ●男性不妊
●漢方 ●カウンセリング ●女医

不妊症・産婦人科　　長野県・佐久市

佐久平エンゼルクリニック

TEL. 0267-67-5816　URL. https://www.sakudaira-angel-clinic.jp/

元気な赤ちゃんを産み育てていくためのベースとなる体作りを重視した不妊治療を行っています

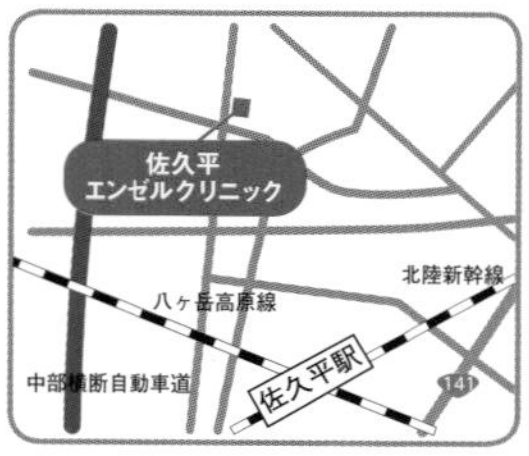

元気な赤ちゃんを産むためには母体が健康でなくてはなりません。一般に健康とは"病気でない状態"をいいますが、不妊治療を進める上での健康とは、"母体に胎児を育てるために十分な栄養が満たされている状態"と、考えています。

不妊治療を、これから赤ちゃんを産み育てるための準備期間と考え、妊娠しやすい体作りや不足する栄養素の補充を行い、単に妊娠するだけでなく、元気な赤ちゃんを産むことを最大の目標としています。

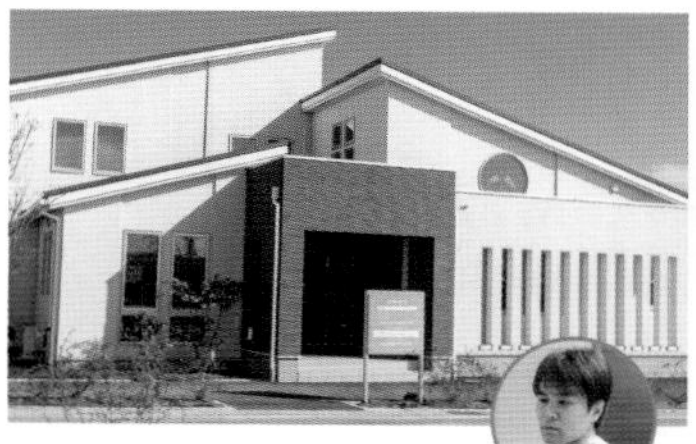

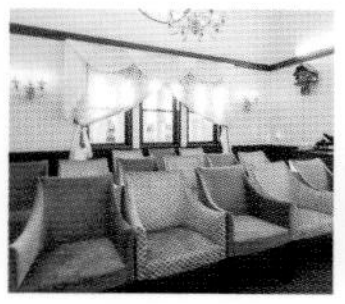

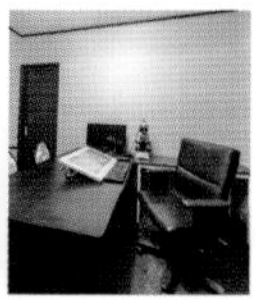

Profile. 政井 哲兵 院長

鹿児島大学医学部卒業、東京都立府中病院 (現東京都立多摩医療センター) 研修医。2005 年 東京都立府中病院産婦人科、2007 年 日本赤十字社医療センター産婦人科、2012 年 高崎 ART クリニック、2014 年 佐久平エンゼルクリニック開設。
産婦人科専門医、生殖医療専門医。

○ 診療時間 (8:30～11:30、午後は処置のみ)

	月	火	水	木	金	土	日
午前	○	○	○	○	○	○	—
午後	○	○	—	○	○	—	—

※水曜、土曜の午後、日･祝日は休診。
※体外受精説明会は、WEB 配信方式としております。

長野県佐久市長土呂1210-1

○ 佐久北IC・佐久ICより車で約5分
JR佐久平駅より徒歩約10分

●人工授精 ●体外受精 ●顕微授精 ●凍結保存
●男性不妊 ●漢方 ●カウンセリング

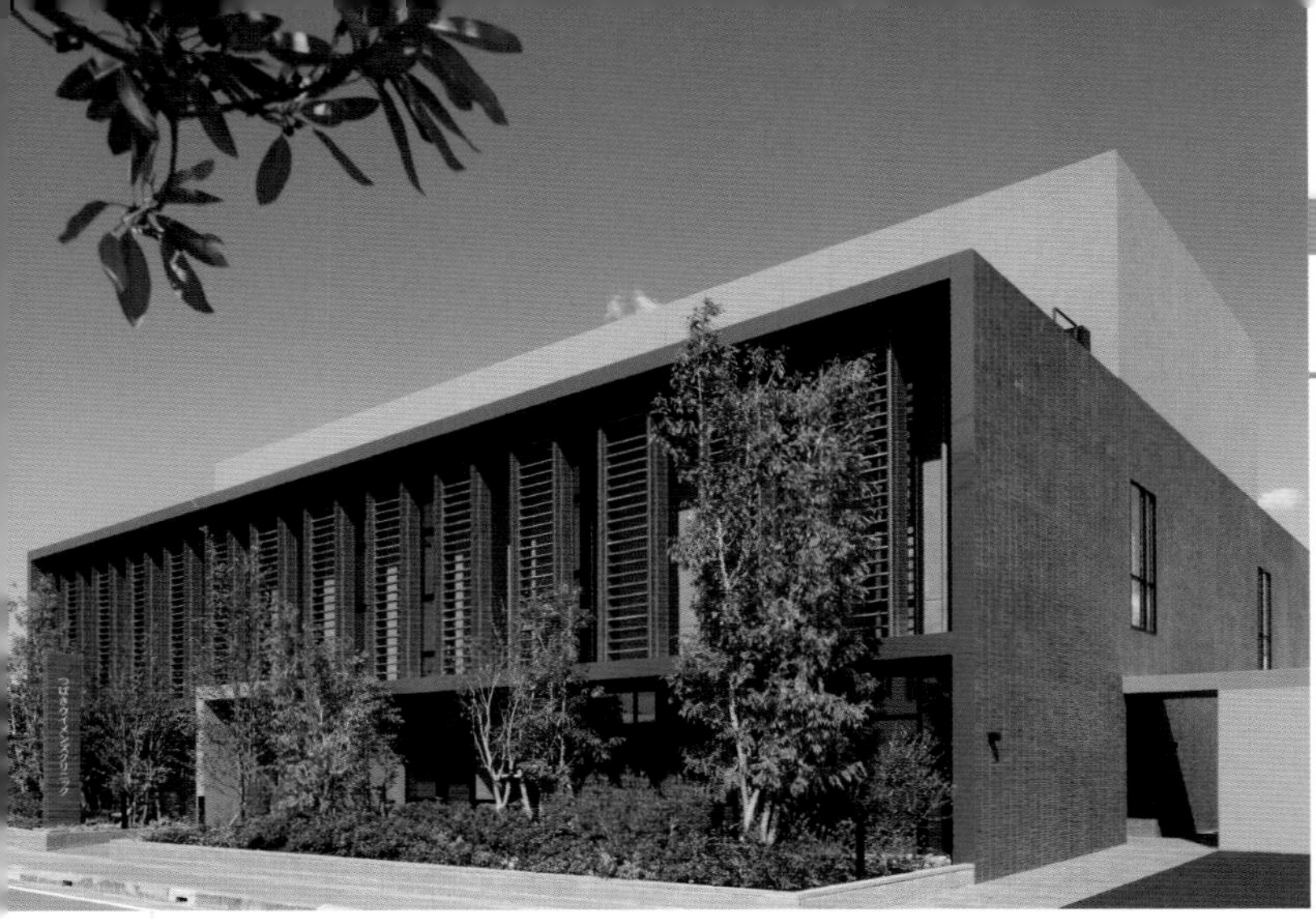

不妊症・産婦人科・新生児内科・麻酔科　　愛媛県・松山市

つばきウイメンズクリニック

TEL. 089-905-1122　URL. https://www.tsubaki-wc.com/

生殖医療、無痛分娩、ヘルスケアを中心に地域に根差した「かかりつけ産婦人科」

不妊症の原因を十分に調べたうえで、効果的な治療を積極的に行う「テーラーメイドな生殖医療」を信念としています。産婦人科医による女性不妊だけでなく、男性不妊を専門とする泌尿器科医による診療も重要です。当院は男性不妊に特化した専門外来を開設し、男女双方からのアプローチも可能にしています。男性不妊の分野で先駆的な治療や研究を実践し、国内外でも著名な獨協医科大学の岡田 弘特任教授・学長補佐が診療・手術を担当しています。高度生殖医療の核とも言える培養部門は、高水準の培養技術を日夜追求しています。

妊娠後も当院での管理が可能で、無痛分娩も提供し、感動的な理想分娩を追求しています。また女性医学の見地から、女性の生涯にわたるヘルスケアをサポートしています。

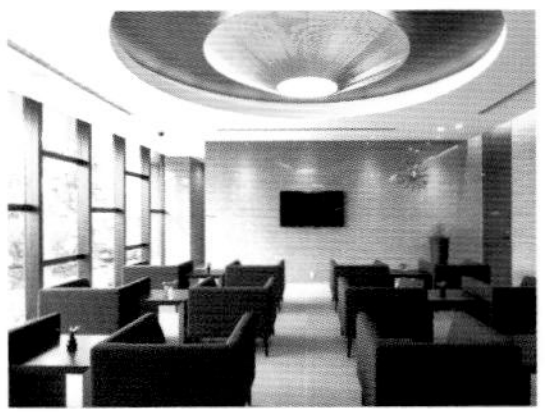

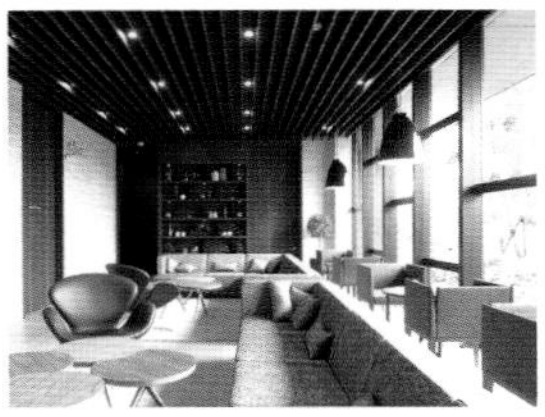

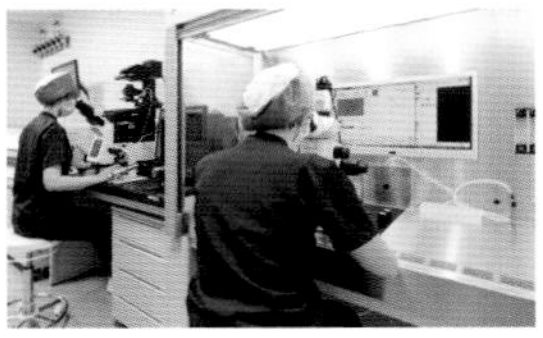

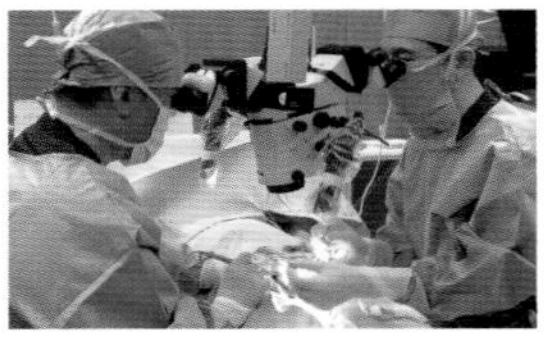

Profile. 鍋田 基生 院長

久留米大学医学部卒業。愛媛大学医学部附属病院講師、外来医長を経て現職。大学病院での診療、研究により生殖医療の発展、向上に寄与する。理論的かつ迅速、適切な治療により速やかな妊娠を目指す。医学博士。愛媛大学非常勤講師。兵庫医科大学非常勤講師。産婦人科専門医・指導医。生殖医療専門医。管理胚培養士。女性ヘルスケア専門医・指導医。漢方専門医。日本卵子学会代議員。日本レーザーリプロダクション学会評議員。生殖バイオロジー東京シンポジウム世話人。JISART 理事。日本生殖医学会学術奨励賞、中四国産科婦人科学会学術奨励賞、愛媛医学会賞受賞。

○ 診療時間 (9:00～12:00、15:00～18:00)

	月	火	水	木	金	土	日
午前	○	○	○	○	○	○	―
午後	○	○	―	○	○	△	―

※水曜の午後、日・祝日は休診。△土曜午後は15:00～17:00
※男性不妊外来：月1回完全予約制
［土曜］15:00～17:00［日曜］9:00～11:00

愛媛県松山市北土居 5-11-7

○ 伊予鉄道バス「椿前」バス停より徒歩約4分、「椿神社前」バス停より徒歩約9分

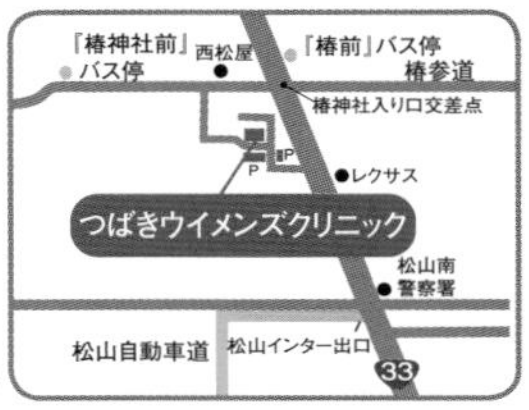

●人工授精 ●体外受精 ●顕微授精 ●凍結保存 ●漢方 ●男性不妊 ●カウンセリング

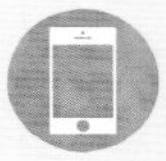

インターネットでも、不妊治療の幅広い情報を提供しています。

不妊治療情報センター・FUNIN.INFO

https://www.funin.info

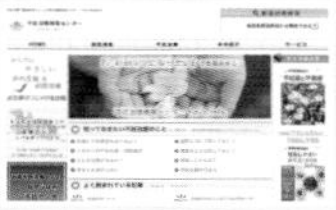

全国の不妊治療施設を紹介する不妊治療情報センター・funin.infoです。
コンテンツは、不妊治療に絡んだ病院情報がメインです。

全国体外受精実施施設完全ガイド

https://www.quality-art.jp

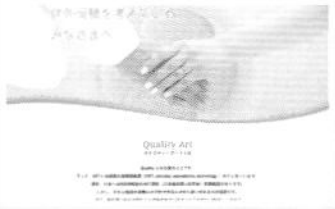

体外受精の質を追求するクリニックの情報を多項目から公開するとともに、全国の体外受精実施施設を紹介しています。

ブログ：ママになりたいすべての人へ

http://ameblo.jp/mamanari-love/

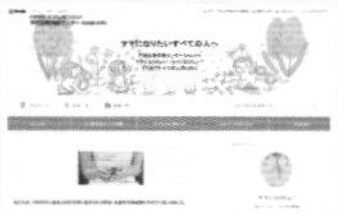

ママになりたい!パパになりたい！
そう願うすべての人のためにスタッフが日々綴っています。

不妊症・体外受精・顕微授精　　大阪府・大阪市

オーク梅田レディースクリニック

TEL. 0120-009-345　URL. https://www.oakclinic-group.com/

患者様の妊娠に向けた診療に、不妊治療の専門院として全力で取り組んでいます。

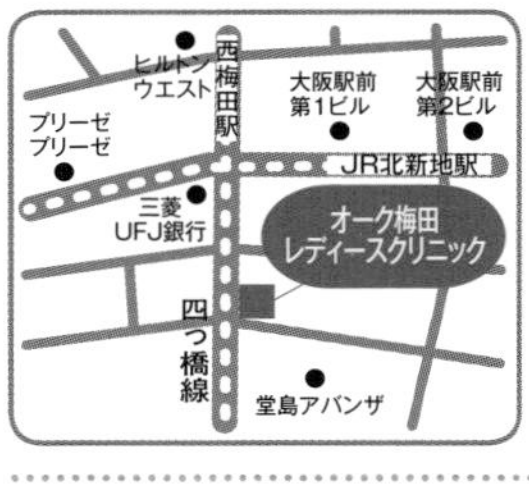

多数のオリジナル・メソッドを含む検査と治療をメニューに用意しています。

高度生殖補助医療は、本院のオーク住吉産婦人科と連携して提供しています。体外受精は患者様のお話をうかがい、お一人おひとりに合わせたプランをご提案しています。採卵や胚移植、特殊な検査や処置は、本院での実施となりますが、何度も通院が必要となる卵胞チェックや注射は梅田で行いながらの治療が可能です。

患者様とともに、妊娠という目標に向かって治療を進めて参ります。

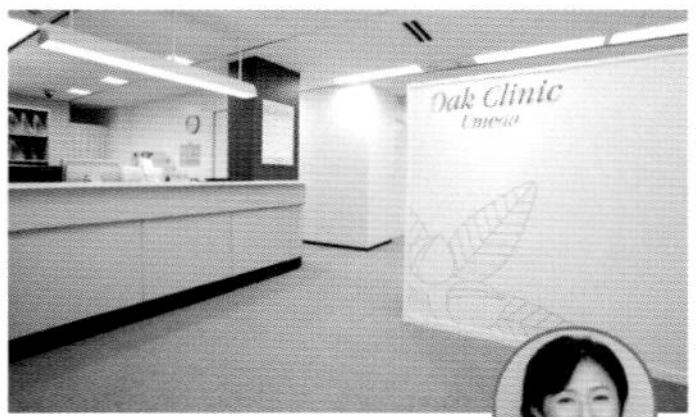

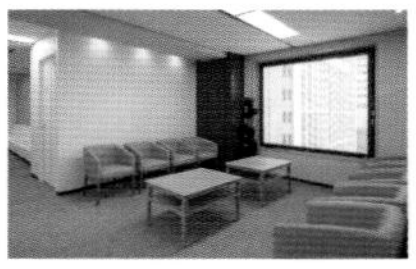

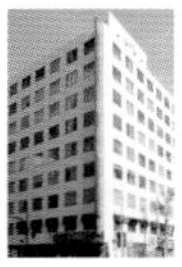

Profile. 船曳 美也子 医師

神戸大学文学部心理学科、兵庫医科大学卒業
兵庫医科大学、西宮中央市民病院、パルモア病院を経て当院へ。エジンバラ大学で未熟卵の培養法などを学んだ技術と自らの不妊体験を生かし、当院・オーク住吉産婦人科で活躍する医師。産婦人科専門医、生殖医療専門医。

○ 診療時間

	月	火	水	木	金	土	日
午前	○	○	○	○	○	○	―
午後	―	○	○	―	○	―	―
夜間	○	○	○	○	○	―	―

午前 10:00～13:00、午後 14:30～16:30
夜間 17:00～19:00

大阪府大阪市北区曽根崎新地1-3-16 京富ビル 9F

○ 大阪メトロ 四つ橋線西梅田駅、JR東西線北新地駅　C60 出口すぐ。JR大阪駅より徒歩7分

●人工授精 ●体外受精 ●顕微授精 ●凍結保存 ●男性不妊
●漢方 ●カウンセリング ●女医

＼ パパ＆ママになるための身体づくりはだいじょうぶ？ ／

ふたりの妊活を応援するサプリメント

Anela

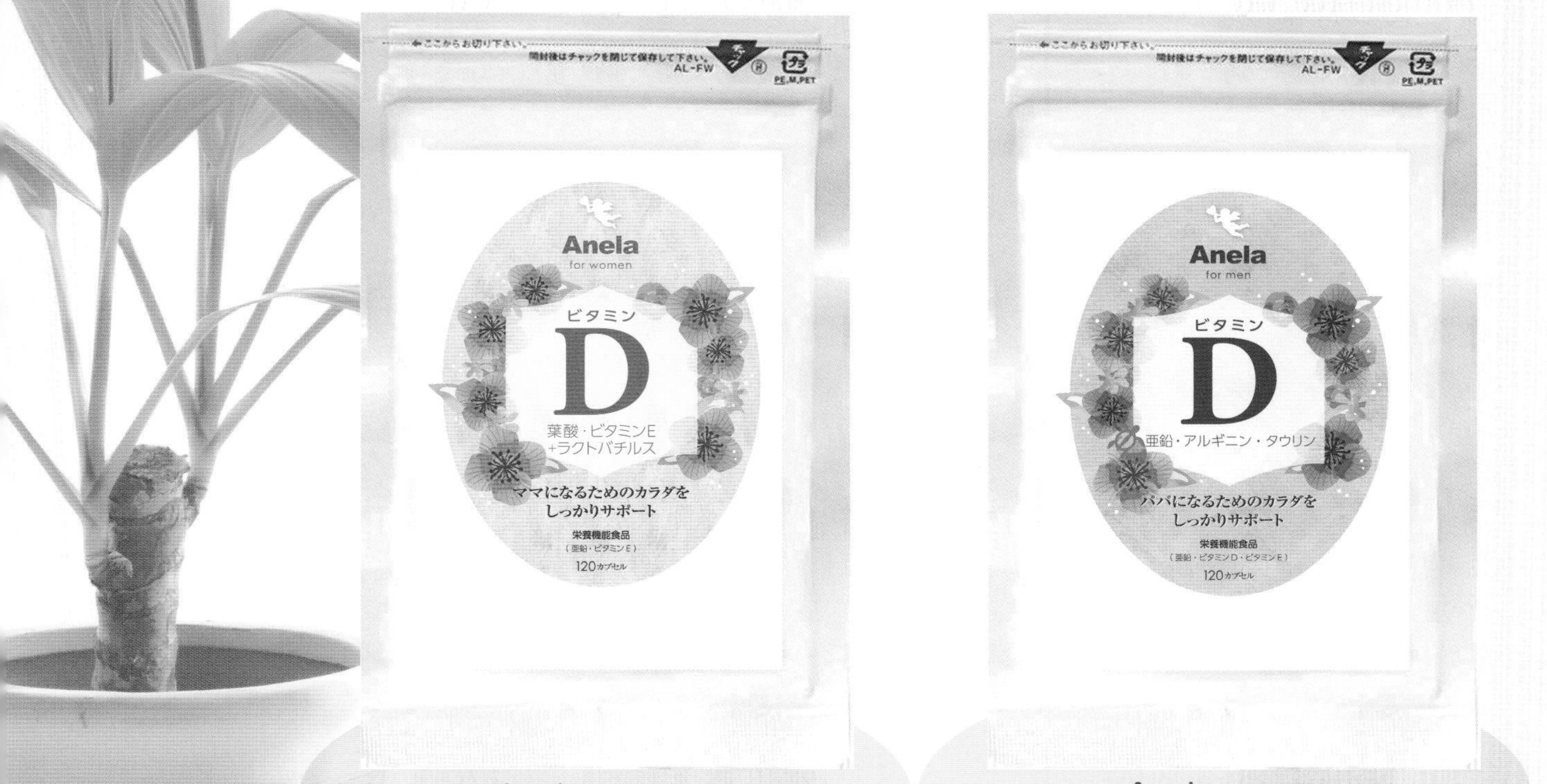

Anela for women
栄養機能食品（亜鉛・ビタミン E）
120カプセル／ 1日4粒目安
3,990円（税込）

配合成分

ビタミンD	25 µg	ビタミンB6	2 mg	マグネシウム	58 mg	ラクトバチルス	200 mg
ビタミンE	12 mg	ビタミンB12	20 µg	亜鉛	13 mg	トリプトファン	100 mg
ビタミンB1	2 mg	ビタミンC	200 mg	ヘム鉄	20 mg		
ビタミンB2	2 mg	葉 酸	800 µg	カルニチン	200 mg		

Anela for men
栄養機能食品（亜鉛・ビタミン D・ビタミン E）
120カプセル／ 1日4粒目安
3,990円（税込）

配合成分

ビタミンD	4 µg	ビタミンB6	2 mg	マグネシウム	58 mg	カルニチン	200 mg
ビタミンE	12 mg	ビタミンB12	20 µg	亜鉛	14 mg	乳酸菌	12 mg
ビタミンB1	2 mg	ビタミンC	200 mg	アルギニン	360 mg		
ビタミンB2	2 mg	葉酸	220 µg	タウリン	240 mg		

- 亜鉛は、皮膚や粘膜の健康維持を助けるとともに、たんぱく質・核酸の代謝に関与して、健康の維持に役立つとともに、　味覚を正常に保つのに必要な栄養素です。
- 亜鉛の摂りすぎは、銅の吸収を阻害する恐れがありますので、過剰摂取にならないよう、注意してください。一日の　摂取目安量を守ってください。乳幼児、小児は本品の摂取を避けてください。
- ビタミン D は、腸管でのカルシウムの吸収を促進し、骨の形成を助ける栄養素です。
- ビタミン E は、抗酸化作用により、体内の脂質を酸化から守り、細胞の健康維持を助ける栄養素です。

日健栄協認定工場
GMP
GMP 認定工場での生産

アネラがふたりの妊活を応援します！

妊娠を願うその日から、適度な運動と栄養バランスの取れた食生活を心がけましょう。その意識が健やかな妊娠、そして出産、育児へとつながります。

栄養成分には、それぞれ役目があり、身体をつくるベースになります。そして、妊活期の女性に必要な栄養と男性に必要な栄養には、違いがあります。

アネラDは、不妊治療専門施設で働くスタッフの声から生まれた妊活サプリメントで、妊娠に向けた身体づくりと、栄養を補助するためにつくられました。

どちらも専用に作られていますので、ぜひ、ご夫婦でお試しください。

お飲みいただく期間は、3カ月を目安にご案内しています。

現在、i-wish ショップの楽天市場店とカラーミー店でのみ販売されています。それ以外のネットショップは、個人情報を抜き取るなどを目的としていることが確認されていますので、
くれぐれも
ご注意下さい。

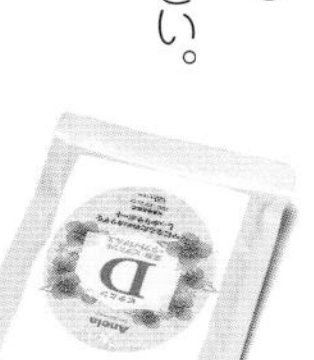

正規販売店

i-wish ショップ
楽天市場店

i-wish ショップ
カラーミー店

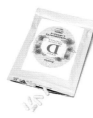

ママなり 応援レシピ

Winter 2021

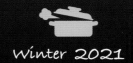

からだも心もぽっかぽか♥花冷え時期におすすめ

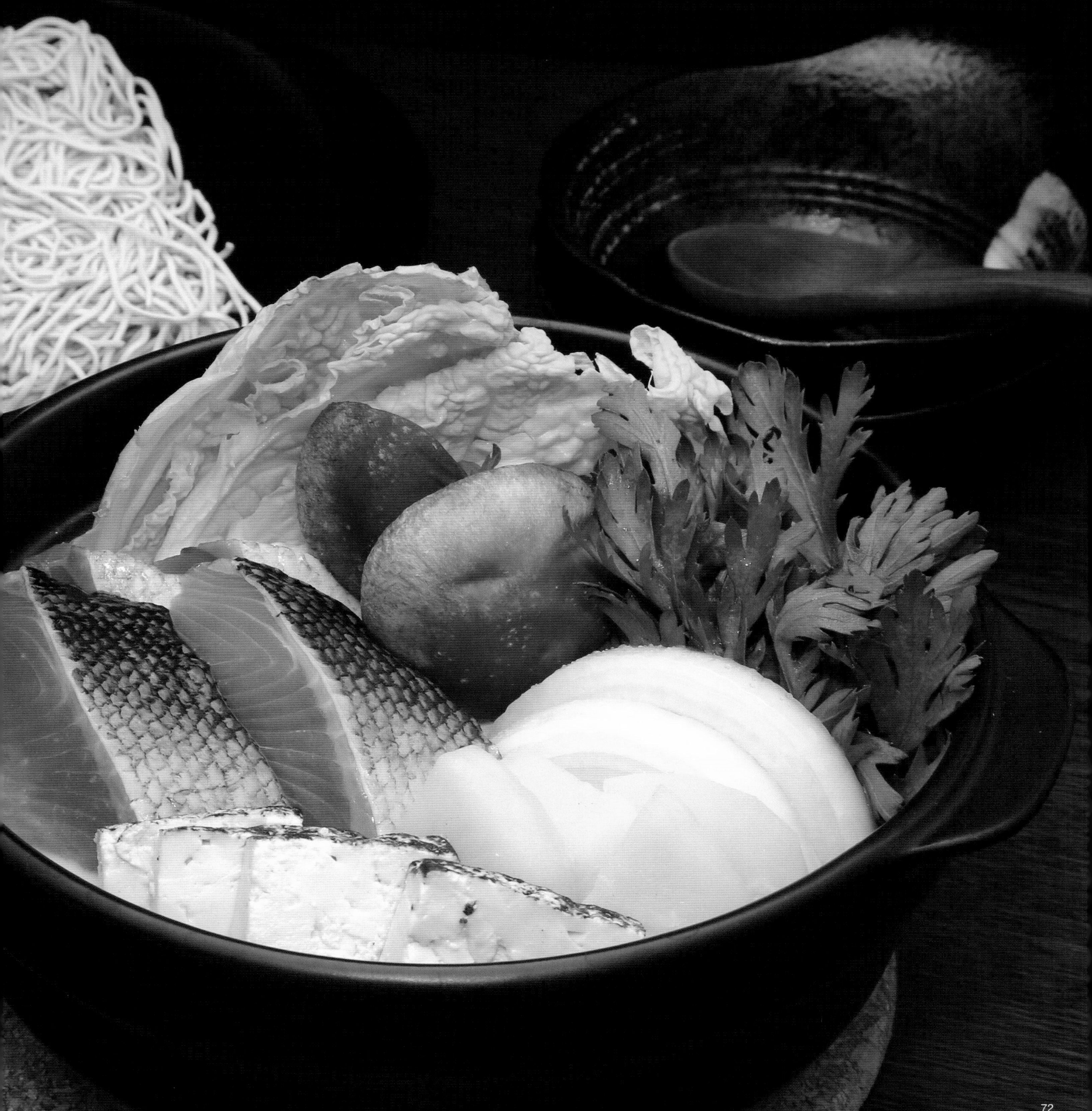

鍋とスープ

春になっても、桜が咲く頃までは寒さが戻ることも少なくありません。こうした花冷えの時期は、鍋とスープで体を温めましょう。また、冬の日照時間の短い間に補いづらかったビタミンDを多く含む鮭やきのこ類などを鍋やスープにすることで、余すことなくたっぷりいただきましょう。

[recipe 01：豆乳仕立ての石狩鍋]

材料 [2人分]

- 鮭切り身 …… 2切れ(200g)
- 白菜 …… 3枚
- しいたけ …… 2枚
- 玉ねぎ …… 1/2個
- じゃがいも …… 1個
- 焼き豆腐 …… 1/3丁
- 春菊 …… 30g
- 豆乳 …… 200cc
- みそ …… 大さじ1強
- 酒 …… 大さじ1
- 昆布 …… 7cm
- 水 …… 400cc

作り方

1. 鮭はそぎ切りにして、酒少々(分量外)をふりかけておく。
2. 白菜はざく切り、しいたけは斜め半分に切る。
玉ねぎは1cm厚さにスライスする。

じゃがいもは皮をむいて1cm厚さの半月切りにしてから、ラップにくるんで2分ほど加熱する。
3. 焼き豆腐は1cm厚さの色紙切りにする。
春菊は根元の硬いところを除き、3～5cm程度に切る。
4. みそは豆乳50ccで溶いておく。
5. 鍋に水と昆布を入れ火にかける。沸騰したら鮭と玉ねぎ、じゃがいもを加える。
煮立ったらあくを除き、他の具と残りの豆乳を入れ、4のみその半量を加える。
6. 具に火が通ったら残りのみそで味を調える。

Recipe Memo

具は、大根やにんじん、キャベツなど、家にあるものをお好みで。特別な日には、火を止めた後に、筋子（一口大に切る）やいくらを添えると豪華に楽しめます。

締めのラーメン

材料 [2人分]

- 蒸し中華麺（焼きそば用） …… 1玉
- トッピング
- すりごま …… 小さじ2
- バター …… 小さじ1
- 万能ねぎ（小口切り） …… 大さじ1
- あらびき黒こしょう …… 適宜

作り方

1. 鍋の残りのスープに麺をほぐしながら入れる。
2. 火にかけて、沸騰したら取り分け、お好みでトッピングを加える。

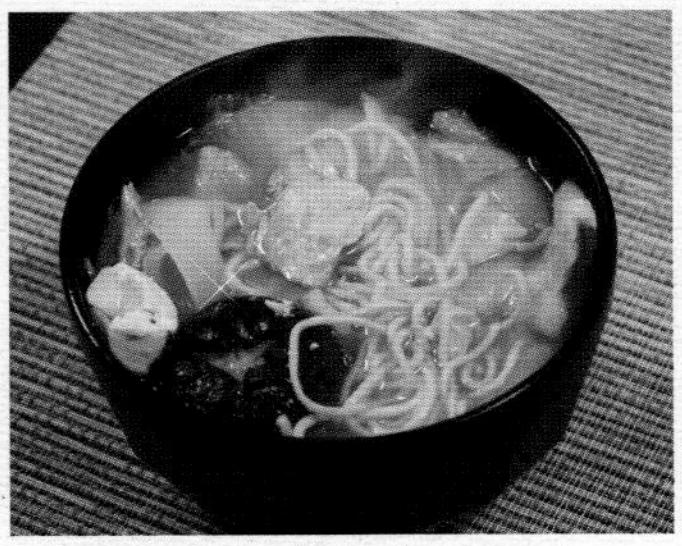

スープが少なくなっていたら、お湯や豆乳、みそを加えて調整してください。ラーメン用の麺を使う場合は、あらかじめ硬めにゆでてから使うとおいしくいただけます。

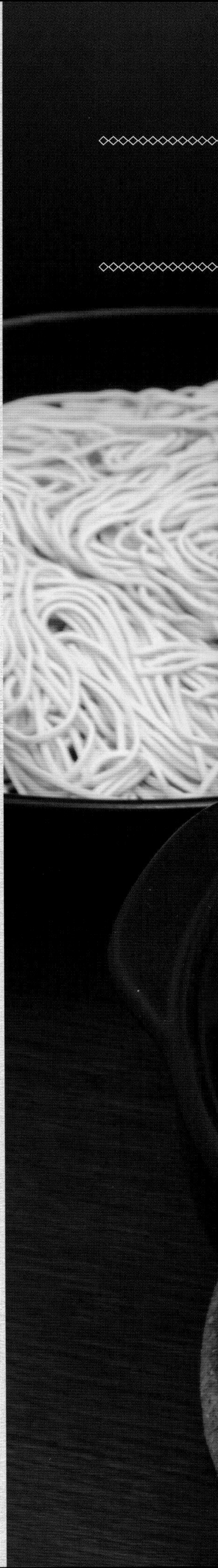

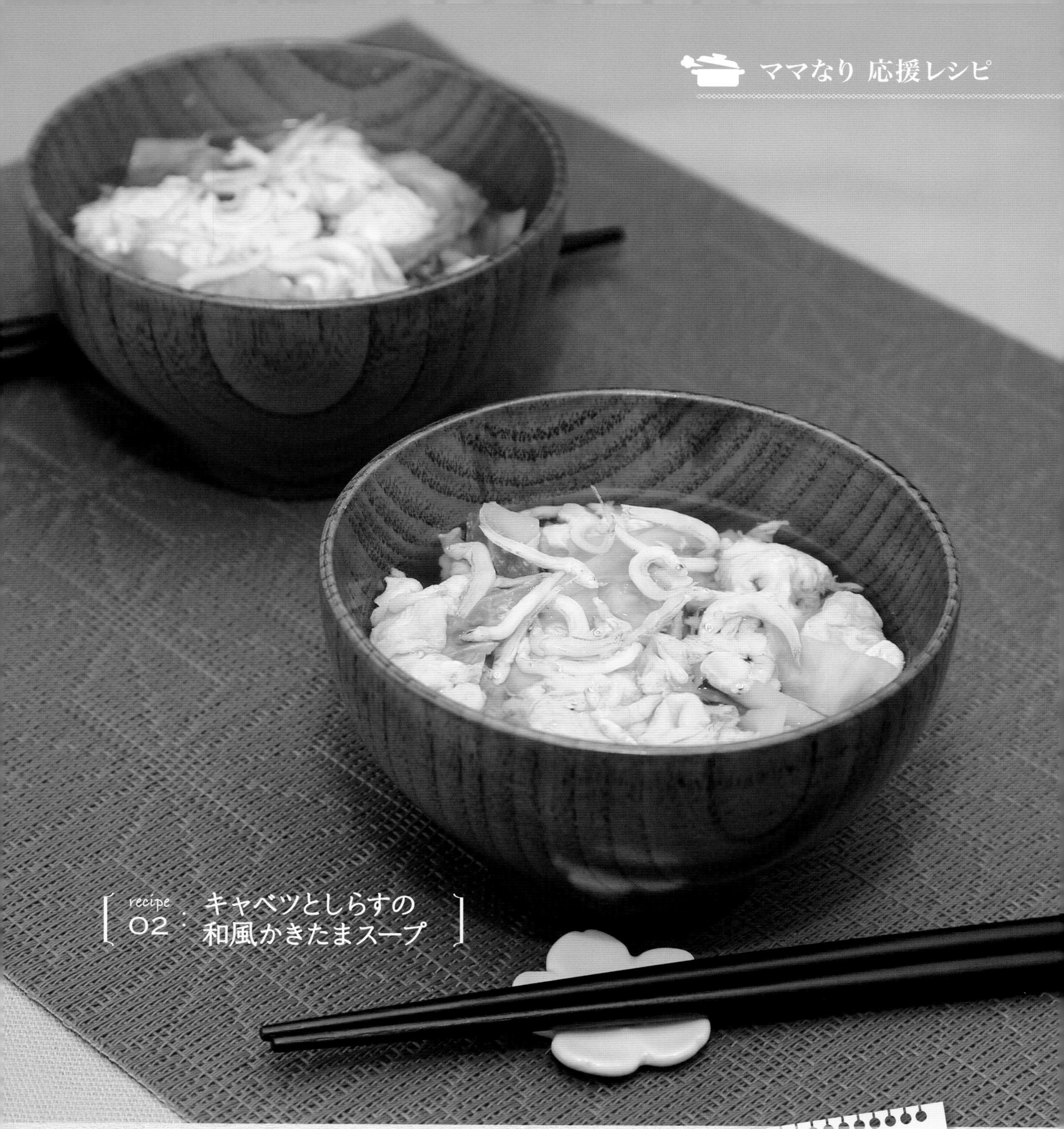

recipe 02 キャベツとしらすの和風かきたまスープ

材料 [2人分]

キャベツ	2枚
しらす干し	20g
卵	1個
かつお節	小1パック
白すりごま	小さじ1
おろししょうが	少々
しょうゆ	小さじ2
塩	ひとつまみ
粉山椒	少々
水	300cc

作り方

1. キャベツは硬いところを除き、1cm幅に切る。
2. 鍋に水を入れて沸かし、おろししょうがとかつお節、しらすを入れる。
3. キャベツを加え、しんなりするまで加熱する。
4. 塩・しょうゆで味を調え、溶き卵を流し入れる。仕上げに粉山椒を振る。

Recipe Memo

卵を入れるときは沸騰させた状態で。固まるまで混ぜない方がふんわりと仕上がります。しらすの塩分があるので、味付けは控えめにすると良いでしょう。ものによって塩分量が違うので、味見をしながら調節しましょう。

recipe 03：きのこのチャウダー

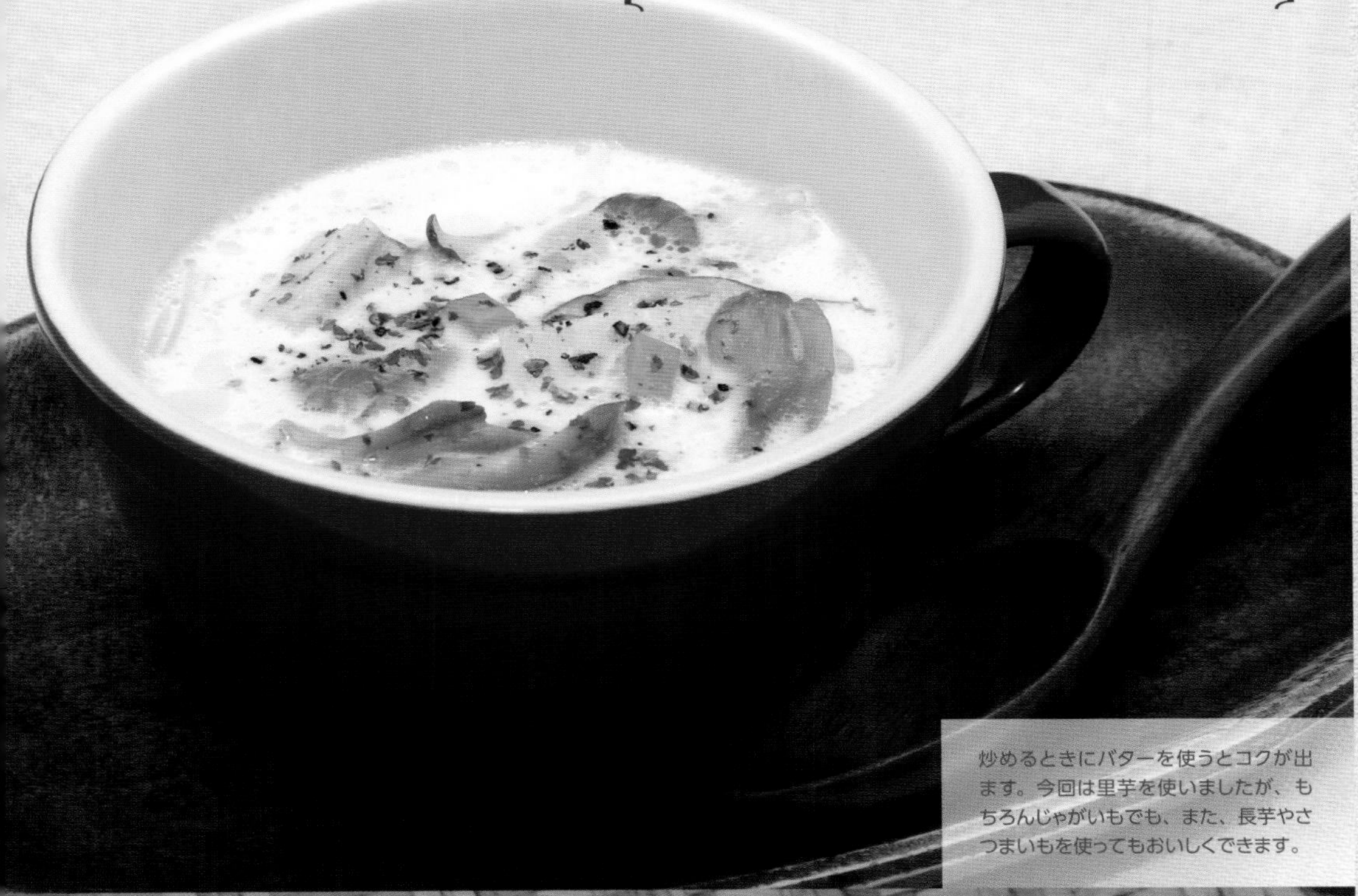

炒めるときにバターを使うとコクが出ます。今回は里芋を使いましたが、もちろんじゃがいもでも、また、長芋やさつまいもを使ってもおいしくできます。

材料 [2人分]

鶏ひき肉	25g
玉ねぎ	1/4 個
里芋	1～2 個
まいたけ	1/2 パック
えのき	1/2 パック
ベーコンスライス	1 枚
おろしにんにく	少々
オリーブ油	小さじ 2
牛乳	150cc
生クリーム	大さじ 1
水	200cc
塩	小さじ 1/2
こしょう	少々

作り方

1. 玉ねぎは粗みじんに切る。里芋は皮をむき、厚めのいちょう切りにする。まいたけは包丁でざくざくと大きく刻む。えのきは石づきを除いて 2cm 程度に、ベーコンは 1cm 幅に切る。
2. フライパンにオリーブ油とにんにくを入れてあたため、鶏ひき肉と玉ねぎを加えて炒める。玉ねぎが透き通ったらきのこを加えて炒め合わせ、さらに里芋とベーコンを加えて全体に混ぜる。
3. 水を加えて煮立たせ、あくを除く。牛乳を加えて、里芋に火が通るまで煮る。
4. 生クリームを加え、塩こしょうで味を調える。

recipe 04：温かいチェー

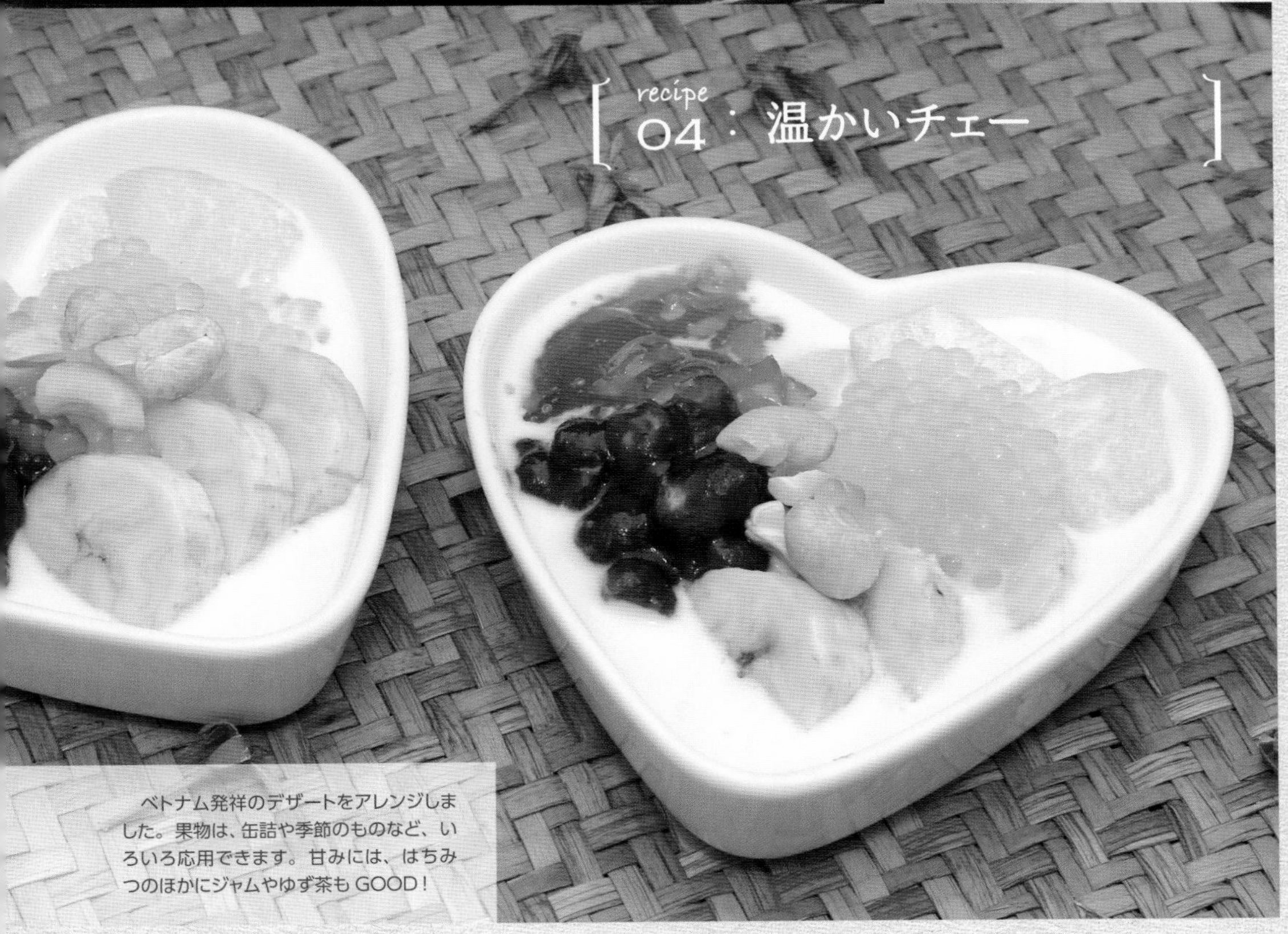

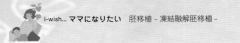

ベトナム発祥のデザートをアレンジしました。果物は、缶詰や季節のものなど、いろいろ応用できます。甘みには、はちみつのほかにジャムやゆず茶も GOOD！

材料 [2人分]

ココナツミルク	100cc
牛乳	150cc
はちみつ	小さじ 2
りんご	1/4 個
バナナ	1/2 本
ゆで小豆（缶詰）	大さじ 1
タピオカ（ゆでたもの）	大さじ 2
カシューナッツ（無塩）	2～4 粒

作り方

1. りんごは 3～5mm 程度にスライスする。バナナは 7mm 程度の輪切りにする。タピオカは表示通りにゆでておく。
2. ココナツミルクと牛乳、はちみつを合わせ、鍋で混ぜながらひと煮立ちさせる。火を弱めてりんごを加え、焦げ付かないように注意しながら 3 分程度煮る。
3. 器にバナナとゆで小豆、タピオカを入れ、2 を注ぐ。粗く砕いたカシューナッツを乗せる。

Profile

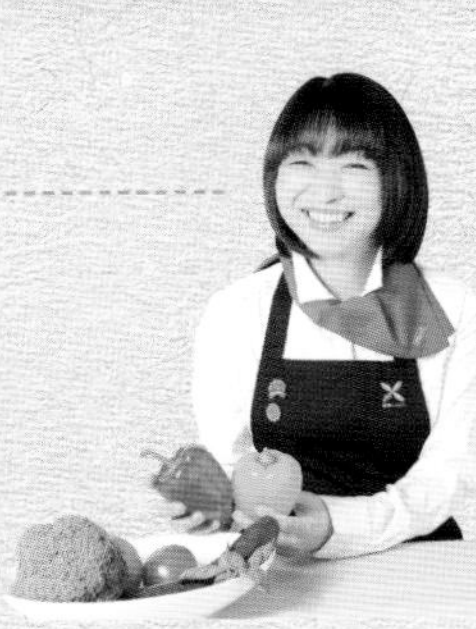

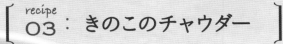

管理栄養士　日高圭子

平成 7 年 4 月～平成 28 年 3 月　東京都職員として、学校給食の運営や食育全般に携わる。 現在は、食事指導や講演、執筆などを行う。また、ウォーキング教室の講師も務める。
野菜ソムリエプロ、薬膳コーディネーター。
日本栄養士会会員、日本スポーツ栄養学会会員。

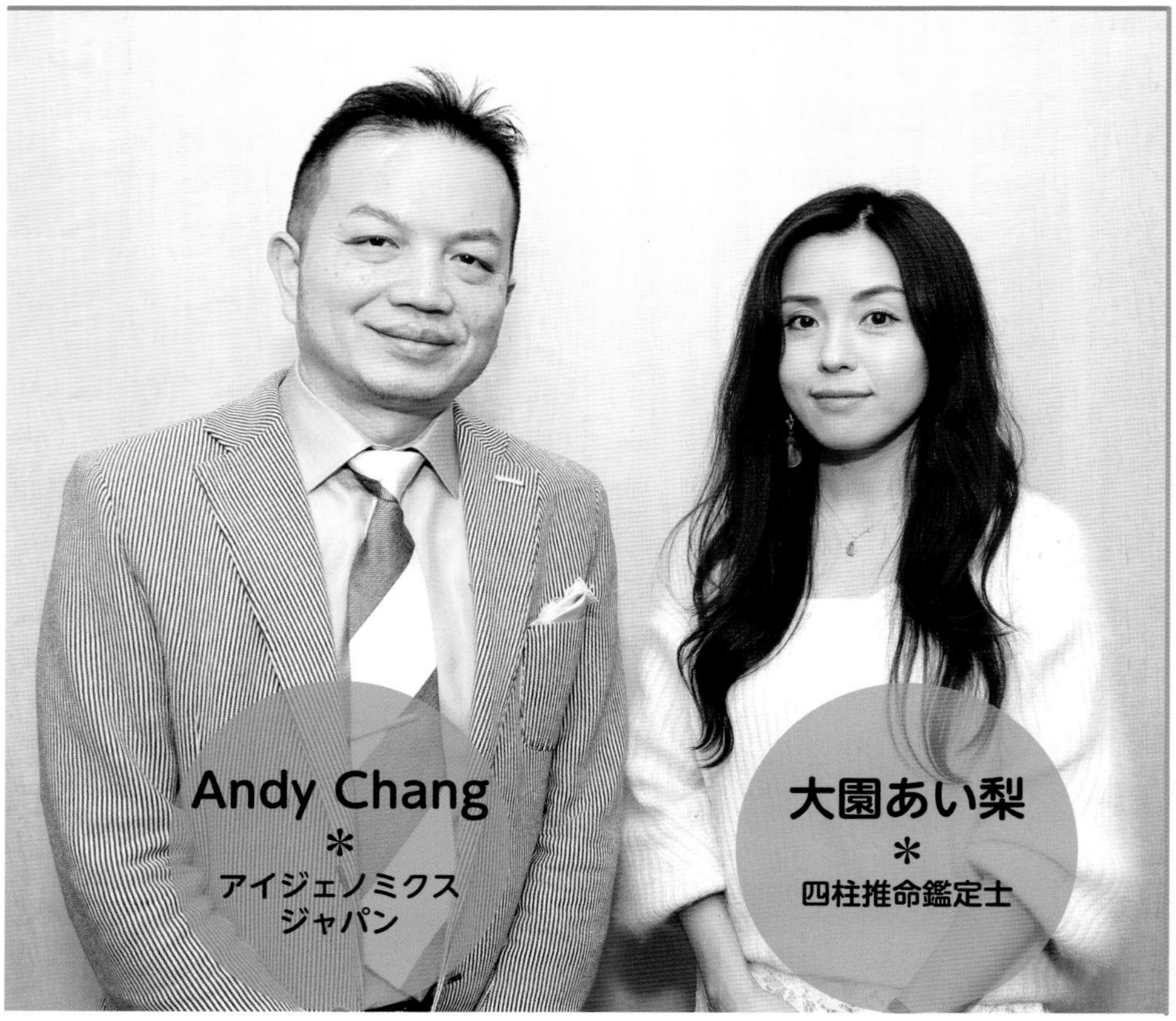
Andy Chang
*
アイジェノミクスジャパン
大園あい梨
*
四柱推命鑑定士

女性の社会進出や生活環境から晩婚化が進んだ今、出産の高齢化も進んでいます。40歳を超えて不妊治療を始める方も少なくありません。

けれど、年齢を重ねるごとに妊娠率が低下するのは現実……。不妊治療のための遺伝子検査ラボ「アイジェノミクス」には、不妊にまつわる年齢的なお悩みの相談が数多く寄せられるそうです。また、四柱推命を用いて心と体をケアする四柱推命鑑定士、大園あい梨さんも「不妊に悩む女性からの相談が増えている」といいます。

今回は、一見、接点のなさそうなおふたりに、対談をしていただきました。

家族のカタチはひとつじゃない。
あなたらしく生きることで人生をより豊かに

Andy 「今から不妊治療を始めて子どもを授かることができるのか」「赤ちゃんを諦めたくないけれど、不妊治療を続けていく気力が沸かない」SNSを運営していると こういったお悩みを目にすることはよくあります。弊社ではクリニックに対するデータや情報提供はもちろん、こうしたお悩みにもWEBサイトやSNSを通して直接お答えしています。

大園 私は病気や健康、他では相談しにくいお悩みをお持ちの方とお話させていただく機会が多いのですが、不妊に関する悩みもそのひとつです。四柱推命は東洋医学の基礎として知られる陰陽五行をベースにした統計学で、統計的に結婚運や子供運、健康運など運気の流れをみることができます。どんな人にも等しく、結婚運が高まる周期や子どもが授かりやすい周期は巡ってきます。

Andy 遺伝子検査も統計学に基づいた検査です。遺伝子検査は科学、四柱推命は歴史、原理は違えど統計学を使って予測する点においては、通じるものがありますね。大園さんは、どういった相談を受けることが多いですか?

大園 子どもができないという直接的な相談だけでなく、子どもをつくらなかったことを後悔しているという方も多いですね。パートナーが治療に協力してくれなかった、してくれないといった不妊治療以前に夫婦のコミュニケーションが取れていないケースです。

Andy 男性の理解が少ないというのは、私も感じています。特に日本の場合、クリニックに訪問すると夫婦で診察に来ている方を目にすることは、ほとんどありません。不妊治療は女性主体の治療になるので、身体の面においても精神的にも負担が大きいのは女性です。男性が気持ち的に支えになってくれればよいのですが。不妊治療を夫婦、家族の大切な出来事と捉え、治療は夫婦二人でするものという意識が高まって欲しいですね。

大園 仕事の休みが取りにくいというのもあるのかもしれません。こういった場合も夫婦のコミュニケーションが取れていれば、二人の間でそれが大きな問題になることはないと思います。これは、男女どちらがというわけではないのですが、パートナーシップが上手く取れないという方は、自分とのコミュニケーションを取るのも苦手な方が多いように感じます。自分に厳しく、自分を許すことができない。相手にもそれを求めてしまう……。自分自身を許してあげることも大切です。

Andy 様々なケースがあると思いますが、相談に来る方の傾向はありますか。

大園 いろんな方がいらっしゃいますが、皆さん現状をもっとよくしたいと前向きな方ばかり。その中でも、真面目な人ほど自分を責めてしまいがちです。それから完璧主義な人。「周りが子どもを産んだから自分も産まなきゃ」「子どもを産んだことで自分が認められる、補完される」と思いつめてしまう。でもそんなことはないんです。子どもができてもできなくても、ひとりの人間として完璧なんです。難しいかもしれませんが、今のままの自分を受け入れ、認めてあげて欲しいです。

Andy　どのようなアドバイスをしているのでしょう。精神的なケアも？

大園　そうですね。気分が落ち込んだりイライラが止まらない時、感情をどう処理したらよいかなど一緒に考えていきます。たとえば、イライラしたら切り替えるスイッチを決めておくこともいいですよ。イライラしたらコーヒーを飲む。好きな香りを嗅ぐ、そうしたことがイライラ解消のスイッチをいれてくれるようになるでしょう。それから、どういった時にイライラするのか、何をされたりどういう言い方をされたらイライラするのかを拾い出して、夫婦間で共有するというのもひとつの手です。健康面からアドバイスする時は、五行のバランスをみながら、どうしたらお子さんができやすい身体になるか。そこから一緒に考えます。

Andy　お互いの情報を共有するというのは、とても合理的なアイデアですね。うちでも早速取り入れてみようと思います（笑）男性の場合だと結婚してからパートナーが冷たくなったと感じたり、治療主体の生活に寂しさを感じたりすることもあるようです。

大園　女性の場合、ホルモンバランスの関係で、生理前は落ち込みやすかったりイライラしやすかったり。そういった時自分は、どうして欲しいのかをしっかりと伝えて、お互いが譲歩して向き合う。それだけでだいぶ変わってくると思います。
　それとはまた別の問題になってきますが、不妊に関しては女性が自分を責める傾向にあるかもしれません。

Andy　実際のデータをみると女性が原因の不妊は4割。男性が原因の不妊は2〜3割。さほど変わらないということが、科学的には分かっています。確かに女性は年齢とともに妊娠力が低下しますが、海外では20代のドナーから卵子の提供を受けて40代の女性が出産することも珍しくありません。

大園　私は今40歳なのですが、将来、養子を迎えて育てることも考えています。子どもを育てる、授かる方法は、親のいない子を養子に迎えたり、これからの時代なら卵子提供を受けたりと選択肢は多いほうがいいと思います。

Andy　日本では、現時点では法的に卵子の提供を受けることが認められていません。女性がキャリアを目指すと仕事のために結婚も出産も遅れる。子どもを持つという点において日本社会は非常に選択肢が少ない。こうした情報をもっと広めていきたいです。正しい知識があれば、選択肢も可能性も広がります。たとえば、自然流産の50%以上は染色体の異数性にあることが分かっています。けれどPOC検査（残留受胎生成物検査）の結果、染色体に異常がなくても流産を繰り返す場合もある。このようなケースでは不育症であることが考えられます。知識があれば、最新の医療を受けることができ、出産までスムーズに運ぶこともあります。

大園　私は以前フランスに住んでいたことがあるのですが、フランスはいい意味でも悪い意味でも自由。結婚しないで子どもを産むのも、養子を迎えるのもよくあること。色んな形の子育てがあります。日本社会にもそういった選択肢があればいいのですが。今すぐに社会を変えるのは難しい。だったら自分の気持を変えてみてもいいのかな？と思います。どうして子どもが欲しいのか、どうしたら満たされるのか。もう一度自分の気持ちに向き合ってみたら、なにか見えてくるかもしれません。

Andy　一人ひとりの意識が変われば、社会も変わっていくかもしれませんね。アイジェノミクスでは、様々な選択ができる社会になるよう今後も情報を発信していきたいと思います。
　今日は、ありがとうございました。

大園あい梨

＊四柱推命鑑定士

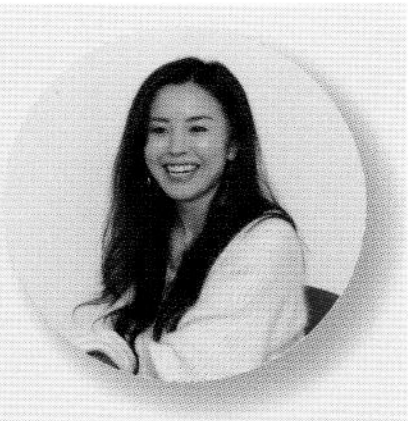

株式会社 ROYAL ELEMENT 代表取締役社長
ROYAL ELEMENT 講座主宰
四柱推命・算命学鑑定士
コンサルタント、カウンセラー
1980 年北海道生まれの埼玉育ち
ノルマンディー、宮古島、パリ、イギリス、東京を経て、現在、熱海在住
2010 年よりタロット、占星術を独学で学ぶ。
四柱推命は 2013 年にスタート。

Andy Chang（張 博文）

＊アイジェノミクス・ジャパン

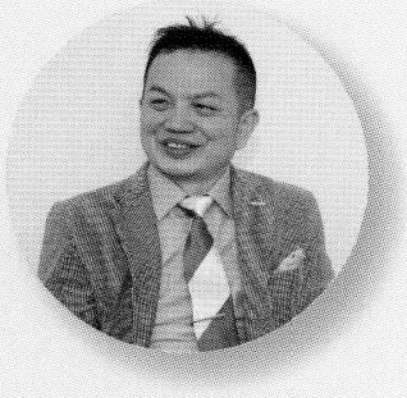

Igenomix《アイジェノミクス》 アジア太平洋地域統括責任者
1995 年 清華大学（台湾）卒業
2005 年 京都大学大学院にて博士号を取得
2011 年 マイクロアレイの最大手 Affymetrix Japan 社にて技術部長を経て、APAC 事業開発ディレクターに就任
2017 年 Temple University Japan において MBA 取得（首席）
2017 年 Igenomix Japan 日本法人代表 兼 APAC 事業開発 ディレクター
2019 年 Igenomix アジア太平洋地域統括責任者

不妊治療用語集

胚移植関連編

アシステッドハッチング（AHA）

胚が子宮に着床するために、透明帯から脱出することをハッチング（孵化）という。このハッチングを助けるために切開、溶剤、レーザーなどを行う。また、胚の透明帯をすべて取り除いて移植することをzona free（透明帯完全除去）という。

インキュベーター（培養器）

卵子や胚の生育に適切な温度や湿度などを一定に保つことができる機器。共同タイプや個別タイプ、そして胚の発育を観察・記録のできるタイムラプス型などがある。タイムラプス型には、人工知能AIを搭載したものもある。

移植胚数

日本産科婦人科学会や日本生殖医学会の会告から、移植胚数は原則1個としている。治療回数や年齢などにより2個胚移植まで許容されている。

黄体化ホルモン（LH）

排卵期に下垂体より分泌されるホルモンで、黄体化ホルモン、黄体形成ホルモン（LH：Luteinizing hormone）という。排卵期には、一過性に大量に分泌され（LHサージ）、卵胞の成熟を促し、排卵のきっかけをつくる。

ガードナー（Gardner）**分類**

胚盤胞の状態を分類する方法。胚盤胞の発育状態を1から6で分類し、内部細胞塊（将来赤ちゃんになる細胞）と栄養外胚葉（将来胎盤になる細胞）の状態をA、B、Cで評価する。

ガラス化法

ガラス化法は、胚を液体窒素で急速冷却して凍結保存する方法。凍結時に細胞の水分が凍って氷晶が発生することによる細胞損壊を避けることができ、凍結後はマイナス196℃の液体窒素の中で保存される。卵子や精子も凍結保存する場合はこの方法で行う。

完全自然周期

排卵誘発剤を一切使用せず、エコー検査や血液検査などで卵胞発育を確認する方法。成長する卵胞は、基本的に1個となる。対象は、卵巣機能に問題のない比較的若い人、また卵巣機能が低下し排卵誘発剤の効果が見込めない人に用いることもある。

クリーンベンチ

培養室や検査室などで使用する、埃やちりなどが入ってこないよう清潔な環境で培養業務を行うための作業台。

体外受精での通常媒精、培養液の交換などは、作業台の温度を体温と同様に保ち、顕微鏡と一体化したクリーンベンチで行う。

月経周期

▼卵胞期（卵胞が育つ）

排卵に向け卵胞が育つ時期。左右の卵巣に10～20個の卵胞が排卵に向け、下垂体から分泌される卵胞刺激ホルモン（FSH）の刺激によって一斉に成長を始める。その中で一番ホルモンに対して反応のよかった1個が成長を続け、その他は退縮する。卵巣では、卵胞ホルモン（エストロゲン：E2）を分泌し、子宮内膜を厚くする。

このときの基礎体温は低温相。

ガードナー（Gardner）分類
胚盤胞の評価方法

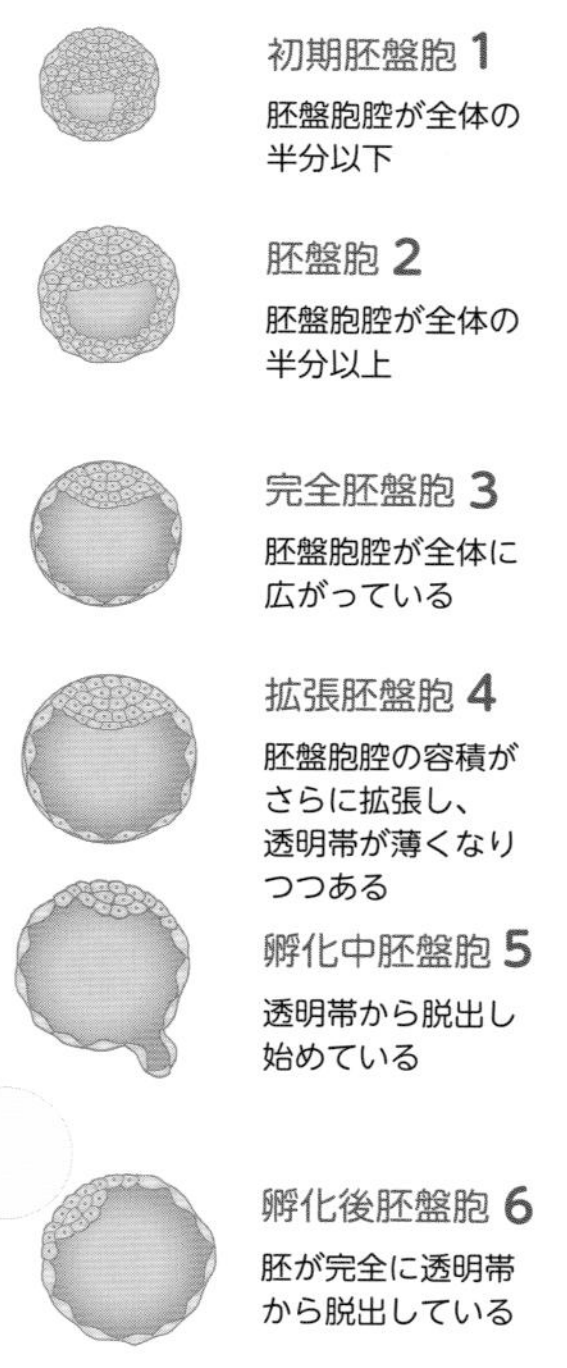

初期胚盤胞 1
胚盤胞腔が全体の半分以下
胚盤胞 2
胚盤胞腔が全体の半分以上
完全胚盤胞 3
胚盤胞腔が全体に広がっている
拡張胚盤胞 4
胚盤胞腔の容積がさらに拡張し、透明帯が薄くなりつつある
孵化中胚盤胞 5
透明帯から脱出し始めている
孵化後胚盤胞 6
胚が完全に透明帯から脱出している

▼**排卵期**（卵胞が成熟し、排卵が起こる）

卵胞が十分に成長すると、卵巣は脳の視床下部に卵胞が十分に育ったことを伝える（E2値が成熟卵1個あたり200～300pg／ml）。これをフィードバックという。これにより下垂体は大量の黄体化ホルモン（LH）を分泌（LHサージ）し、卵胞は成熟、排卵が起こる。

このときの基礎体温は、低温相。

▼**黄体期**（残った卵胞が黄体化し、着床の準備をする）

排卵後、卵巣に残った卵胞は黄体へと変化する。黄体ホルモン（プロゲステロン）を分泌し、胚が子宮へ着床しやすい状態へと整える。妊娠が成立すると黄体は妊娠黄体となり、プロゲステロンの分泌が増し、妊娠初期の不安定な時期を支える。

月経周期のホルモンの流れ

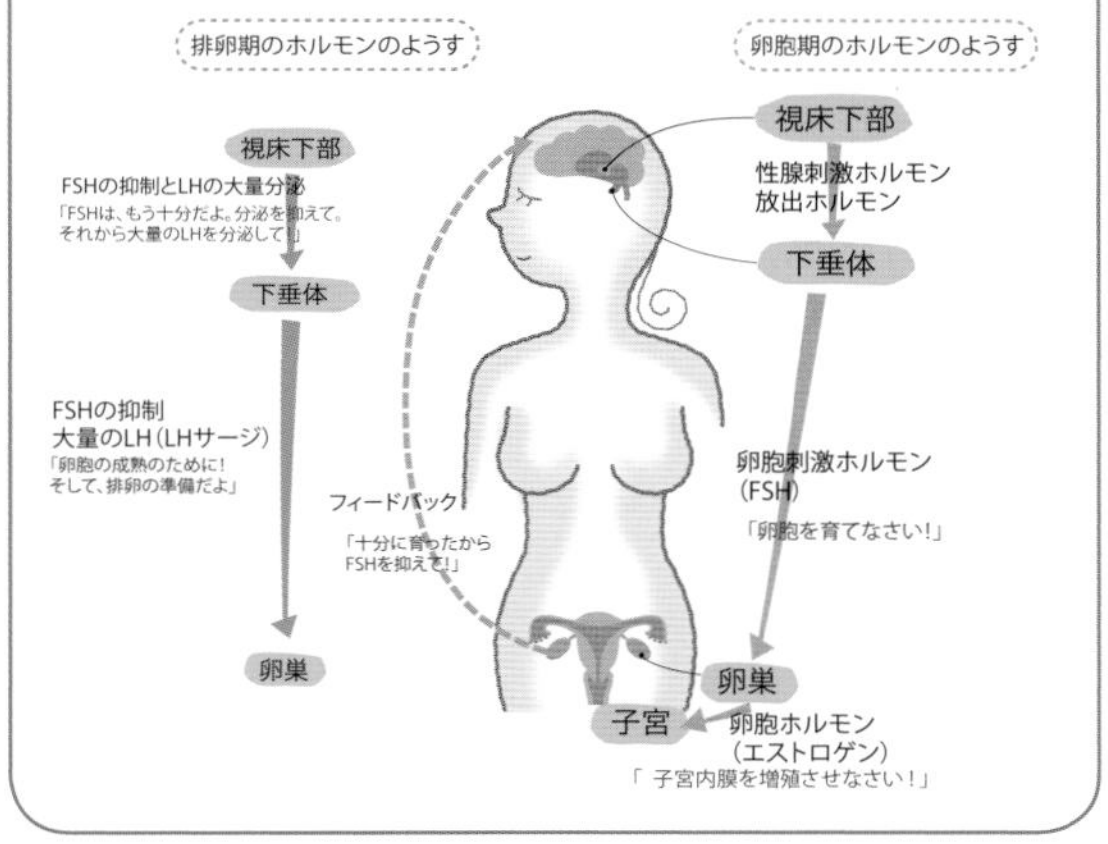

排卵期以降、基礎体温が高温相へ移行するのは、プロゲステロンに体温を上昇させる作用があるため。着床して妊娠が成立しても、しばらく基礎体温は高温相を保ち、胎盤ができる頃に、その役目を終え、基礎体温も下がる。

妊娠中は排卵が起こらないため、基礎体温は特に変化しない。

▼**月経期**（子宮内膜が体外に排出される）

妊娠が成立しなかった場合、排卵10日目頃より黄体は徐々に白体へと変化し、黄体の分泌するプロゲステロンの分泌が低下する。すると、プロゲステロンによって支えられていた子宮内膜は剥がれ、血液とともに体外へ排出される。これが月経。

基礎体温は低温相へ移行する。

顕微授精

極細のガラス管に1個の精子を吸引して、卵子の細胞質内に直接注入する受精方法。通常媒精（卵子に精子をふりかける）では受精しない、また多精子受精が起こるなどの受精障害、精子が極端に少ない、または精巣などから直接回収した精子と受精させるために用いる。

検卵

採卵手術によって採取した卵胞液の中から顕微鏡を用いて卵子を探すこと。

採卵

体外受精や卵子凍結を目的に、卵巣から手術で卵子を採取すること。

子宮

子宮は、骨盤のほぼ真ん中に位置した筋肉でできた臓器で、上部は左右の卵管に、下部にある子宮口は膣につながる。成人女性の子宮は鶏卵くらいの大きさ。子宮の内部は月経周期によって増殖と剥離を繰り返す子宮内膜があり、そこに胚は着床する。着床後は、出産まで子宮内で胎児を育てる。

子宮外妊娠（異所性妊娠）

胚が子宮内膜以外の部位に着床して発育が進んでしまうこと。100～200妊娠に1件の割合で起こる。このうち卵管に着床するケースが95%を占め、また卵管膨大部で起こることが多い。子宮外妊娠では、妊娠は継続できず、卵管破裂を起こすなど重篤なことにつながるため適切な処置が必要。

子宮外妊娠（異所性妊娠）の例

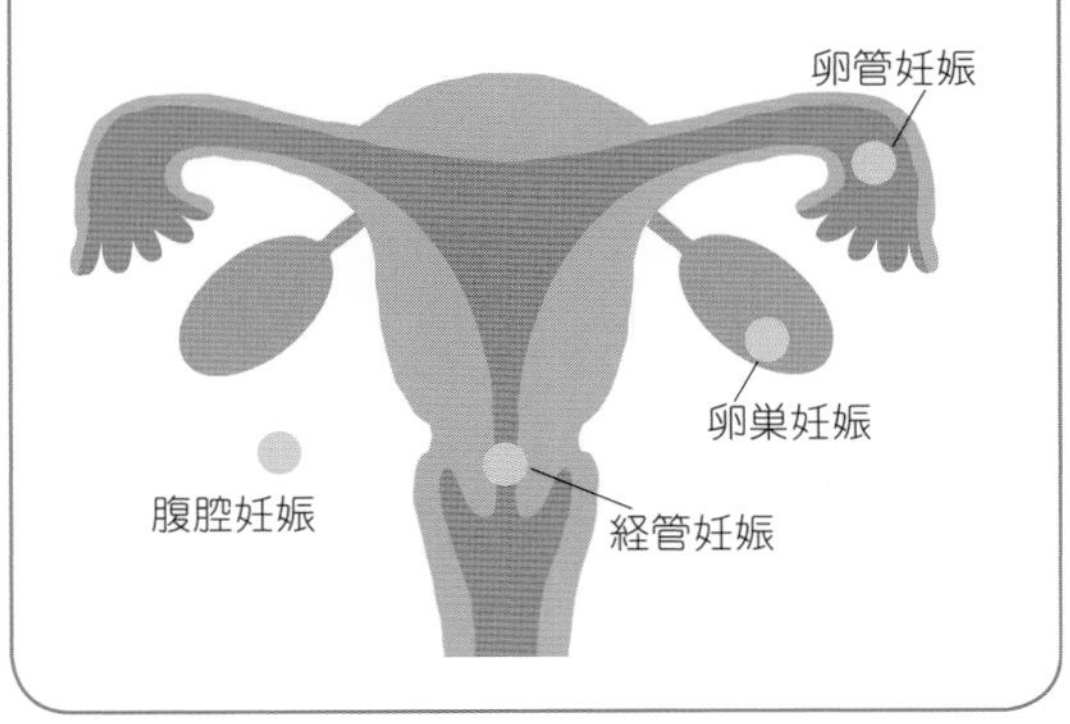

子宮底

子宮は洋梨のような形をしており、上部を子宮底、下部を子宮頸部という。胚は多くのケースで子宮底に着床する。体外受精で、胚移植を行うときには、子宮底から1～2cmのところに胚を移植する。

子宮内膜

子宮には内側に子宮内膜があり、月経周期のホルモンの影響を受け増殖と剥離を繰り返す。胚移植では、子宮内膜の厚さが7ミリ以上あるのがよいといわれている。

自然周期・低刺激周期法

排卵誘発方法のなかでも、早期排卵を抑制せず月経周期を崩さない方法。卵胞の成長は、エコー検査や血液検査で確認する。

▼**低刺激周期法**

誘発剤を服用、または注射剤を数回足して卵胞を育て、GnRHアゴニスト点鼻スプレーやhCG注射などで排卵をコントロールする。

▼**自然周期法**

卵胞を育てるための薬は使わず、卵胞の成長を見守り、十分に育ったところで、GnRHアゴニスト点鼻スプレーやhCG注射などで排卵をコントロールする。

受精

卵子と精子が出会い、1個の精子が卵子の細胞質内に入り結合すること。

自然妊娠の場合は、卵管膨大部で起こる。体外受精の通常媒精では、卵子に精子を振りかけることから起こり、顕微授精では卵子に1個の精子を注入することで起こる。

自然妊娠、通常媒精での受精は、精子が卵子の周囲に群がることから始まる。多くの精子が、頭部にある先体から酵素を分泌し、卵子へ挑むことで透明帯がだんだんと薄く弱くなっていく。

群がる多くの精子のうちの1個が卵子へ入ると、透明帯の性状が変わり、ほかの精子は入れなくなる。こうして1個の卵子と1個の精子が受精し、その後、卵子由来の前核と精子由来の前核が現れ、受精が完了する。

初期胚

8細胞期ごろまでの胚。順調に発育すると8細胞期は受精から3日目頃。

新鮮胚移植

体外受精において、排卵誘発、採卵手術を行った治療周期に胚を移植すること。

生化学的妊娠

妊娠反応があったのみで、その後の胎嚢確認ができず、臨床妊娠に至らなかった状態のこと。

精子

男性の生殖器官から分泌される精液中に含まれる生殖細胞。

精子は、ほとんど細胞質がなく、頭部、中片部、尾部で構成され、頭部に遺伝情報である核があり、透明帯を消化するために必要な酵素を含む先体という器官がある。

WHOの精液下限基準値では、濃度1500万/ml以上、総数3900万/射精以上、前進運動率32%以上、総運動率40%以上、正常精子形態率4%以上、白血球数100万/ml未満としている。

精子調整

射出した精液には、精子以外の白血球や細菌などが含まれるため、不妊治療では調整して生きた精子を抽出し、人工授精、体外受精を行う。

▼密度勾配遠心法

精子分離剤に精液を重層し、遠心分離機にかけることで比重の重い、生きた精子を沈殿させて回収する方法。

▼スイムアップ法

精子の運動性を活かした方法で、培養液の中に精液または遠心分離した精子を入れ、泳ぎ上がってきた精子を回収する。

性腺刺激ホルモン（ゴナドトロピン）

女性の場合は、卵巣に作用して、卵胞の発育・排卵・黄体化を促進し、男性の場合は、精巣に作用して精子形成を促進するホルモンのこと。視床下部から刺激を受けて下垂体より分泌される、卵胞刺激ホルモン（FSH）と黄体化ホルモン（LH）がこれに当たる。

染色体

遺伝情報を持つDNAは、細長い糸状の物質で、それが折り畳まれたまとまりが染色体。人の染色体は23対(46本)あり、それぞれ父由来、母由来の1本ずつがセットになっている。22対（44本）の常染色体と1対（2本）の性染色体で構成され、性染色体の組み合わせがXXであれば女性、XYであれば男性となる。

前核

受精によって見えるようになる卵子由来と精子由来の核。2つの前核は、やがて融合し1つになる。

桑実胚

胚は、細胞分裂を繰り返して成長し、16細胞以上になると細胞が緊密に接着（コンパクション）し、1つの塊のように見えるようになる。

これが桑の実のように見えることから桑実胚（桑実期）と呼ぶ。さらに発

精子の構造

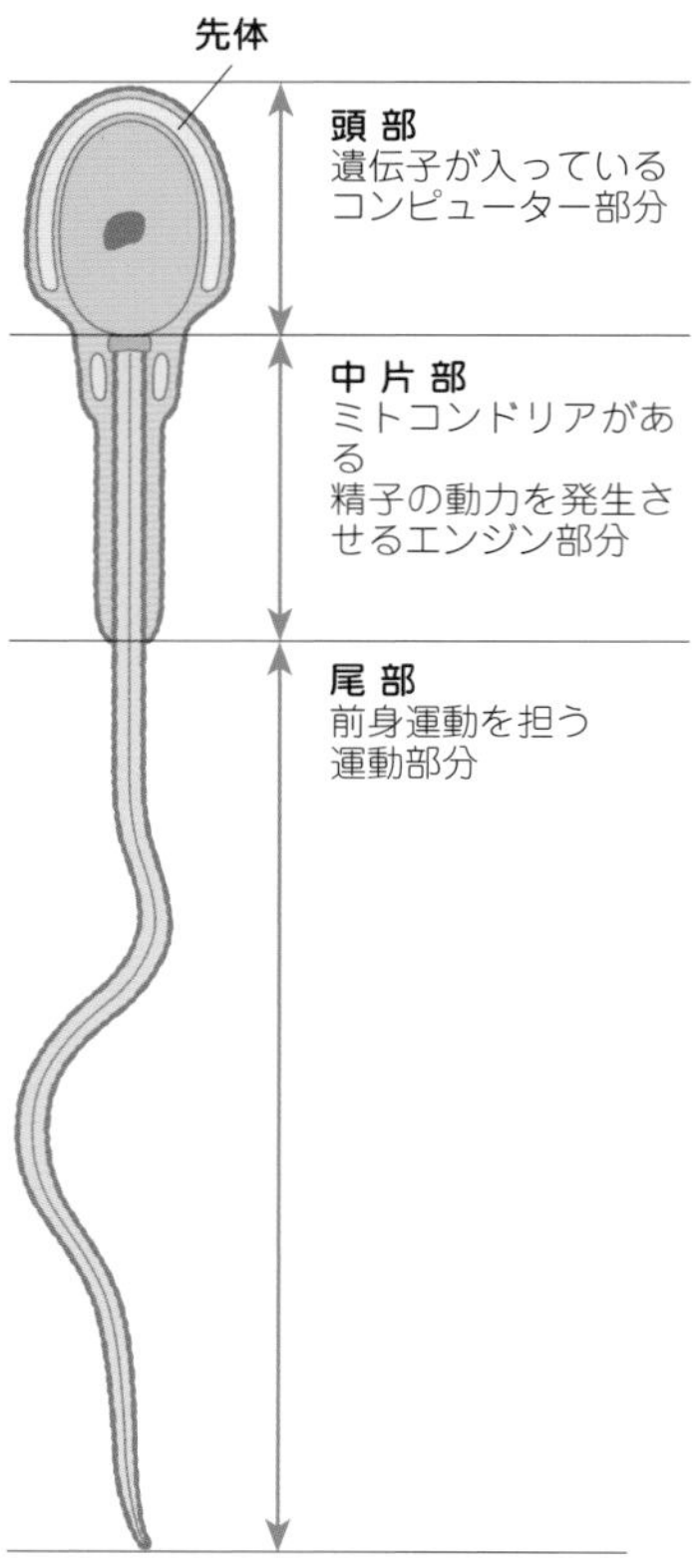

受精の完了

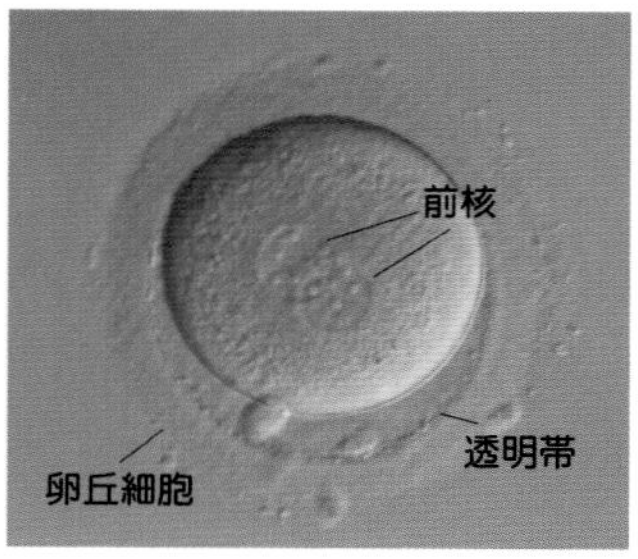

育すると胚盤胞になる。

体外受精

卵巣に育った卵胞から、卵子を採取し、体外で精子と受精させること。

ディッシュ上で卵子に精子を振りかける通常媒精と顕微鏡下で卵子に直接1個の精子を注入する顕微授精がある。

着床障害

良好胚を移植しても着床しない。または、生化学的妊娠を繰り返すことをいう。着床障害の理由は大きく2つあり、1つは胚の染色体異常。これは着床前胚染色体異数性検査（PGT-A）を行い、染色体異常のない胚を移植することで妊娠とその継続が期待できる。

もう1つは母体の環境。胚移植と着床時期の関係、子宮内環境の問題、また免疫寛容の問題などがある。

各々検査をして必要な治療を行い、着床環境を整えて胚移植することで妊娠が期待できる。

着床の窓

胚が子宮に着床できる期間は、特定の時期や条件があり、それ以外では着床できないといわれている。この着床可能な時期を着床の窓（インプランテーションウィンドウ／Implantation Window）という。通常は、排卵から5日程度がその時期に当たるが、良好胚を移植しても着床しない人の約3割に着床時期のズレがあるといわれており、より個々に合った時期に移植することが妊娠の確率を上げるとされている。

調節卵巣刺激法

調節卵巣刺激法は、早期排卵を抑制して、多くの卵胞を育て、多くの卵子を採取することを目的とした排卵誘発方法で、ショート法、ロング法、アンタゴニスト法などがある。

妊娠率を上げる目的から複数の卵子を採取するため、卵胞の発育にはrecFSHや尿由来のFSH製剤、hMG製剤、排卵抑制にはGnRHアゴニスト製剤やGnRHアンタゴニスト製剤などを使用する。

▼ロング法

採卵する前周期の高温期中頃からGnRHアゴニストの投与を開始することで、早期排卵を十分に抑制し、採卵周期にエントリーされる卵胞サイズを揃えることができる。卵胞発育にはrecFSHやhMGを連日注射し、卵胞成熟、排卵のコントロールにはhCG注射を使用して採卵手術を行う。

薬剤の投与期間が長くなるが、治療スケジュールを立てやすい方法で、卵巣機能に問題がなく、AMH値が高く比較的若い人に適した方法といわれている。

▼ショート法

採卵周期の月経1〜3日目からGnRHアゴニストの投与を開始し、早期排卵を抑制しながら、GnRHアゴニストのフレアアップ（flare up／投与初期にFSHとLHが大量に分泌されること）を利用して、recFSHやhMG注射で多くの卵胞を育てる。卵胞成熟、排卵のコントロールにはhCG注射を使用する。

若干FSH値が高い人にも適応する。

▼アンタゴニスト法

recFSHやhMG注射で多くの卵胞を育て、ある程度卵胞が成長した段階からGnRHアンタゴニストの注射を連日注射、または数回注射して早期排卵を抑制する方法。排卵コントロールのためにhCG注射ではなく、GnRHアゴニストを使うことでOHSS（卵巣過剰刺激症候群）をほぼ回避することができる。

多くの人に適応する方法。

●その他、ウルトラロング法、ウルトラショート法などのほか、各治療施設独自の方法もある。

凍結胚

胚を凍結して保存したもの。

前核期胚、初期胚、胚盤胞と、いずれの発育段階の胚でも凍結することができる。

凍結融解胚移植

凍結保存していた胚を融解して移植すること。移植に当たっては、個々に合わせた治療法で、胚移植を行う。

▼自然周期

自然の月経周期に合わせて行う方法。月経周期が規則的でホルモン環境のよい人に適し、エコー検査などで自然に起こる排卵が確認できた日から移植日を決定して胚移植を行う。

卵胞成長の具合によっては、連日のエコー検査が必要になること、自然周期であっても、排卵を促すためにhCG注射、またはGnRHアゴニスト点鼻スプレーなどを行い、排卵のみコントロールする場合もある。

▼排卵誘発周期

誘発剤を使って排卵を起こさせて、移植日を決めて移植する方法。排卵コントロールできるメリットはあるが、クロミフェンを使用した場合、その副作用のために子宮内膜が薄くなることがある。

また、注射による排卵誘発剤を使用した場合、排卵をhCG注射で促すとOHSSが心配されることもある。

▼ホルモン補充周期

ホルモンを補充して内膜の黄体化を行った日から胚移植を決める。卵胞ホルモン剤を使用して子宮内膜の増殖効果を利用し、その後に黄体ホルモン剤を使用して子宮内膜を整えていく方法。

多くの人に適応する。

透明帯

卵子の周りを覆っている膜のことで、糖タンパク質でできている。その役目として、受精に臨む精子の先体反応を引き起こす働き、1個の精子が進入した後、他の精子が入らないようにする多精子受精の阻止の働きなどがある。

受精後は、成長にしたがって増える細胞が、バラバラにならないように胚を守る役割があり、着床直前になると、胚盤胞が脱出しやすいように透明帯がやわらかくなるとされている。

妊娠率

子どもを望んだ性生活、あるいは不妊治療の中で、その行為の結果、妊娠に至る割合をいう。ただし、割合を出す上での分母によって妊娠率は大きく変わる。例えば、自然妊娠であれば排卵あたりとなり、それが年齢別、年代別で算出される。

不妊治療では、人工授精の周期あたり、体外受精では治療周期あたり、採卵あたり、移植あたりなどがあり、なかには年齢を区切って算出することもあり、分母はそれぞれである。

また、妊娠反応が陽性になった時点で妊娠数に加える、胎嚢が確認できて妊娠数に加えるなど、分子となる条件によっても妊娠率は変わるため、なにが分母で分子なのか、その条件を見極めて妊娠率を考え、比べる必要がある。

胚

受精した卵を胚という。胚は分割段階によって初期胚（8細胞期程度まで）、胚盤胞（胚盤胞腔が形成され内部細胞塊と栄養外胚葉に分かれた胚）と呼ばれ、桑の実のように見える時期を桑実胚と呼ぶ。また、受精を確認した日をd1（Day 1）とし、d2、d3、d4、d5、d6で胚を表すこともある。

胚移植

胚を子宮へ戻すこと。カテーテルに吸い上げた1個の胚を経腟から子宮へと挿入し、子宮底の手前1～2cmのところへ移植する。移植は、経腟超音波、または経腹超音波で確認しながら行う。

媒精

体外受精で、採卵した卵子と調整精子を培養液内で出会わせること。

卵子に精子を振りかける通常媒精と卵子の細胞質内に1個の精子を注入する顕微授精がある。

胚盤胞

受精後、胚が順調に発育し、5日目頃になると胚盤胞になる。胚盤胞は、内部に胚盤胞腔と呼ばれるスペースがあり、将来赤ちゃんになる内部細胞塊と将来胎盤になる栄養外胚葉にわかれている。

培養液

卵子や精子、胚を培養する際に必要な栄養物質を含む専用の液。

胚の発育に合わせて培養液を替えるシーケンシャルメディウムや、受精から胚盤胞まで培養するシングルメディウムなどがある。

培養室

採卵した卵子と精子を受精させたり、胚を育てたりするクリーン度の高い部屋。培養室は、高性能フィルター（HEPAフィルター）を通して換気を行い、室内の空気の清浄を保ち、温度や湿度などを一定に保たれるように制御されている。

ビーク（Veek）分類

初期胚（8細胞期頃まで）の状態を分類する方法。

細胞数やサイズの均等さ、フラグメントの割合から5段階で評価する。グ

胚移植

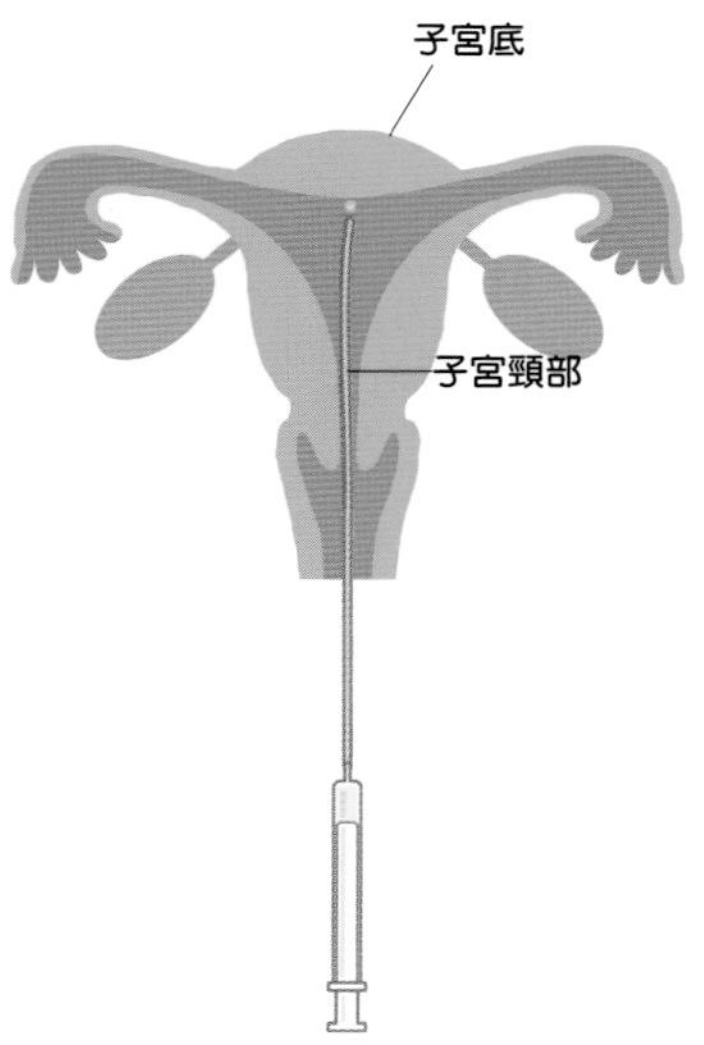

カテーテルが子宮内膜をつつかないように挿入し、子宮底から約1～2cmのところに、そうっと置いてくるようにして胚を移植します。

ビーク（Veek）分類

初期胚の評価方法

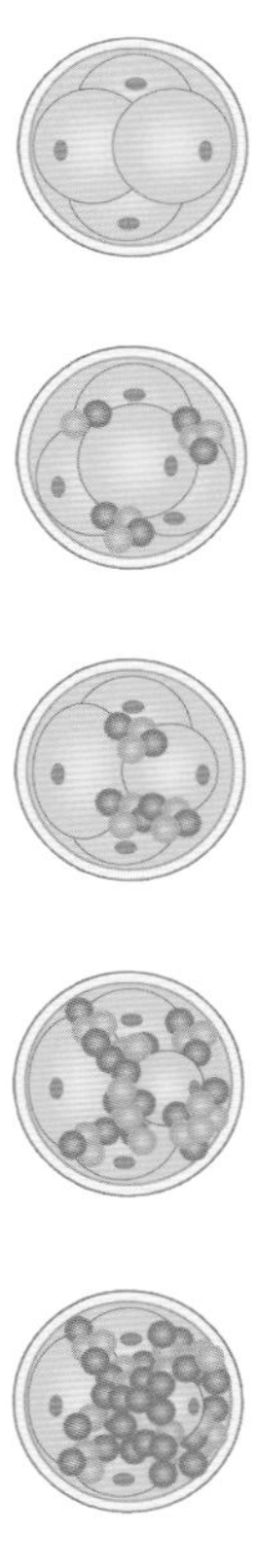

グレード1　割球が均等　フラグメントを認めない

グレード2　割球が均等　フラグメント10％以下

グレード3　割球が不均等　フラグメント10％以下

グレード4　割球が不均等　フラグメント10％以上

グレード5　割球が不均等　フラグメント50％以上

レード1が一番評価が高く、グレード3以上が移植対象になるのが一般的。

不育症

妊娠はするのに、流産や死産、新生児死亡などを繰り返してしまうこと。その中で、妊娠22週未満の流産を3回以上繰り返すことを習慣流産といい、2回以上繰り返すことを反復流産という。要因には、胎児の染色体異常が多く、母胎の要因には、血液凝固異常や自己抗体などがある。

免疫性不妊

不妊症の原因の中でも、免疫反応が原因となる場合がある。本来は、害のない対象に対しても防御機能が過剰に働き、対象を排出しようとする症状で、卵子や精子に対しても起こることがある。抗精子抗体や抗透明帯抗体などは抗体価によって受精方法を選択する。着床障害における免疫寛容の問題は、

卵子

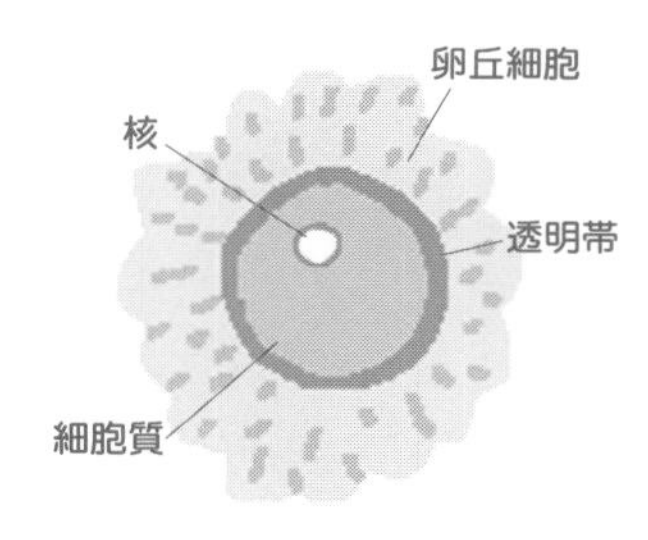

卵子は直径0.1～0.2mmで、人体でもっとも大きな細胞。

血液検査を行い必要な治療を行う。

卵子

女性が持つ生殖細胞で、その女性の遺伝情報を持ち、精子と受精することで胚となる。卵子の直径0.1～0.2mmで人体でもっとも大きな細胞。卵子の外側を卵丘細胞が囲み、その内側にはたんぱく質でできた透明帯、さらにその内側に母親の遺伝子を伝える核の入った卵細胞質がある。

平均閉経年齢である約50歳までに排卵される卵子は、400～450個といわれる。年齢とともに質が低下し、それが妊娠を大きく左右する。

卵巣

卵巣は、卵胞を貯蔵する臓器、生殖器でもあり、卵胞ホルモン（エストロゲン）を分泌する内分泌器官でもある。

卵胞

卵子の入った袋。

女性は、卵巣の中に一生分の卵胞を蓄えて生まれてくる（約200万個）。ただし、その数は自然に減少し、思春期頃には約20～30万個に、閉経を迎える頃には1000個程度になっているといわれている。この減少は、月経のあるなしに関わらずに起こる。

初経を迎える頃、卵巣がホルモンに対して反応できるようになり月経が始まると、ホルモンの影響を受けて卵胞は成長し排卵が起こる。

卵胞刺激ホルモン（FSH）

Follicle stimulating hormoneを略してFSHといい、脳下垂体前葉で作られる。排卵周期に入った卵胞は、FSHの刺激を受け発育する。

臨床妊娠

超音波検査で胎嚢（胎児の袋）が確認された場合、臨床妊娠となる。

ALICE検査（感染性慢性子宮内膜炎検査）

慢性子宮内膜炎は、反復着床不全や反復性流産と関連があり、それらを経験した患者の罹患率は66％に上るといわれている。ALICE検査は、子宮内膜炎に関与するといわれている10種類の病原菌について、その有無と割合を調べることができる。病原菌が検出された場合、検出された菌に効果のある抗生物質を服用する。改善された場合、子宮内膜マイクロバイオームの割合を鑑み、必要であればプロバイオティクス治療を加えて胚移植に臨む。EMMA検査と同時に行う。

AMH（アンチミュラー管ホルモン）

AMHは卵巣の中にある、発育途中の卵胞の顆粒膜細胞から分泌されるホルモン。卵胞数は年齢とともに減少し、AMH値も加齢とともに低くなるのが一般的。このことから卵巣の予備能力の指標になると考えられている。

EMMA検査（子宮内膜マイクロバイオーム検査）

反復着床不全（体外受精で良好胚を3回以上移植しても妊娠しない場合）を経験している人や体外受精を受けている人を主な対象に、子宮内の細菌の割合を調べ、ラクトバチルスが90％以上あるかどうかを調べる検査。

子宮内のラクトバチルス菌が90％未満の場合にはプロバイオティクス治療を行い、子宮内のラクトバチルス菌を増やし、胚移植に備える。

ERA検査（子宮内膜着床能検査）

体外受精において、良好胚を複数回移植しても妊娠に至らない人、生化学妊娠を繰り返す人を主な対象に、着床時期や期間などを調べる検査。

通常、着床の時期は受精から5～7日にあたる。しかし、良好胚を移植したにも関わらず着床しない人の中には約30％に着床時期のズレがあり、着床時期には個人差があることがERA検査からわかってきた。そのため、個々の着床時期を調べ、適切なタイミングに胚移植を行うことで妊娠の可能性が高められる。

funin.info 無料相談コーナーから pick up！

vol.62

i-wish ママになりたい　相談コーナー

相談とお返事

1 初めての体外受精は陰性に終わりました。今後について相談です。

2 初めての子を８カ月で癌で亡くし、精神不安定でセックスもできずにいましたが、頑張ってみようと思います。

3 妊活を始めて１年９カ月です。別のクリニックの説明でショックを受けました。

4 体外受精を予定するも病気あり、先生は延期と判断。でも、やらずに後悔はしたくないのです。

5 ２人目の赤ちゃんを希望し、７回のタイミングを受けるも妊娠せず、専門医に相談した方が良いのか悩んでいます。

6 なぜ着床しないのか検査があると聞いたのですが、あるのでしょうか？

7 不妊治療に悩む方々や専門家に相談、ディスカッションできたらと思います。何か方法はありますか？

8 受精卵の成長スピードが速いため、本日の移植はキャンセルとなり、受精卵を凍結したとのこと。なぜですか？

9 未婚で健康な女性が卵子凍結をして頂ける病院はありますか？

10 カナダで不妊治療中ですが、コロナの影響から思うように進みません。帰国して不妊治療を受けようかと悩んでいます。

11 遺残卵胞を繰り返す人は、体外受精を受けるしかないのでしょうか。

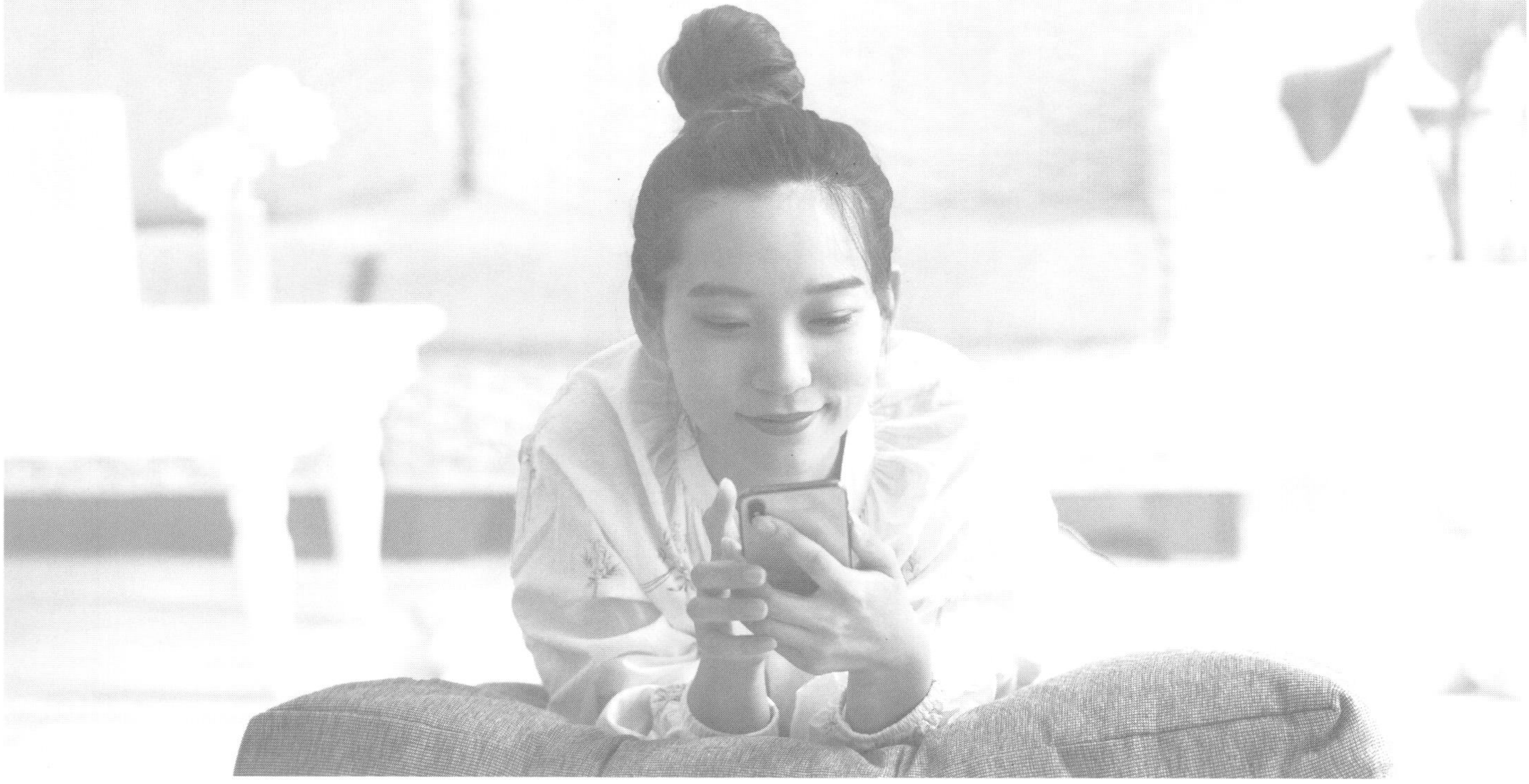

相談1

初めての体外受精は陰性に終わりました。今後について相談です。

31～35歳・東京都

2回目の相談になります。以前は、体外受精へなかなか踏み込めずご相談させていただきました。背中を押していただき、体外受精へ挑戦することができました。ありがとうございました。今回は、今後についてご相談させてください。

初めての体外受精は、陰性に終わりました。

年齢（30代前半）的に周りが自然妊娠で子どもを授かっていたり、体外受精でも1回目で授かっていたりする中、正直ショックでなりませんでした。それと同時に、不妊治療をしてまで私は子どもが欲しいのかという気持ちが出てきてしまいました。何回も挑戦して頑張っている人がたくさんいる中、こんな気持ちを持っている私は治療を続けてはいけないんじゃないか、続けたとしてもまた陰性だったら…。また、いつまでやればいいのかなど、精神的にかなりまいっています。こういうネガティブな気持ちに、皆さんもなるのでしょうか？

それと、今後の治療について聞きたいことがあります。

今回の移植は、ホルモン補充でした。

5日目胚盤胞3AB（凍結融解）を、アシステッドハッチングして移植しました。

陰性の判定をいただいた日に、先生から「次は子宮内膜着床能検査をするか、自然周期移植をするか」と言われました。

着床検査はわかるのですが、ホルモン補充より妊娠率の低い自然周期を勧められた理由は何でしょうか。

その場で聞けば良かったのですが、陰性判定にショックでその場を早く立ち去ることしか考えられず、すぐに出てきてしまいました。

凍結胚はあと2つなので、妊娠率が高い方法を選びたいと思っていますが、陰性のショックから、今周期は休むことにしました。

お返事

体外受精へ挑戦されたのですね。

初めての体外受精では残念ながら妊娠という結果には結びつくことができませんでしたが、治療を行ったことで確認できたことがあると思います。

胚の評価や子宮内膜の厚さ、ホルモン環境など、落ち着いたら、ぜひ医師に聞いてみてください。また、「なぜ？」と疑問に思って相談してくださったことも質問してみると、あなた自身のこれまでの治療経過とともに説明してくれることと思います。ここでは、一般的なことを踏まえて、お返事しますね。

次回の胚移植についてですが、子宮内膜着床能検査については、今回が1回目の胚移植ということと、検査費用が高額なことなど踏まえて、その必要性を医師と良く相談してみてください。もちろん着床時期にズレがないとは限りませんが、きちんと理解して納得されることが大切です。

移植周期を自然周期でチャレンジすることについては、これまでの月経周期が順調だったのであれば特に問題がないと思います。

自然周期での胚移植は、月経周期を基本に進められ、卵胞が発育し、排卵を確認できたら胚移植の予定を立てます。自然排卵ですから、排卵後の黄体ホルモンの分泌は問題ないかと思いますが、足りなければホルモン補充をすることになるでしょう。ホルモン補充周期の場合には、排卵が起きないため、黄体ホルモンの分泌は少なく、薬による補充が必要です。

中には1回目の体外受精で妊娠成立する人もいますが、多くの場合、数回の胚移植を行っています。体外受精の妊娠率は、1回の胚移植で30%くらいですから、今後の胚移植で、妊娠する可能性はあると思います。

では、いつまでやればいいの？となりますよね。

夫婦でよく話し合い、治療回数の目安を決めてみてはいかがですか。目安にした回数内で妊娠が成立しなかったとき、今後をどうするか、その時に仕切り直して考えてもよいのではないかと思います。

今は心が疲れてしまっているようですので、のんびりと休憩しましょう。そして、気持ちが前向きになったら再開すればいいと思います。

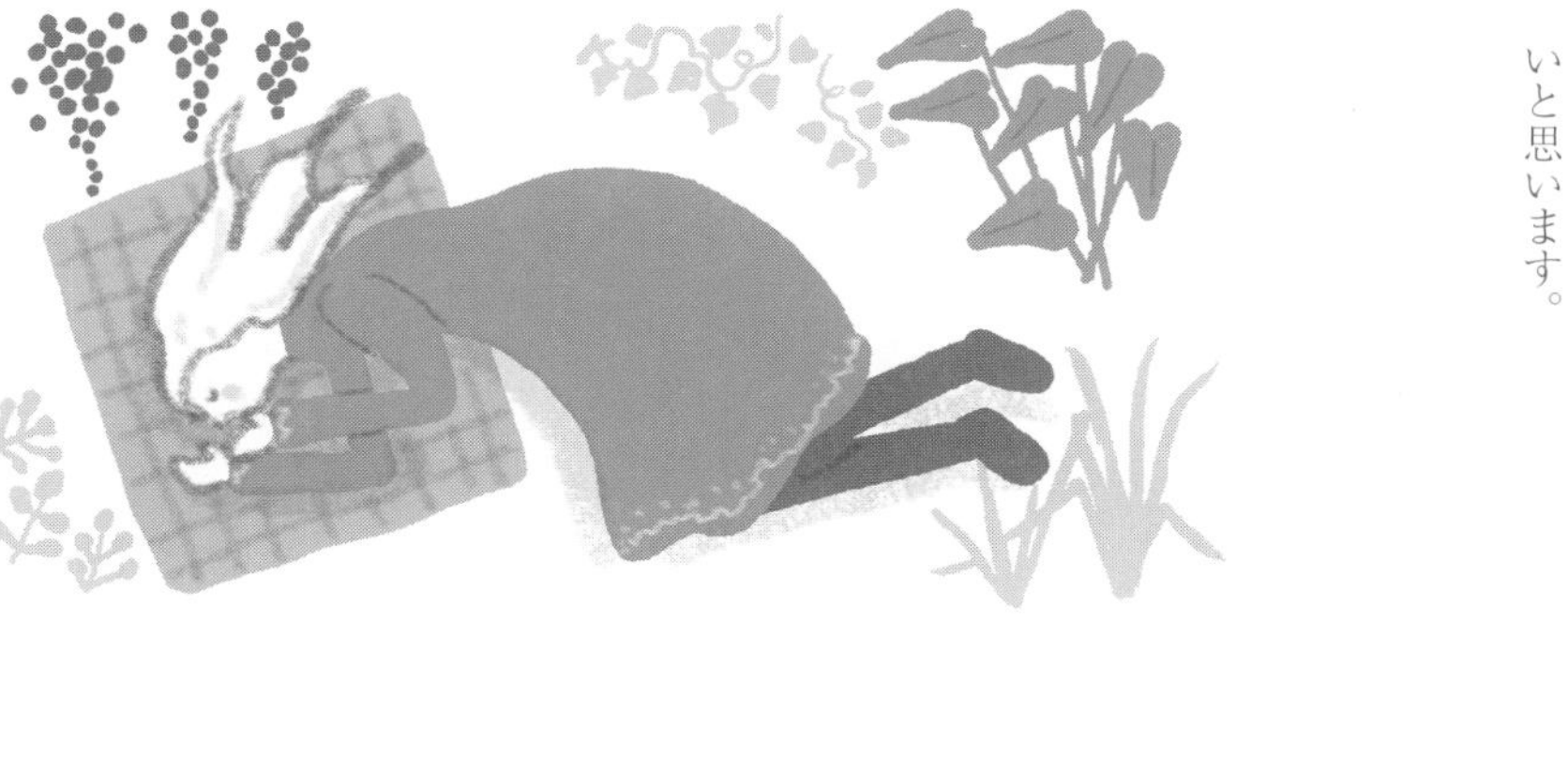

相談2

初めての子を8カ月で癌で亡くし、精神不安定でセックスもできずにいましたが、頑張ってみようと思います。

41～45歳・兵庫県

5年前（40歳）に初産で出産をしました。

臨月になって、赤ちゃんの動きが少なすぎると言われて緊急帝王切開しました。

生まれてすぐ子どもは転院し、原発不明ガンと言われ、8カ月で亡くなりました。

それから怖くなり、精神的にも不安定で、セックスができなくなりました。

でも、ずっと我慢していた旦那さんから「子どもが欲しい」と最近言われ、頑張ってみようと思っています。

しかし高齢でもあり、体力的にも心配で、生理はありますが生殖能力があるのかも不安です。問題ないか、調べることは出来ますか？

旦那さんは43歳です。

お返事

お子さんのこと、とても辛い経験でしたね。あなたの辛かった日々を思うと胸がキュッとし、「ずっと我慢していた」という言葉から、あなたのご主人への気遣いと思いやりにあたたかさを感じます。

少しでもお役に立てるようにとお返事しますね。

まずは、残された卵の数がどのくらいあるのか、卵巣機能に問題がないかなどの検査から始めてみましょう。

また、受診先は不妊治療を専門に行っているクリニックが良いと思います。（https://www.funin.info/search/）にリストがありますので、参考にしてみてください。

通院のしやすさなどから、いくつかの施設をリストアップし、実際に、どのクリニックが良いのか、検討されるのがよいと思います。

通院しやすさも条件になるかと思いますが、勉強会や説明会を行っているのであれば、夫婦で参加してみてください。

最近では、オンライン説明会を行っているところもありますので、検査や治療の内容、治療方針などを聞いて、ふたりが納得できるところで検査を受けてみましょう。

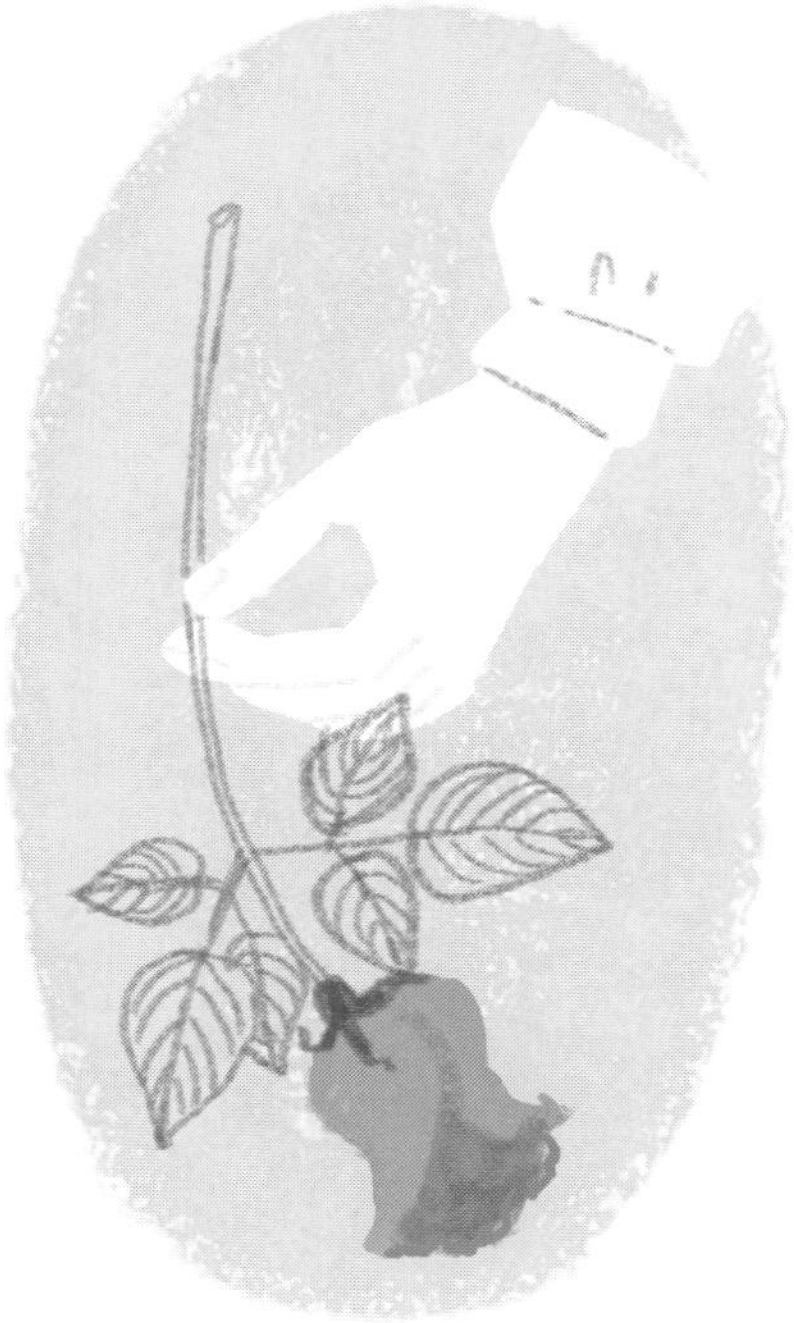

相談3

妊活を始めて1年9カ月です。別のクリニックの説明でショックを受けました。

31～35歳・埼玉県

この1年9カ月でタイミング法数回とAIHを4回チャレンジしましたが、妊娠に至りません。なかなか成果が出ないことの焦りや周りのおめでたラッシュから、精神的にかなり参ってしまっています。通っている病院を変えるべきかという悩みもあり、別のクリニックのガイダンスに参加してみたのですが、そこの先生が他の病院の治療を全否定するようなタイプで、色々と傷つき、心が折れてしまいました。

誘発剤を使った治療は、一度に20カ月分の卵を無駄にするから使ってもいいのは、多くて6回まで、それ以上使った経歴があるともう妊娠は難しい、というようなことを言われたのが一番ショックでした。

私は、もう10回も誘発剤を使った治療をしています。33歳という年齢も加味すると、もう妊娠は難しいのでしょうか…。

家に帰ってからショックで過呼吸になってしまい（パニック障害などの持病はありません）、夫と相談して、治療も基礎体温もサプリも、全て一旦やめようということになりました。

夫は、私がこんなふうになってまで子どもが欲しいとは思わないし、2人で暮らしていくのも幸せだと言っています。

私も夫婦2人の生活も幸せだと思っていますが、やはりなかなか子どもを諦めることができません。

この一年、仕事と両立しながら頑張って通院したのは無駄だったのか、それよりもむしろ、誘発剤を使った悪影響だったのか、もう子どもは諦めた方がいいのか…、気持ちの整理をしたいです。

何かアドバイスありましたら、お願いします。

お返事

不妊治療施設ごと、治療方針はさまざまで、また医師によって排卵誘発剤を含め、治療方法にはいろいろな見解があります。

排卵誘発剤は、卵胞の発育を助け、より成熟した状態で排卵に向かわせることを目的に処方されます。月経周期が始まる頃、卵巣では十数個の卵胞が発育を始めます。その中から1つが選ばれて排卵に向けてさらに発育し、そのほかの卵胞は、途中まで発育する卵胞もあれば、最初から発育しない卵胞もあります。排卵誘発剤は、そうした卵胞の発育も促すことができるため、複数個の卵胞が発育する可能性があります。

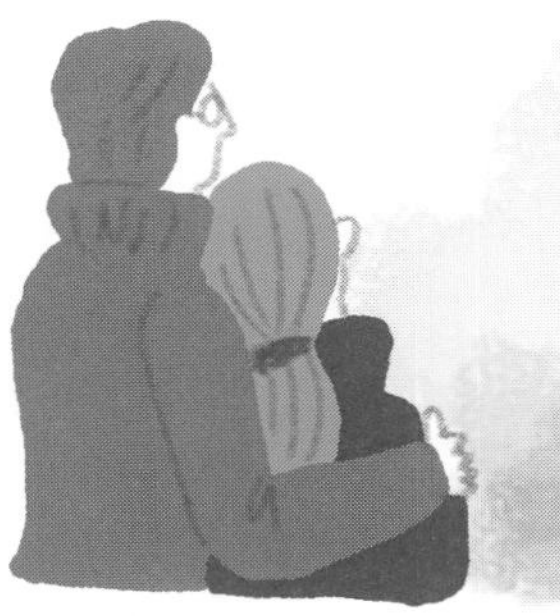

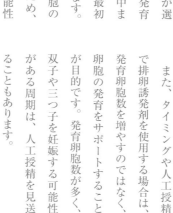

排卵誘発剤が卵胞発育のために働くのは、月経周期の開始とともに発育を始める卵胞です。この数は、排卵誘発剤を使用しても、しなくても数に違いはありません。たとえば、排卵誘発剤を使っても、次の周期の卵胞を発育させることはできません。医師からどのような説明を受けたのかはわかりませんが、排卵誘発剤に20カ月分の卵胞を無駄にできる力はないと思います。

また、タイミングや人工授精で排卵誘発剤を使用する場合は、発育卵胞数を増やすのではなく、卵胞の発育をサポートすることが目的です。発育卵胞数が多く、双子や三つ子を妊娠する可能性がある周期は、人工授精を見送ることもあります。

不妊治療をしても、すべての夫婦の希望が叶えられるわけではありません。夫婦ふたりの生活を考えるのもよいかもしれませんが、今はとにかく、治療から離れてお休みしましょう。

そして、治療を再開したくなったら、また始めればいいのではないでしょうか。そのとき、また病院を探しましょう。

今は、リラックスして過ごしてくださいね。

相談 4

体外受精を予定するも病気あり、先生は延期と判断。でも、やらずに後悔はしたくないのです。

26~30歳・東京都

不妊治療を始めて1年半経過し、次回は初めての体外受精を予定しています。

昨年末にSCCの腫瘍マーカーの結果から精密検査をしましたが、原因が見つかりませんでした。昨年1月に、子宮がん検診で陽性になり、コルポ検査もしましたが陰性でした。その後3月にも、子宮頸がんを調べ、これも陰性でした。

今年の1月にバセドウ病と橋本病にかかりましたが、今は薬も飲まずに安定しております。

体質改善にも心がけ、自分では、今一番体調が良いと思っていたので体外受精にステップアップしましたが、移植する直前で子宮頸がんが陽性（ASC-US）になりました。

私としては、体調も自分の状態もとても良く、できれば今、移植してほしいと考えているのですが、先生は移植を延期してもう一度コルポ検査をした方が良いと言っています。

この先、今の状態より良くなるかは保証はない。いつチャレンジしてもリスクはつきものですし、延期してやらずに後悔はしたくないと考え、かなり悩んでいます。

お返事

体外受精の胚移植直前で子宮頸ガンが陽性となってしまったら、それはいろいろと考え込んでしまいますよね。ガン検診の一次検査で陽性反応が出た場合には、二次検査ではコルポスコピー診と組織検査が行われます。前回もコルポ検査を行っていますが、HPVは陽性だったのでしょうか。今回はASC-USでしたので、二次検査を行い、その結果によって、今後の方針が決まってくると思います。

では、一次検査で陽性となったという状態で胚移植を行った場合のその後を考えてみましょう。妊娠が成立し、たとえばその後に子宮頸ガンと診断され、ガンが進行してしまった場合、母子ともに命が危険にさらされることもあります。「コウノドリ」という漫画の中でも、赤ちゃんを優先させるか、お母さんを優先させるかで医師が対立し、また、夫婦も厳しい選択を迫られるお話があります。そうなったとき、お母さん本人は？ ご主人は？ 家族は？ それぞれの立場で、さまざまな思いがあり、その選択は、とても苦しく辛いことになるかもしれません。ガンが進行するというのは最悪のシナリオですが、胚移植を延期すれば回避できることもあります。

まずは、コルポ検査の結果から、今後のことを考えられてはいかがですか。胚移植をしたいというお気持ちは十分に理解できますが、ご主人や医師ともよく相談しながら、胚移植だけでなく、妊娠後のこと、出産、育児とよく考えて進めてください。

産科医にセカンドオピニオンを求めるのもいいと思います。

相談5

2人目の赤ちゃんを希望し、7回のタイミングを受けるも妊娠せず、専門医に相談した方が良いのか悩んでいます。

36～40歳・東京都

2年半前に1人目を出産し、現在2人目の赤ちゃんを希望しています。

排卵検査薬を使用し、タイミングをはかり、7回試みましたが妊娠に至りません。（そのうち1回は化学流産でした）

現在、私も夫も36歳なので、焦りを感じています。

そろそろ、不妊治療の専門医に相談した方が良いのか悩んでいます。

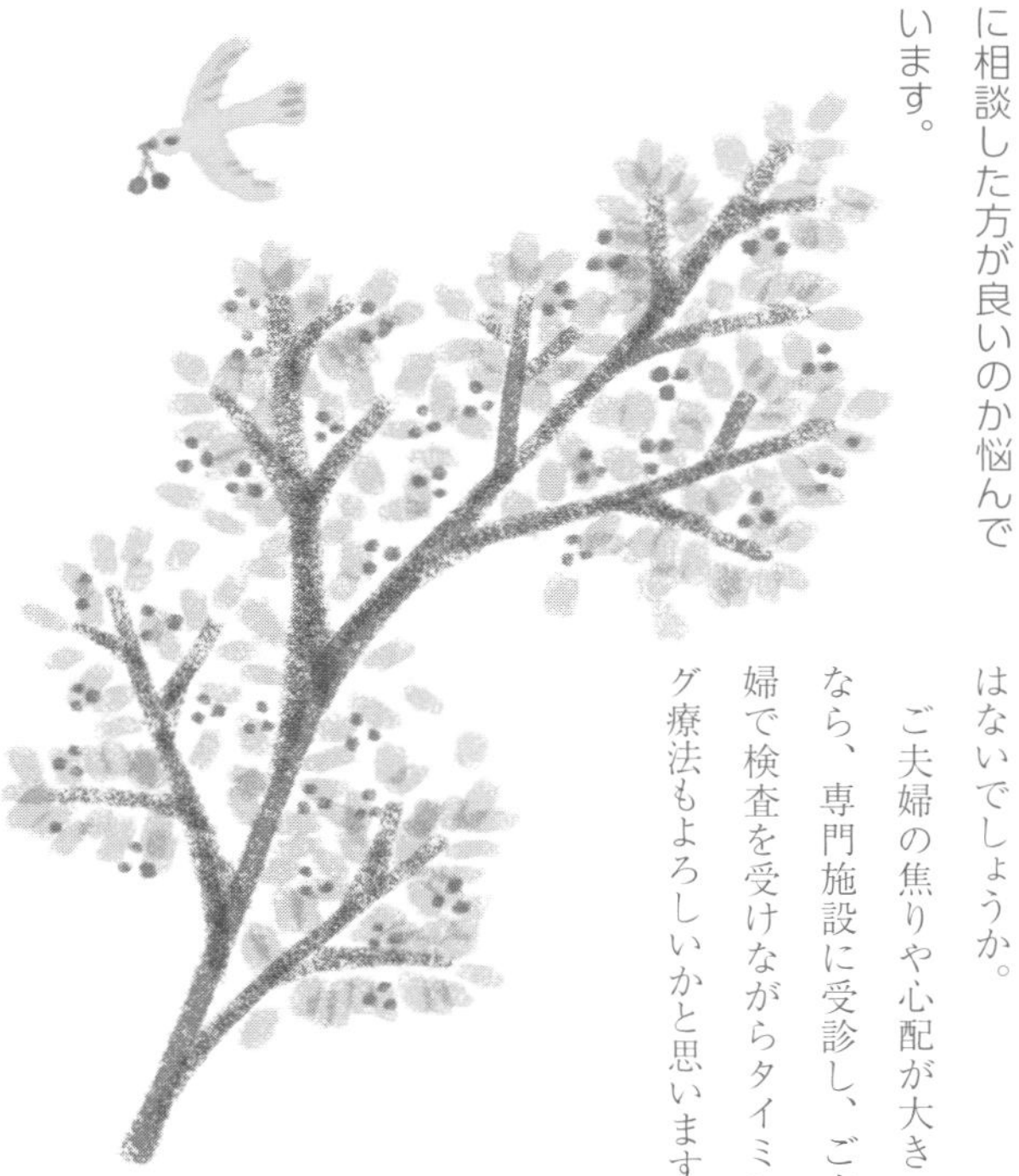

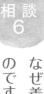

お返事

排卵日検査薬でのタイミングを7周期、内1回は生化学的妊娠（化学流産）だったということから考えると、性生活から妊娠する可能性はあるかと思います。

不妊治療の専門施設でなくても、近所の産婦人科で排卵日を診てもらい、性生活を持つタイミング療法を試みてもいいのではないでしょうか。

ご夫婦の焦りや心配が大きいなら、専門施設に受診し、ご夫婦で検査を受けながらタイミング療法もよろしいかと思います。

相談6

なぜ着床しないのか検査があると聞いたのですが、あるのでしょうか？

31～35歳・栃木県

これまで3回、胚移植をしましたが着床しません。

なぜ着床しないのか検査があると聞いたのですが、あるのでしょうか？

なぜ、着床しないのでしょうか…。

お返事

受精卵が子宮内膜へ着床するメカニズムは、いまだに解明されていないことがあります。個々の着床しない要因が何かを知ることは難しいことですが、要因には大きくわけて胚の問題と母体の問題があります。なかでも、胚の問題が多いと考えられています。

たとえば、胚の染色体の数に問題があれば多くは着床しないか、流産になります。

胚移植をする際に、胚の評価の話もあったと思いますが、評価の高い胚でも染色体異常を持っている場合もあります。

胚の染色体の数は、PGT－Aを行うことでわかります。検査は、日本産科婦人科学会から承認を受け、着床前胚染色体異数性検査（PGT－A）の有用性に関する他施設共同研究に参加している施設で受けることができますので、現在、通院されている施設で実施しているかを確認してみましょう。

もう一方の母体の問題は、いくつかあります。

1つ目は、着床時期の問題です。着床時期は、ERA検査（子宮内膜着床能検査）をすることでわかります。

検査は、子宮内膜の組織を採取し、その遺伝子から着床のタイミングを調べます。適切な時期に胚移植をすることで妊娠率が約25％上昇したというデータがあるようです。

2つ目は、慢性子宮内膜炎です。慢性子宮内膜炎は、着床の妨げになることがわかってきています。しかし、自覚症状が乏しいので、自分が罹患しているのか罹患していないのかは、検査をしてはじめてわかることも少なくありません。

そのほかには、子宮内フローラやビタミンDなどが着床に関係していることがわかってきています。

PGT－A、またERA検査や慢性子宮内膜炎、子宮内フローラ、ビタミンDなど、何が問題になっているのか、どの検査が適しているのかなどは先生に相談してみましょう。

検査料金は高く、施設間での違いもありますので、その辺りも確認されると良いでしょう。

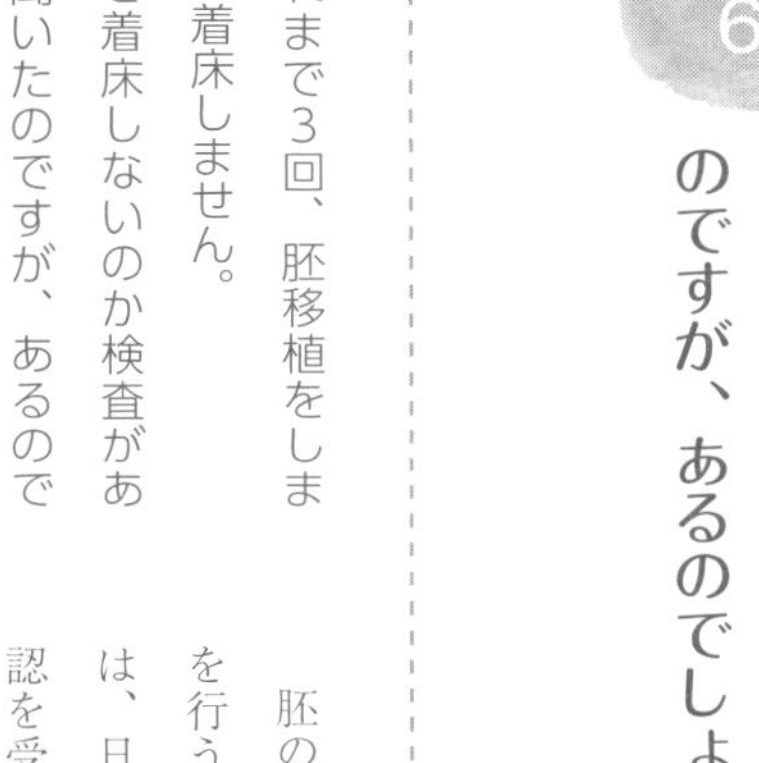

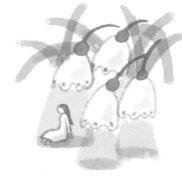

相談7

不妊治療に悩む方々や専門家に相談、ディスカッションできたらと思います。何か方法はありますか？

26〜30歳・熊本県

不妊治療を始めて2年経ちます。病院を変え、方法を変え、思えばやれることは全部やって来ました。

体外受精も子宮内膜が薄くなることが多く、いまだ実施できていません。ホルモン調整の注射や診察へ一日おきに行かないといけないなど働くキャリアウーマンには酷な日々でした。

休みを取るため、仕事内容を軽いものに変更するなど配慮してもらいましたが、周りの目もありメンタル的に落ち込むことばかりでした。仕事もやりがいを感じなくなり、続けることに悩むようにもなりました。現在在職中ですが、ほかの仕事を探しています。

本当は仕事をやめて妊活に集中したいのですが、ご存知の通り不妊治療は費用がかかります。無理でも働かないといけません。それに対する不安、夫の脊髄脳炎の後遺症による生殖機能の低下、妊娠中の体調不良など色々不安で気力が湧きません。

どうして行ったらいいのかも分かりません。

なので、このような不妊治療に悩む方々や専門家に相談、ディスカッション出来たらと思います。なにか方法はありませんか。

お返事

頻回の通院、仕事への負担、胚移植に至らないこと、そしてご主人のことと、心配や不安から精神的に辛くなってしまいますね。

不妊治療に臨む患者さんは、それぞれに多くの悩みを抱えています。そのため、治療施設では心理士やカウンセラー、自治体の相談センターや自助団体らが、できるだけ寄り添い、サポートしています。

その中から、いくつか紹介いたします。

○治療施設での相談

多くの不妊専門施設で、臨床心理士や看護師がサポートを行っています。それぞれの治療施設のホームページなどで確認してみてください。

○不妊専門相談センター

熊本県には、女性相談センターがあり、電話、または面談での相談ができます。県のホームページに詳しい記載がありますので、確認してください。

○自助グループ相談

不妊治療経験者や治療を終結された人などがサークルやNPOを立ち上げて相談を行っています。ネットで検索してみて下さい。

誰かに話をきいてもらうだけで安心できたり、納得できたりすることもあるでしょう。話を聞いてもらう間に、自分で答えを見つけ出せることもあります。ディスカッションとなると、治療施設でのサークル的な活動や自助団体のイベントなどがあるかと思います。

不妊治療と仕事の両立が難しい場合は、毎周期、治療するのではなく、仕事の先行きを鑑みながら、スケジュールを立ててみましょう。来月は忙しいから、治療は休み。再来月は、少し余裕がありそうだから、治療をしようと、メリハリをつけてみるのもいいと思います。

治療周期のどの辺りで、診察回数が増えるのか、また注射については自己注射に切り替えられないのかなど、通院に関しても、先生や看護師とスケジュールに関して相談をしてみるといいと思います。

費用については、特定治療支援事業として、不妊治療費の助成を行っていますので、そちらも参考にされてください。

疲れた時には休むことも大事です。無理なく、焦らず、ゆっくりと進めてくださいね。

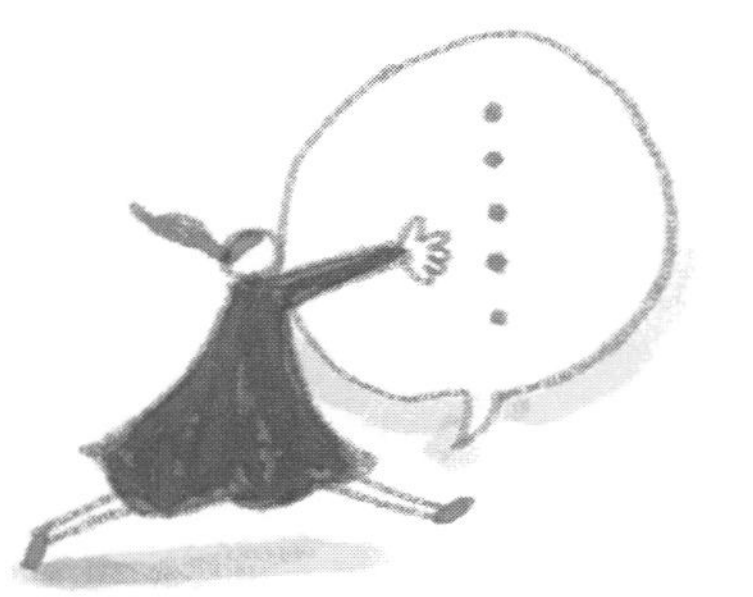

不妊専門相談センター（各自治体にあります）

各都道府県、指定都市、中核市には、不妊専門相談センターが設置されています。
不妊に悩む夫婦に対し、不妊に関する医学的・専門的な相談や不妊による心の悩みなどについて医師・助産師などの専門家が相談に対応したり、診療機関ごとの不妊治療の実施状況などに関する情報提供を行っています。
全国の相談センターの一覧は、p110 からありますので、参考にしてください。

相談8

受精卵の成長スピードが速いため、本日の移植はキャンセルとなり、受精卵を凍結したとのこと。なぜですか？

31～35・北海道

新鮮胚移植を予定していたのですが、移植当日の朝、病院から、培養している受精卵の成長スピードが速いため、本日の移植はキャンセルになり、受精卵を凍結しましたと連絡がありました。

なぜ、凍結なのかわかりません。どうして、成長スピードが早いと新鮮胚移植は、できないのでしょうか？

次は、生理がきて3日目にまた来てくださいとの事でした。

お返事

胚移植の予定が急遽変更になってしまって驚かれましたね。病院からの連絡は、電話だったのでしょうか。そうすると、十分な説明が得られずに、わかりにくかったことでしょう。

採卵後、何日目の凍結保存になったのか、状況がよくわかりませんが、たとえば、5日目の胚盤胞を移植する予定だったが、成長スピードが速くハッチングをしていた場合、状況によっては移植をせず凍結するということはあるかもしれません。

ハッチングとは、胚の細胞が殻の外に飛び出している状態で、すぐに着床が始まります。

移植予定の胚が、ハッチングを始めた頃なのか、完全にハッチングしてしまっているのかによっても変わってくるかもしれませんが、今回は、移植する時間まで待っていたら、胚が着床できる機を逸すると判断されたのではないかと思います。

また、胚の成長スピードと子宮内膜環境／着床の窓の開かれている時間にズレが生じた場合、着床するのが難しくなります。そうしたことが判断理由になることもあるでしょう。

このようなことが理由となり、胚を凍結することで、胚と子宮内膜にとって、よい環境で凍結融解胚移植を行おうと意図したのだと思います。

今回がどのような状況にあったのか、なぜ凍結をしたのかは、次回の診察のときに確認されるとよいと思います。

凍結はできたのですから、次回は融解し子宮に戻す予定になりますね。

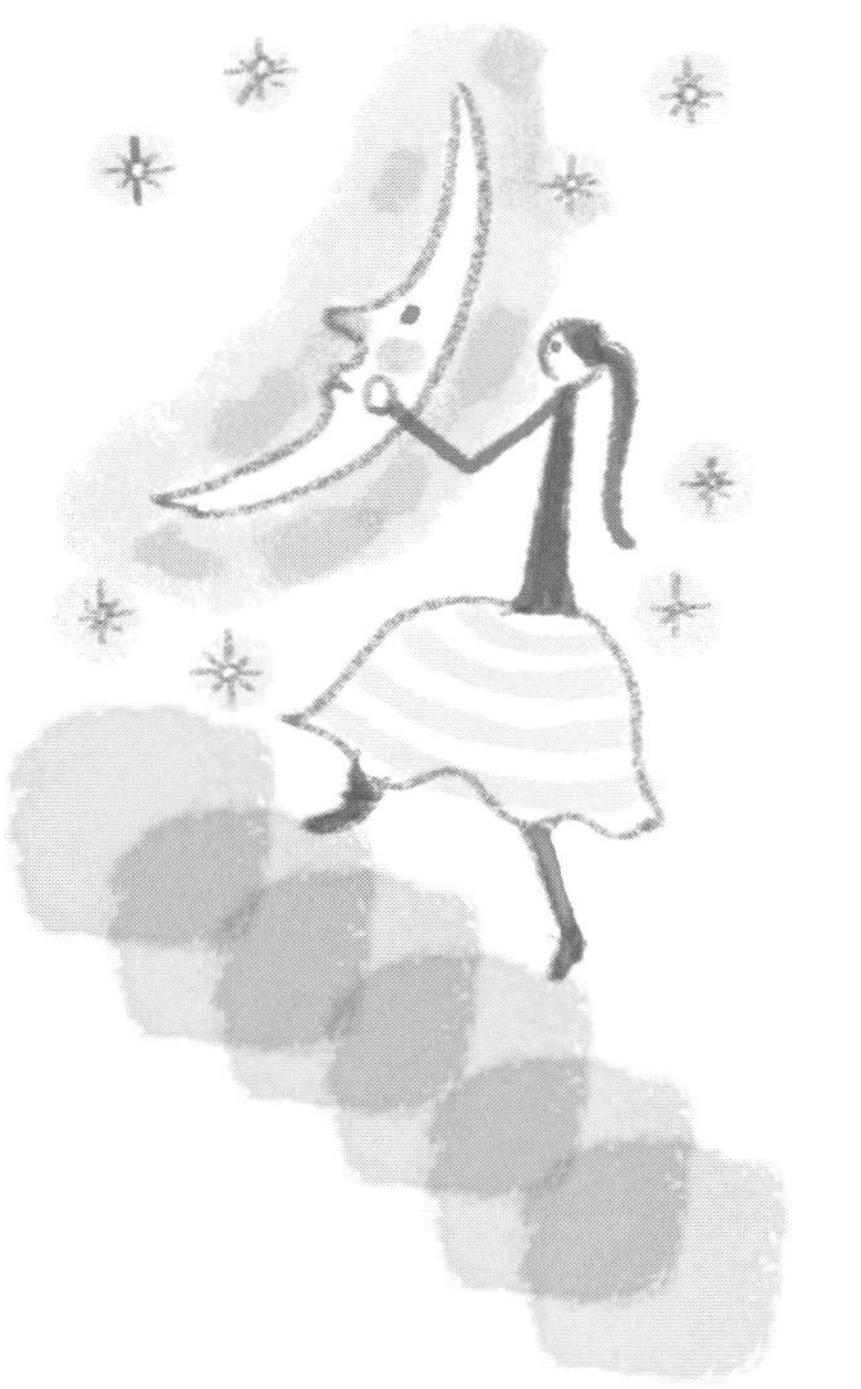

相談9

未婚で健康な女性が卵子凍結をして頂ける病院はありますか？

36～40歳・徳島県

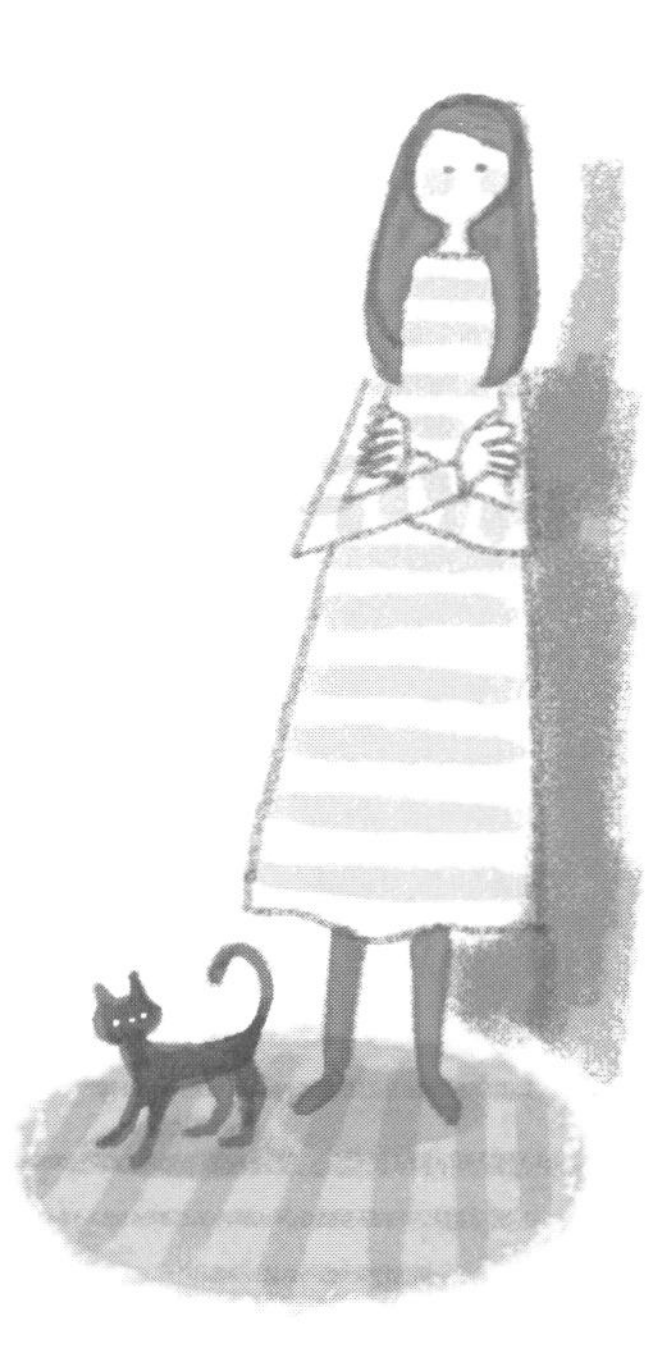

現在、未婚で病気もとくになく健康です。将来、結婚して出産したいので、今のうちに卵子凍結をしたいと考えているのですが、卵子凍結をして頂ける病院はありますか？

お返事

未婚女性の卵子凍結については、体外受精と同じように排卵誘発を行い、採卵手術によって卵子を回収して凍結します。行っている病院は限定されていますが、ネット検索をすると見つけられるでしょう。ただ徳島県内では、難しいかもしれませんね。

そして、排卵誘発方法や使用する薬剤の作用と副作用、採卵手術費、卵子凍結費、卵子の凍結保管費、保管の更新費や初回の凍結保存期間など。また、凍結した卵子を融解したときの融解率や、その卵子を使用しての受精率などについても確認しましょう。

卵子凍結は保険適用されないため、全額自己負担となり、卵子1個につき、凍結費用、保管費用がかかる場合もあり、採卵数が多ければ費用も嵩み、100万円以上になることもあります。

相談10

カナダで不妊治療中ですが、コロナの影響から思うように進みません。帰国して不妊治療を受けようかと悩んでいます。

36〜40歳・神奈川県

現在、カナダに在住しております。カナダで不妊治療をしているのですが、コロナの影響もあってなかなか思うように進みません。そのため、日本にしばらく帰国して不妊治療をしようかと悩んでいます。

今年の7月ごろから開始して、今のところ子宮のウルトラサウンドをしてPCOSと診断され、その後、卵管通水のテストをしたら、左右の卵管が閉塞していると言われました。

次は手術して、原因解明と治療となっているのですが、手術が2月までできません。カナダは医療費が全て無料のため、全てがとても遅いです。4カ月待っても、また先になってしまう場合もあります。

もし、日本でこの手術を受けるとしたら、いつ頃が可能か、費用はどれくらいか、その後の治療の進み方など教えていただければ幸いです。

お返事

通水検査は簡易的な検査で、子宮から卵管に生理食塩水を入れ、左右の卵管を通過し、腹腔内に出ていれば、卵管の通過性に問題がないと判断されます。

水が通過しなかったということは、卵管の通過性に問題があると疑う部分ではありますが、日本でも通水検査は行われていますが、卵管造影検査が一般的になります。卵管造影検査は、子宮から卵管へと造影剤を注入してレントゲン撮影をして確認するか、超音波で造影剤の走行を確認します。これにより、卵管の通過性の有無と、問題がある場合、それがどの辺りなのかがわかります。カナダの医療事情がわかりませんが、日本へ帰国した場合には、手術前に卵管造影検査が行われると思います。その結果によって、検査を検討することになると思います。

また現在、コロナウイルスの影響は世界規模で、入国制限もあります。一時帰国は、大丈夫なのでしょうか。

日本で卵管鏡下卵管形成術（FT）を行う場合、初診の予約や診察、さまざまな検査の結果から手術が必要と診断されたのち、予約するというスケジュールになります。すぐに手術ができる治療施設もあれば、数カ月待つ治療施設もあります。まず、どこに受診するかを決めて、直接その施設宛にメールで相談されるとよいと思います。海外在住者の受診受け入れの問題、初診の日時やその後のスケジュールなど、事前に確認するのが良いと思います。

また、日帰りの入院もあれば数日間の入院が必要になったり、入院日数や費用なども施設によって異なります。費用は、およそ15万円（片側）ではないかと思います。

卵子凍結

卵子凍結には、「医学的卵子凍結」と「社会的卵子凍結」があります。医学的卵子凍結は、がん治療のための抗がん剤や放射線治療などで卵子がダメージを受け、不妊になってしまうことが懸念されます。そのため抗がん剤や放射線治療を始める前に採卵・卵子凍結し将来の妊娠に備えます。

社会的卵子凍結は、未婚女性が将来の妊娠に備えて採卵・卵子凍結するものです。

相談11

遺残卵胞を繰り返す人は、体外受精を受けるしかないのでしょうか。

31〜35・埼玉県

最近セカンドオピニオンを受けに行った病院で、「あなたは遺残卵胞が多いから、まずそれを薬で取り去って、良い質の卵胞を作らなければ排卵誘発剤なんか毎回使っていても、悪循環です」と言われました。そして、体外受精しか無理とも言われました。

本当にそうなのかわからず、以前より通院していた病院の先生に伝えると、

「ハハッ。その先生は、そうなんじゃないのかね。

体外受精のほうが、早いは早いけどね。でも、治療費が高くなるし、タイミングを続けましょう。卵も育って来ているから、クロミフェン出すから飲んで、注射も後日しましょう」

と言われました。

でも、クロミフェンを飲むと、かなり体調が悪くなるため、それも伝えましたが、今期はクロミフェンでといわれました。しかし、怖くて飲めず、注射も行きませんでした。

どちらの先生が正しいという訳ではないのですが、今は、なにが自分に合っているのか混乱しています。

なるべくタイミング療法や人工授精で授かりたければ、遺残卵胞を消すことが大事なのでしょうか?

遺残卵胞を繰り返す人は、体外受精しかないのでしょうか。

また、遺残卵胞はどのような消し方がありますか?

遺残卵胞が改善されれば、自然妊娠の可能性もありますか?

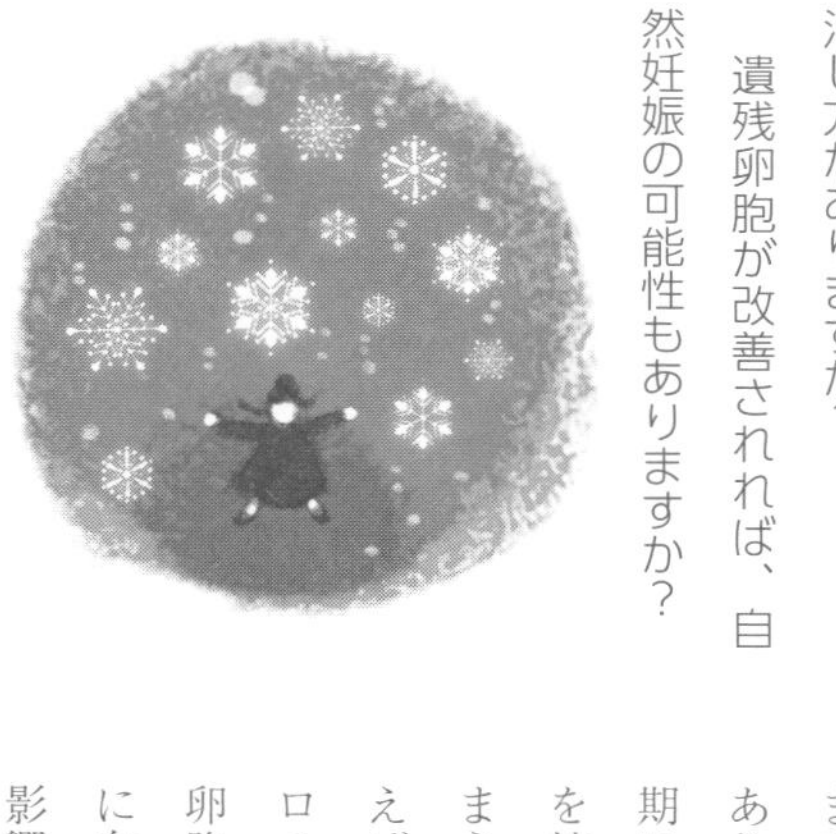

お返事

遺残卵胞とは、前周期の卵胞が次の月経周期の初期に卵巣に残っている状態をいいますが、医学用語、産婦人科学用語には「遺残卵胞」という言葉はありません。

通常の月経周期では、卵胞が成長し、卵胞から卵子が排卵されますが、排卵が起こらないまま、卵胞が黄体へと変化してしまいます。卵胞の黄体化が起こっているので、実際には排卵が起こっていないにも関わらず、基礎体温は高温期へと移行します。「あ、排卵したかな？」と思わせてしまう厄介者なのです。

黄体化未破裂卵胞になっても、次の月経周期に持ち越さず、そのまま萎んでくれたらいいのですが、なかには、次の月経周期まで卵胞が残ってしまうことがあります。すると、次の月経周期に排卵するはずの卵胞の発育を妨げて、月経周期が乱れてしまうことにつながります。たとえば、遺残卵胞がある状態でクロミフェンを服用すると、本来、排卵卵胞が先に発育し、排卵に向けて成長する卵胞の発育に影響することもあります。場合によっては、クロミフェンを服用せず様子をみたほうがよいかもしれませんね。

卵巣に卵胞が残っていても、時間とともに次第に萎んでいくのを待つこともありますし、薬を使用することもあります。

薬は、低用量ピルを1周期服用し、卵胞が発育しないようにし、卵巣を休ませることで残っていた卵胞が消えるのを待ちます。

体外受精の場合には、遺残卵胞があった周期はお休みをするか、卵胞を穿刺し消すこともあります。

卵管の通過性に問題がなければ、自然妊娠も可能とは思いますが、一定期間タイミングで様子をみても妊娠成立されない場合には、検査をしても明らかにならないところに、妊娠を難しくさせている何らかの要因があると考えることもできます。それは、卵管采が卵子をピックアップできないことや、卵子と精子が出会っていても受精が完了しないこと、受精ができても胚が順調に発育しないこと、着床が難しいことなどがあげられ、これらを検査で解明するのは大変難しいところでもあります。

確かに体外受精は、費用もかかりますが、たとえば体外受精でないと妊娠が難しい状態なのに、一般不妊治療を続けていたら、妊娠しやすい期間が過ぎてしまうということもあります。

公的な補助を受けることも可能ですし、胚を確実に子宮内に戻すことができます。

一般的にタイミング療法は、半年から1年ほど行います。今後は、治療期間と年齢を考慮しつつ、治療方法を検討していくほうがよいと思います。

医師によって、見解に違いがありますので、説明もいろいろですが、ご自分の考えたことを叶えられるのが一番ではないかと思います。

体外受精は今後、必要になるかもしれませんが、今は、自然に近い状態での妊娠に取り組んでみてはいかがでしょう。

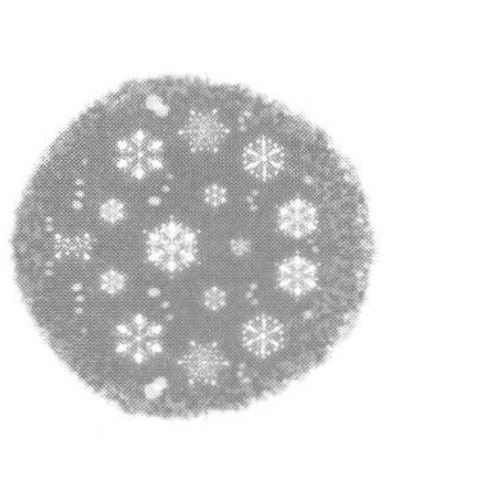

2021 . 3

全国の不妊治療 病院＆クリニック

2021 年 2 月時点の情報です。

あなたの街で不妊治療を受けるための病院&クリニック案内です。

どこの病院に行こうかな？ 望む治療が受けられるかな？
病院選びの参考に!!

- 全国を6地方に分け、人工授精以上の不妊治療を行っている病院&クリニックを一覧にしています。
- クリニック名の前にある ● 印は日本産科婦人科学会に生殖補助医療実施施設として登録のある病院およびクリニックです。ただし、編集部のアンケート調査から実施がないなどの理由により、一部、表記を控えています。また、未登録でも生殖補助医療を行っている施設もあるため、詳しくは直接各施設にご確認下さい。
- ピックアップクリニックとして、診療や治療に関する 24 項目をあげて案内する病院&クリニックがあります。各項目のチェックは、○ … 実施している ● … 常に力を入れて実施している △ … 検討中である × … 実施していない で表記をしています。
また、初診費用、体外受精費用、顕微授精費用の目安も案内しています。

ピックアップクリニックの紹介例

❖あいうえおクリニック
Tel.000-000-0000　あいうえお市000-000　since 1999.5

医師2名　培養士2名
心理士１名(内部)
◆倫理・厳守宣言
医師／する ……■
培養士／する ……■

診療日		月	火	水	木	金	土	日	祝祭日
	am	●	●	●	●	●	●		
	pm	●		●		●			

予約受付時間　8・9・10・11・12・13・14・15・16・17・18・19・20・21・22時

ブライダルチェック＝○　婦人科検診＝○

夫婦での診療 ……●	顕微授精 ……●	漢方薬の扱い ……×
患者への治療説明 ……●	自然・低刺激周期採卵法 ○	新薬の使用 ……△
使用医薬品の説明 ……●	刺激周期採卵法(FSH,hMG) ●	カウンセリング ……△
治療費の詳細公開 ……●	凍結保存 ……●	運動指導 ……×
治療費助成金扱い …有り	男性不妊 ○連携施設あり	食事指導 ……×
タイミング療法 ……●	不育症 ……×	女性医師がいる ……×
人工授精 ……●	妊婦健診 ……10週まで	
人工授精 (AID) ……×	2人目不妊通院配慮 ……●	
体外受精 ……●	腹腔鏡検査 ……×	

料金目安
初診費用　2500円～
体外受精費用　35万～40万
顕微授精費用　40万～45万

[各項目のチェックについて] ○ … 実施している ● … 常に力を入れて実施している △ … 検討中である × … 実施していない

北海道・東北地方

北海道

● エナ麻生 ART クリニック
Tel.011-792-8850　札幌市北区

● さっぽろ ART クリニック
Tel.011-700-5880　札幌市北区

● 北海道大学病院
Tel.011-716-1161　札幌市北区

● さっぽろ ART クリニック n24
Tel.011-792-6691　札幌市北区

● 札幌白石産科婦人科病院
Tel.011-862-7211　札幌市白石区

● 青葉産婦人科クリニック
Tel.011-893-3207　札幌市厚別区

● 五輪橋マタニティクリニック
Tel.011-585-3110　札幌市南区

● 手稲渓仁会病院
Tel.011-681-8111　札幌市手稲区

● セントベビークリニック
Tel.011-215-0880　札幌市中央区

● 金山生殖医療クリニック
Tel.011-200-1122　札幌市中央区

● 円山レディースクリニック
Tel.011-614-0800　札幌市中央区

● 時計台記念クリニック
Tel.011-251-2221　札幌市中央区

● 神谷レディースクリニック
Tel.011-231-2722　札幌市中央区

● 札幌厚生病院
Tel.011-261-5331　札幌市中央区

● 斗南病院
Tel.011-231-2121　札幌市中央区

● 札幌医科大学医学部付属病院
Tel.011-611-2111　札幌市中央区

● 中央メディカルクリニック
Tel.011-222-0120　札幌市中央区

● おおこうち産科婦人科
Tel.011-233-4103　札幌市中央区

● 福住産科婦人科クリニック
Tel.011-836-1188　札幌市豊平区

● KKR 札幌医療センター
Tel.011-822-1811　札幌市豊平区

● 美加レディースクリニック
Tel.011-833-7773　札幌市豊平区

琴似産科婦人科クリニック
Tel.011-612-5611　札幌市西区

● 札幌東豊病院
Tel.011-704-3911　札幌市東区

● 秋山記念病院
Tel.0138-46-6660　函館市石川町

製鉄記念室蘭病院
Tel.0143-44-4650　室蘭市知利別町

● 岩城産婦人科
Tel.0144-38-3800　苫小牧市緑町

● とまこまいレディースクリニック
Tel.0144-73-5353　苫小牧市弥生町

● レディースクリニックぬまのはた
Tel.0144-53-0303　苫小牧市北栄町

● 森産科婦人科病院
Tel.0166-22-6125　旭川市７条

● みずうち産科婦人科医院
Tel.0166-31-6713　旭川市豊岡

● 旭川医科大学附属病院
Tel.0166-65-2111　旭川市緑が丘

帯広厚生病院
Tel.0155-65-0101　帯広市西６条

● おびひろ ART クリニック
Tel.0155-67-1162　帯広市東３条

釧路赤十字病院
Tel.0154-22-7171　釧路市新栄町

● 足立産婦人科クリニック
Tel.0154-25-7788　釧路市中園町

● 北見レディースクリニック
Tel.0157-31-0303　北見市大通東

● 中村記念愛成病院
Tel.0157-24-8131　北見市高栄東町

青森県

● エフ.クリニック
Tel.017-729-4103　青森市浜田

● レディスクリニック・セントセシリア
Tel.017-738-0321　青森市筒井八ツ橋

青森県立中央病院
Tel.017-726-8111　青森市東造道

● 八戸クリニック
Tel.0178-22-7725　八戸市柏崎

● 婦人科　さかもとともみクリニック
Tel.0172-29-5080　弘前市早稲田

● 弘前大学医学部付属病院
Tel.0172-33-5111　弘前市本町

安斎レディスクリニック
Tel.0173-33-1103　五所川原市一ツ谷

岩手県

● 岩手医科大学附属病院 内丸メディカルセンター
Tel.019-613-6111　盛岡市内丸

● 京野アートクリニック盛岡
Tel.019-613-4124　盛岡市盛岡駅前通

畑山レディスクリニック
Tel.019-613-7004　盛岡市北飯岡

● さくらウイメンズクリニック
Tel.019-621-4141　盛岡市中ノ橋通

産科婦人科吉田医院
Tel.019-622-9433　盛岡市若園町

平間産婦人科
Tel.0197-24-6601　奥州市水沢太白通り

岩手県立二戸病院
Tel.0195-23-2191　二戸市堀野

秋田県

藤盛レィディーズクリニック
Tel.018-884-3939　秋田市東通仲町

中通総合病院
Tel.018-833-1122　秋田市南通みその町

● 秋田大学医学部附属病院
Tel.018-834-1111　秋田市本道

● 清水産婦人科クリニック
Tel.018-893-5655　秋田市広面

市立秋田総合病院
Tel.018-823-4171　秋田市川元松丘町

秋田赤十字病院
Tel.018-829-5000　秋田市上北手猿田

あきたレディースクリニック安田
Tel.018-857-4055　秋田市土崎港中央

池田産婦人科クリニック
Tel.0183-73-0100　湯沢市字両神

● 大曲母子医院
Tel.0187-63-2288　大仙市大曲福住町

佐藤レディースクリニック
Tel.0187-86-0311　大仙市戸蒔

大館市立総合病院
Tel.0186-42-5370　大館市豊町

山形県

山形市立病院済生館
Tel.023-625-5555　山形市七日町

● 川越医院
Tel.023-641-6467　山形市大手町

● 山形済生病院
Tel.023-682-1111　山形市沖町

レディースクリニック高山
Tel.023-674-0815　山形市嶋北

● 山形大学医学部附属病院
Tel.023-628-1122　山形市飯田西

国井クリニック
Tel.0237-84-4103　寒河江市大字中郷

● ゆめクリニック
Tel.0238-26-1537　米沢市東

米沢市立病院
Tel.0238-22-2450　米沢市相生町

● すこやかレディースクリニック
Tel.0235-22-8418　鶴岡市東原町

たんぽぽクリニック
Tel.0235-25-6000　鶴岡市日枝鳥居上

● 山形県立河北病院
Tel.0237-73-3131　西村山郡河北町

宮城県

● 京野アートクリニック仙台
Tel.022-722-8841　仙台市青葉区

● 東北大学病院
Tel.022-717-7000　仙台市青葉区

● たんぽぽレディースクリニック あすと長町
Tel.022-738-7753　仙台市太白区

● 仙台ソレイユ母子クリニック
Tel.022-248-5001　仙台市太白区

東北医科薬科大学病院
Tel.022-259-1221　仙台市宮城野区

● 仙台 ART クリニック
Tel.022-791-8851　仙台市宮城野区

うつみレディスクリニック
Tel.0225-84-2868　東松島市赤井

大井産婦人科医院
Tel.022-362-3231　塩竈市新富町

● スズキ記念病院
Tel.0223-23-3111　岩沼市里の杜

福島県

● いちかわクリニック
Tel.024-554-0303　福島市南矢野目

● 福島県立医科大学附属病院
Tel.024-547-1111　福島市光が丘

● アートクリニック産婦人科
Tel.024-523-1132　福島市栄町

● 福島赤十字病院
Tel.024-534-6101　福島市入江町

● あべウイメンズクリニック
Tel.024-923-4188　郡山市富久山町

● ひさこファミリークリニック
Tel.024-952-4415　郡山市中ノ目

太田西ノ内病院
Tel.024-925-1188　郡山市西ノ内

寿泉堂綜合病院
Tel.024-932-6363　郡山市駅前

● あみウイメンズクリニック
Tel.0242-37-1456　会津若松市八角町

● 会津中央病院
Tel.0242-25-1515　会津若松市鶴賀町

● いわき婦人科
Tel.0246-27-2885　いわき市内郷綴町

北海道地方 / ピックアップ クリニック

北海道

❖金山生殖医療クリニック

札幌市

Tel.011-200-1122　札幌市中央区北一条西 4-1-1 三甲大通公園ビル 2F　since 2017.4

医師１名　培養士２名
心理士０名

◆倫理・厳守宣言
医　師 / する…■
培養士 / する…■

診療日	月	火	水	木	金	土	日	祝祭日
am	●	●	●	●	●	●	▲	
pm	●	★		★	●			

予約受付時間　8・9・10・11・12・13・14・15・16・17・18・19・20・21・22時

ブライダルチェック＝○　婦人科検診＝×

月・金曜午前 7:45～15:00、火・木曜午前 7:45～13:00、午後 16:00～19:00、水・土曜 13:00 まで、日曜隔週

夫婦での診療 ………… ●
患者への治療説明 …… ●
使用医薬品の説明 …… ●
治療費の詳細公開 …… ●
治療費助成金扱い …有り
タイミング療法 ……… ●
人工授精 ……………… ●
人工授精 (AID) ……… ×
体外受精 ……………… ●
顕微授精 ……………… ●
自然・低刺激周期採卵法 ●
刺激周期採卵法 (FSH,hMG) ○
凍結保存 ……………… ●
男性不妊 ●連携施設あり
不育症 ………………… ●
妊婦健診………○ 8 週まで
2 人目不妊通院配慮 … ●
腹腔鏡検査 …………… ×
漢方薬の扱い ………… ●
新薬の使用 …………… ●
カウンセリング ……… ○
運動指導 ……………… ○
食事指導 ……………… ○
女性医師がいる ……… ●

料金目安
初診費用 2 万円～（全検査実施で）
体外受精費用 26 万円～
顕微授精費用 31 万円～

[各項目のチェックについて]　○ … 実施している　● … 常に力を入れて実施している　△ … 検討中である　× … 実施していない

関東地方

茨城県

● いがらしクリニック
Tel.0297-62-0936　龍ヶ崎市栄町

● 筑波大学附属病院
Tel.029-853-3900　つくば市天久保

● つくば ART クリニック
Tel.029-863-6111　つくば市竹園

● つくば木場公園クリニック
Tel.029-886-4124　つくば市松野木

● 筑波学園病院
Tel.029-836-1355　つくば市上横場

● 遠藤産婦人科医院
Tel.0296-20-1000　筑西市中舘

● 根本産婦人科医院
Tel.0296-77-0431　笠間市八雲

● おおぬき ART クリニック水戸
Tel.029-231-1124　笠間市八雲

江幡産婦人科病院
Tel.029-224-3223　水戸市備前町

● 石渡産婦人科病院
Tel.029-221-2553　水戸市上水戸

● 植野産婦人科医院
Tel.029-221-2513　水戸市五軒町

岩崎病院
Tel.029-241-8700　水戸市笠原町

● 小塙医院
Tel.0299-58-3185　小美玉市田木谷

原レディスクリニック
Tel.029-276-9577　ひたちなか市笹野町

● 福地レディースクリニック
Tel.0294-27-7521　日立市鹿島町

栃木県

● 中田ウィメンズ＆ART クリニック
Tel.028-614-1100　宇都宮市馬場通り

宇都宮中央クリニック
Tel.028-636-1121　宇都宮市中央

● 平尾産婦人科医院
Tel.028-648-5222　宇都宮市鶴田

● かわつクリニック
Tel.028-639-1118　宇都宮市大寛

● 福泉医院
Tel.028-639-1122　宇都宮市下栗

● ちかざわレディスクリニック
Tel.028-638-2380　宇都宮市城東

高橋あきら産婦人科医院
Tel.028-663-1103　宇都宮市東今泉

かしわぶち産婦人科
Tel.028-663-3715　宇都宮市海道町

● 済生会 宇都宮病院
Tel.028-626-5500　宇都宮市竹林町

● 独協医科大学病院
Tel.0282-86-1111　下都賀郡壬生町

● 那須赤十字病院
Tel.0287-23-1122　大田原市中田原

● 匠レディースクリニック
Tel.0283-21-0003　佐野市奈良渕町

佐野厚生総合病院
Tel.0283-22-5222　佐野市堀米町

● 城山公園すずきクリニック
Tel.0283-22-0195　佐野市久保町

● 中央クリニック
Tel.0285-40-1121　下野市薬師寺

● 自治医科大学附属病院
Tel.0285-44-2111　下野市薬師寺

石塚産婦人科
Tel.0287-36-6231　那須塩原市三島

● 国際医療福祉大学病院
Tel.0287-37-2221　那須塩原市井口

群馬県

セントラル・レディース・クリニック
Tel.027-326-7711　高崎市東町

● 高崎 ART クリニック
Tel.027-310-7701　高崎市あら町

産科婦人科舘出張　佐藤病院
Tel.027-322-2243　高崎市若松町

● セキールレディースクリニック
Tel.027-330-2200　高崎市栄町

矢崎医院
Tel.027-344-3511　高崎市剣崎町

● 上条女性クリニック
Tel.027-345-1221　高崎市栗崎町

公立富岡総合病院
Tel.0274-63-2111　富岡市富岡

● JCHO 群馬中央病院
Tel.027-221-8165　前橋市紅雲町

● 群馬大学医学部附属病院
Tel.027-220-7111　前橋市昭和町

● 横田マタニティーホスピタル
Tel.027-219-4103　前橋市下小出町

● いまいウイメンズクリニック
Tel.027-221-1000　前橋市東片貝町

前橋協立病院
Tel.027-265-3511　前橋市朝倉町

● 神岡産婦人科
Tel.027-253-4152　前橋市石倉町

● ときざわレディスクリニック
Tel.0276-60-2580　太田市小舞木町

クリニックオガワ
Tel.0279-22-1377　渋川市石原

宇津木医院
Tel.0270-64-7878　佐波郡玉村町

埼玉県

● セントウィメンズクリニック
Tel.048-871-1771　さいたま市浦和区

● すごうウィメンズクリニック
Tel.048-650-0098　さいたま市大宮区

● 秋山レディースクリニック
Tel.048-663-0005　さいたま市大宮区

● 大宮レディスクリニック
Tel.048-648-1657　さいたま市大宮区

● かしわざき産婦人科
Tel.048-641-8077　さいたま市大宮区

● あらかきウィメンズクリニック
Tel.048-838-1107　さいたま市南区

● 丸山記念総合病院
Tel.048-757-3511　さいたま市岩槻区

● 大和たまごクリニック
Tel.048-757-8100　さいたま市岩槻区

● ソフィア祐子レディースクリニック
Tel.048-253-7877　川口市西川口

● 永井マザーズホスピタル
Tel.048-959-1311　三郷市上彦名

● 産婦人科菅原病院
Tel.048-964-3321　越谷市越谷

● ゆうレディースクリニック
Tel.048-967-3122　越谷市南越谷

● 獨協医科大学埼玉医療センター
Tel.048-965-1111　越谷市南越谷

● スピカレディースクリニック
Tel.0480-65-7750　加須市南篠崎

● 中村レディスクリニック
Tel.048-562-3505　羽生市中岩瀬

● 埼玉医科大学病院
Tel.049-276-1297　入間郡毛呂山町

● 埼玉医科大学総合医療センター
Tel.049-228-3674　川越市鴨田

● 恵愛生殖医療医院
Tel.048-485-1185　和光市本町

● 大塚産婦人科小児科医院
Tel.048-479-7802　新座市片山

● ウィメンズクリニックふじみ野
Tel.049-293-8210　富士見市ふじみ野西

● ミューズレディスクリニック
Tel.049-256-8656　ふじみ野市霞ケ丘

● 吉田産科婦人科医院
Tel.04-2932-8781　入間市野田

● 瀬戸病院
Tel.04-2922-0221　所沢市金山町

● さくらレディスクリニック
Tel.04-2992-0371　所沢市くすのき台

● 熊谷総合病院
Tel.048-521-0065　熊谷市中西

平田クリニック
Tel.048-526-1171　熊谷市肥塚

Women's Clinic ひらしま産婦人科
Tel.048-722-1103　上尾市原市

上尾中央総合病院
Tel.048-773-1111　上尾市柏座

みやざきクリニック
Tel.0493-72-2233　比企郡小川町

千葉県

● 高橋ウイメンズクリニック
Tel.043-243-8024　千葉市中央区

● 千葉メディカルセンター
Tel.043-261-5111　千葉市中央区

● 千葉大学医学部附属病院
Tel.043-226-2121　千葉市中央区

● 亀田 IVF クリニック幕張
Tel.043-296-8141　千葉市美浜区

● みやけウィメンズクリニック
Tel.043-293-3500　千葉市緑区

川崎レディースクリニック
Tel.04-7155-3451　流山市東初石

● おおたかの森 ART クリニック
Tel. 04-7170-1541　流山市おおたかの森

ジュノ・ヴェスタクリニック八田
Tel.047-385-3281　松戸市牧の原

● 大川レディースクリニック
Tel.047-341-3011　松戸市馬橋

松戸市立総合医療センター
Tel.047-712-2511　松戸市千駄堀

● 本八幡レディースクリニック
Tel.047-322-7755　市川市八幡

● 東京歯科大学市川総合病院
Tel.047-322-0151　市川市菅野

● 西船橋こやまウィメンズクリニック
Tel.047-495-2050　船橋市印内町

北原産婦人科
Tel.047-465-5501　船橋市習志野台

共立習志野台病院
Tel.047-466-3018　船橋市習志野台

● 船橋駅前レディースクリニック
Tel.047-426-0077　船橋市本町

● 津田沼 IVF クリニック
Tel.047-455-3111　船橋市前原西

● くぼのや IVF クリニック
Tel.04-7136-2601　柏市柏

● 中野レディースクリニック
Tel.04-7162-0345　柏市柏

● さくらウィメンズクリニック
Tel.047-700-7077　浦安市北栄

● パークシティ吉田レディースクリニック
Tel.047-316-3321　浦安市明海

● 順天堂大学医学部附属浦安病院
Tel.047-353-3111　浦安市富岡

● そうクリニック
Tel.043-424-1103　四街道市大日

● 東邦大学医療センター佐倉病院
Tel.043-462-8811　佐倉市下志津

● 高橋レディースクリニック
Tel.043-463-2129　佐倉市ユーカリが丘

● 日吉台レディースクリニック
Tel.0476-92-1103　富里市日吉台

● 成田赤十字病院
Tel.0476-22-2311　成田市飯田町

増田産婦人科
Tel.0479-73-1100　匝瑳市八日市場

旭中央病院
Tel.0479-63-8111　旭市イ

● 宗田マタニティクリニック
Tel.0436-24-4103　市原市根田

● 重城産婦人科小児科
Tel.0438-41-3700　木更津市万石

● 薬丸病院
Tel.0438-25-0381　木更津市富士見

ファミール産院　たてやま
Tel.0470-24-1135　館山市北条

● 亀田総合病院　ART センター
Tel.04-7092-2211　鴨川市東町

東京都

● 杉山産婦人科　丸の内
Tel.03-5222-1500　千代田区丸の内

● 神田ウィメンズクリニック
Tel.03-6206-0065　千代田区神田鍛冶町

● あいだ希望クリニック
Tel.03-3254-1124　千代田区神田鍛冶町

● 小畑会浜田病院
Tel.03-5280-1166　千代田区神田駿河台

三楽病院
Tel.03-3292-3981　千代田区神田駿河台

杉村レディースクリニック
Tel.03-3264-8686　千代田区五番町

エス・セットクリニック ＜男性不妊専門＞
Tel.03-6262-0745　千代田区神田岩本町

● 日本橋ウィメンズクリニック
Tel.03-5201-1555　中央区日本橋

● Natural ART Clinic 日本橋
Tel.03-6262-5757　中央区日本橋

八重洲中央クリニック
Tel.03-3270-1121　中央区日本橋

東京都

黒田インターナショナルメディカルリプロダクション
Tel.03-3555-5650 中央区新川

こやまレディースクリニック
Tel.03-5859-5975 中央区勝どき

● 聖路加国際病院
Tel.03-3541-5151 中央区明石町

● 銀座こうのとりレディースクリニック
Tel.03-5159-2077 中央区銀座

● はるねクリニック銀座
Tel.03-5250-6850 中央区銀座

● 両角レディースクリニック
Tel.03-5159-1101 中央区銀座

● オーク銀座レデイースクリニック
Tel.03-3567-0099 中央区銀座

● HM レディースクリニック銀座
Tel.03-6264-4105 中央区銀座

● 銀座レデイースクリニック
Tel.03-3535-1117 中央区銀座

● 楠原ウィメンズクリニック
Tel.03-6274-6433 中央区銀座

● 銀座すずらん通りレディスクリニック
Tel.03-3569-7711 中央区銀座

銀座ウイメンズクリニック
Tel.03-5537-7600 中央区銀座

● 虎の門病院
Tel.03-3588-1111 港区虎ノ門

● 東京 AMH クリニック銀座
Tel.03-3573-4124 港区新橋

● 新橋夢クリニック
Tel.03-3593-2121 港区新橋

● 東京慈恵会医科大学附属病院
Tel.03-3433-1111 港区西新橋

● 芝公園かみやまクリニック
Tel.03-6414-5641 港区芝

● リプロダクションクリニック東京
Tel.03-6228-5352 港区東新橋

● 六本木レディースクリニック
Tel.0120-853-999 港区六本木

● 麻布モンテアールレディースクリニック
Tel.03-6804-3208 港区麻布十番

● 赤坂見附宮崎産婦人科
Tel.03-3478-6443 港区元赤坂

美馬レディースクリニック
Tel.03-6277-7397 港区赤坂

● 赤坂レディースクリニック
Tel.03-5545-4123 港区赤坂

● 山王病院 リプロダクション・婦人科内視鏡治療センター
Tel.03-3402-3151 港区赤坂

● クリニック ドゥ ランジュ
Tel.03-5413-8067 港区北青山

● たて山レディスクリニック
Tel.03-3408-5526 港区南青山

● 東京 HART クリニック
Tel.03-5766-3660 港区南青山

● 北里研究所病院
Tel.03-3444-6161 港区白金

● 京野アートクリニック高輪
Tel.03-6408-4124 港区高輪

● 城南レディスクリニック品川
Tel.03-3440-5562 港区高輪

● 浅田レディース品川クリニック
Tel.03-3472-2203 港区港南

● 秋葉原 ART Clinic
Tel.03-5807-6888 台東区上野

● よしひろウィメンズクリニック
Tel.03-3834-8996 台東区東上野

あさくさ産婦人科クリニック
Tel.03-3844-9236 台東区西浅草

● 日本医科大学付属病院 女性診療科
Tel.03-3822-2131 文京区千駄木

● 順天堂大学医学部附属順天堂医院
Tel.03-3813-3111 文京区本郷

● 東京大学医学部附属病院
Tel.03-3815-5411 文京区本郷

● 東京医科歯科大学医学部附属病院
Tel.03-5803-5684 文京区湯島

● 中野レディースクリニック
Tel.03-5390-6030 北区王子

● 東京北医療センター
Tel.03-5963-3311 北区赤羽台

● 日暮里レディースクリニック
Tel.03-5615-1181 荒川区西日暮里

● 臼井医院
Tel.03-3605-0381 足立区東和

池上レディースクリニック
Tel.03-5838-0228 足立区伊興

アーク米山クリニック
Tel.03-3849-3333 足立区西新井栄町

● 真島クリニック
Tel.03-3849-4127 足立区関原

● あいウイメンズクリニック
Tel.03-3829-2522 墨田区錦糸

大倉医院
Tel.03-3611-4077 墨田区墨田

● 木場公園クリニック・分院
Tel.03-5245-4122 江東区木場

● 東峯婦人クリニック
Tel.03-3630-0303 江東区木場

● 五の橋レディスクリニック
Tel.03-5836-2600 江東区亀戸

● クリニック飯塚
Tel.03-3495-8761 品川区西五反田

● はなおか IVF クリニック品川
Tel.03-5759-5112 品川区大崎

● 昭和大学病院
Tel.03-3784-8000 品川区旗の台

● 東邦大学医療センター大森病院
Tel.03-3762-4151 大田区大森西

とちぎクリニック
Tel.03-3777-7712 大田区山王

● キネマアートクリニック
Tel.03-5480-1940 大田区蒲田

● ファティリティクリニック東京
Tel.03-3477-0369 渋谷区東

● 日本赤十字社医療センター
Tel.03-3400-1311 渋谷区広尾

● 恵比寿ウィメンズクリニック
Tel.03-6452-4277 渋谷区恵比寿南

恵比寿つじクリニック＜男性不妊専門＞
Tel.03-5768-7883 渋谷区恵比寿南

● 桜十字渋谷バースクリニック
Tel.03-5728-6626 渋谷区宇田川町

● フェニックスアートクリニック
Tel.03-3405-1101 渋谷区千駄ヶ谷

● はらメディカルクリニック
Tel.03-3356-4211 渋谷区千駄ヶ谷

篠原クリニック
Tel.03-3377-6633 渋谷区笹塚

みやぎしレディースクリニック
Tel.03-5731-8866 目黒区八雲

● とくおかレディースクリニック
Tel.03-5701-1722 目黒区中根

● 峯レディースクリニック
Tel.03-5731-8161 目黒区自由が丘

● 育良クリニック
Tel.03-3713-4173 目黒区上目黒

● 三軒茶屋ウィメンズクリニック
Tel.03-5779-7155 世田谷区太子堂

● 三軒茶屋 ART レディースクリニック
Tel.03-6450-7588 世田谷区三軒茶屋

梅ヶ丘産婦人科
Tel.03-3429-6036 世田谷区梅丘

● 国立成育医療研究センター 周産期・母性診療センター
Tel.03-3416-0181 世田谷区大蔵

● ローズレディースクリニック
Tel.03-3703-0114 世田谷区等々力

● 陣内ウィメンズクリニック
Tel.03-3722-2255 世田谷区奥沢

● 田園都市レディースクリニック二子玉川分院
Tel.03-3707-2455 世田谷区玉川

にしなレディースクリニック
Tel.03-5797-3247 世田谷区用賀

用賀レディースクリニック
Tel.03-5491-5137 世田谷区上用賀

池ノ上産婦人科
Tel.03-3467-4608 世田谷区北沢

● 慶應義塾大学病院
Tel.03-3353-1211 新宿区信濃町

● 杉山産婦人科 新宿
Tel.03-5381-3000 新宿区西新宿

● 東京医科大学病院
Tel.03-3342-6111 新宿区西新宿

● 新宿 ART クリニック
Tel.03-5324-5577 新宿区西新宿

● うつみやす子レディースクリニック
Tel.03-3368-3781 新宿区西新宿

● 加藤レディスクリニック
Tel.03-3366-3777 新宿区西新宿

● 国立国際医療研究センター病院
Tel.03-3202-7181 新宿区戸山

● 東京女子医科大学 産婦人科・母子総合医療センター
Tel.03-3353-8111 新宿区河田町

東京山手メディカルセンター
Tel.03-3364-0251 新宿区百人町

● 桜の芽クリニック
Tel.03-6908-7740 新宿区高田馬場

● 新中野女性クリニック
Tel.03-3384-3281 中野区本町

河北総合病院
Tel.03-3339-2121 杉並区阿佐谷北

● 東京衛生病院附属めぐみクリニック
Tel.03-5335-6401 杉並区天沼

● 荻窪病院 虹クリニック
Tel.03-5335-6577 杉並区荻窪

● 明大前アートクリニック
Tel.03-3325-1155 杉並区和泉

● 慶愛クリニック
Tel.03-3987-3090 豊島区東池袋

● 松本レディースリプロダクションオフィス
Tel.03-6907-2555 豊島区東池袋

● 松本レディースクリニック
Tel.03-5958-5633 豊島区東池袋

● 池袋えざきレディースクリニック
Tel.03-5911-0034 豊島区池袋

小川クリニック
Tel.03-3951-0356 豊島区南長崎

● 帝京大学医学部附属病院
Tel.03-3964-1211 板橋区加賀

● 日本大学医学部附属板橋病院
Tel.03-3972-8111 板橋区大谷口上町

● ときわ台レディースクリニック
Tel.03-5915-5207 板橋区常盤台

渡辺産婦人科医院
Tel.03-5399-3008 板橋区高島平

● ウィメンズ・クリニック大泉学園
Tel.03-5935-1010 練馬区東大泉

● 池下レディースクリニック吉祥寺
Tel.0422-27-2965 武蔵野市吉祥寺本町

● うすだレディースクリニック
Tel.0422-28-0363 武蔵野市吉祥寺本町

● 武蔵境いわもと婦人科クリニック
Tel.0422-31-3737 武蔵野市境南町

● 杏林大学医学部附属病院
Tel.0422-47-5511 三鷹市新川

● ウィメンズクリニック神野
Tel.042-480-3105 調布市国領町

● 幸町 IVF クリニック
Tel.042-365-0341 府中市府中町

● 国分寺ウーマンズクリニック
Tel.042-325-4124 国分寺市本町

● 貝原レディースクリニック
Tel.042-352-8341 府中市府中町

● ジュンレディースクリニック小平
Tel.042-329-4103 小平市喜平町

● 立川 ART レディースクリニック
Tel.042-527-1124 立川市曙町

● 井上レディスクリニック
Tel.042-529-0111 立川市富士見町

● 八王子 ART クリニック
Tel.042-649-5130 八王子市横山町

みなみ野レディースクリニック
Tel.042-632-8044 八王子市西片倉

南大沢婦人科皮膚科クリニック
Tel.0426-74-0855 八王子市南大沢

西島産婦人科医院
Tel.0426-61-6642 八王子市千人町

● みむろウィメンズクリニック
Tel.042-710-3609 町田市原町田

● ひろいウィメンズクリニック
Tel.042-850-9027 町田市森野

町田市民病院
Tel.042-722-2230 町田市旭町

松岡レディスクリニック
Tel.042-479-5656 東久留米市東本町

● こまちレディースクリニック
Tel.042-357-3535 多摩市落合

レディースクリニックマリアヴィラ
Tel.042-566-8827 東大和市上北台

神奈川県

川崎市立川崎病院
Tel.044-233-5521 川崎市川崎区

日本医科大学武蔵小杉病院
Tel.044-733-5181 川崎市中原区

● ノア・ウィメンズクリニック
Tel.044-739-4122 川崎市中原区

● 湘南レディースクリニック
Tel.0466-55-5066　藤沢市鵠沼花沢町

● 山下湘南夢クリニック
Tel.0466-55-5011　藤沢市鵠沼石上

● メディカルパーク湘南
Tel.0466-41-0331　藤沢市湘南台

● 神奈川 ART クリニック
Tel.042-701-3855　相模原市南区

● 北里大学病院
Tel.042-778-8415　相模原市南区

● ソフィアレディスクリニック
Tel.042-776-3636　相模原市中央区

長谷川レディースクリニック
Tel.042-700-5680　相模原市緑区

みうらレディースクリニック
Tel.0467-59-4103　茅ヶ崎市東海岸南

平塚市民病院
Tel.0463-32-0015　平塚市南原

牧野クリニック
Tel.0463-21-2364　平塚市八重咲町

● 須藤産婦人科医院
Tel.0463-77-7666　秦野市南矢名

伊勢原協同病院
Tel.0463-94-2111　伊勢原市田中

● 東海大学医学部附属病院
Tel.0463-93-1121　伊勢原市下糟屋

● 田園都市レディースクリニック あざみ野本院
Tel.045-905-5524　横浜市青葉区

● 済生会横浜市東部病院
Tel.045-576-3000　横浜市鶴見区

● 元町宮地クリニック <男性不妊専門>
Tel.045-263-9115　横浜市中区

● 馬車道レディスクリニック
Tel.045-228-1680　横浜市中区

● メディカルパーク横浜
Tel.045-232-4741　横浜市中区

● 横浜市立大学医学部附属市民総合医療センター
Tel.045-261-5656　横浜市南区

天王町レディースクリニック
Tel.045-442-6137　横浜市保土ヶ谷区

● 福田ウイメンズクリニック
Tel.045-825-5525　横浜市戸塚区

塩崎産婦人科
Tel.046-889-1103　三浦市南下浦町

● 愛育レディーズクリニック
Tel.046-277-3316　大和市南林間

塩塚クリニック
Tel.046-228-4628　厚木市旭町

● 海老名レディースクリニック不妊センター
Tel.046-236-1105　海老名市中央

● 矢内原ウィメンズクリニック
Tel.0467-50-0112　鎌倉市大船

● 小田原レディスクリニック
Tel.0465-35-1103　小田原市城山

神奈川県

● 南生田レディースクリニック
Tel.044-930-3223　川崎市多摩区

● 新百合ヶ丘総合病院
Tel. 044-322-9991　川崎市麻生区

● 聖マリアンナ医科大学病院 生殖医療センター
Tel.044-977-8111　川崎市宮前区

● みなとみらい夢クリニック
Tel.045-228-3131　横浜市西区

● コシ産婦人科
Tel.045-432-2525　横浜市神奈川区

● 神奈川レディースクリニック
Tel.045-290-8666　横浜市神奈川区

● 横浜 HART クリニック
Tel.045-620-5731　横浜市神奈川区

● 菊名西口医院
Tel.045-401-6444　横浜市港北区

● アモルクリニック
Tel.045-475-1000　横浜市港北区

● なかむらアートクリニック
Tel.045-534-8534　横浜市港北区

● CM ポートクリニック
Tel.045-948-3761　横浜市都筑区

かもい女性総合クリニック
Tel.045-929-3700　横浜市都筑区

● 産婦人科クリニック さくら
Tel.045-911-9936　横浜市青葉区

関東地方 / ピックアップ クリニック

茨城県

❖根本産婦人科医院

笠間市

Tel.0296-77-0431　笠間市八雲1丁目4-21

since 2000.9

医師3名 培養士1名
心理士０名
◆倫理・厳守宣言
医　師/する…■
培養士/する…■

診療日	月	火	水	木	金	土	日	祝祭日
am	●	●	●		●	●		
pm	●	●	●		●	●		

予約受付時間　8・9・10・11・12・13・14・15・16・17・18・19・20・21・22時

ブライダルチェック＝○　婦人科検診＝○

※月・水・金は18:00まで受付（初診のみ）

夫婦での診療 …………●	顕微授精 ………………●	漢方薬の扱い …………●
患者への治療説明 ……●	自然・低刺激周期採卵法 ●	新薬の使用 ……………○
使用医薬品の説明 ……●	刺激周期採卵法(FSH,hMG) ●	カウンセリング ………○
治療費の詳細公開 ……●	凍結保存 ………………●	運動指導 ………………○
治療費助成金扱い …有り	男性不妊 ○連携施設あり	食事指導 ………………○
タイミング療法 ………●	不育症 …………………●	女性医師がいる ………×
人工授精 ………………●	妊婦検診 ………41週まで	料金目安 初診費用 1万円〜
人工授精 (AID) ………×	2人目不妊通院配慮 …○	体外受精費用 30万円〜
体外受精 ………………●	腹腔鏡検査 ……………×	顕微授精費用 30万円〜

埼玉県

❖秋山レディースクリニック

さいたま市

Tel.048-663-0005　さいたま市大宮区大成町3-542

since 2003.2

医師１名　培養士１名
心理士０名
◆倫理・厳守宣言
医　師/する…■
培養士/する…■

診療日	月	火	水	木	金	土	日	祝祭日
am	●	●		●	●	●		
pm	●	●		●	●			

予約受付時間　8・9・10・11・12・13・14・15・16・17・18・19・20・21・22時

ブライダルチェック＝●　婦人科検診＝●

夫婦での診療 …………●	顕微授精 ………………●	漢方薬の扱い …………●
患者への治療説明 ……●	自然・低刺激周期採卵法 ●	新薬の使用 ……………●
使用医薬品の説明 ……●	刺激周期採卵法(FSH,hMG) ●	カウンセリング ………●
治療費の詳細公開 ……●	凍結保存 ………………●	運動指導 ………………×
治療費助成金扱い …有り	男性不妊 ○連携施設あり	食事指導 ………………×
タイミング療法 ………●	不育症 …………………●	女性医師がいる ………×
人工授精 ………………●	妊婦健診 ……○15週まで	料金目安 初診費用 1,000円〜
人工授精 (AID) ………×	2人目不妊通院配慮 …●	体外受精費用 20万円〜
体外受精 ………………●	腹腔鏡検査 ……………×	顕微授精費用 25万円〜

❖恵愛生殖医療医院

和光市

Tel.048-485-1185　和光市本町3-13 タウンコートエクセル3F

since 2009.4

医師4名　培養士5名
心理士1名（内部）
◆倫理・厳守宣言
医　師/する…■
培養士/する…■

診療日	月	火	水	木	金	土	日	祝祭日
am	●	●	●	●	●	●		
pm	●	●	●	●	●			

診療受付時間　8・9・10・11・12・13・14・15・16・17・18・19・20・21・22時

ブライダルチェック＝○　婦人科検診＝○

夫婦での診療 …………●	顕微授精 ………………●	漢方薬の扱い …………○
患者への治療説明 ……●	自然・低刺激周期採卵法 ●	新薬の使用 ……………●
使用医薬品の説明 ……●	刺激周期採卵法(FSH,hMG) ●	カウンセリング ………○
治療費の詳細公開 ……●	凍結保存 ………………●	運動指導 ………………△
治療費助成金扱い …有り	男性不妊 ●連携施設あり	食事指導 ………………△
タイミング療法 ………●	不育症 …………………●	女性医師がいる ………●
人工授精 ………………●	妊婦検診 ………………×	料金目安 初診費用 2万円〜
人工授精 (AID) ………×	2人目不妊通院配慮 …○	体外受精費用 16.8万〜40万円
体外受精 ………………●	腹腔鏡検査 ……………×	顕微授精費用 22.05万〜45万円

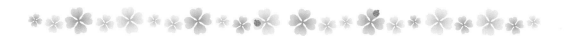

[各項目のチェックについて]　○ … 実施している　● … 常に力を入れて実施している　△ … 検討中である　× … 実施していない

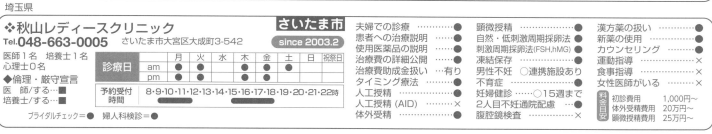

千葉県

❖パークシティ吉田レディースクリニック

浦安市

Tel.047-316-3321　浦安市明海5-7-5 パークシティ東京ベイ新浦安ドクターズベイ　since 2004.5

医師1名　培養士1名
心理士0名

◆倫理・厳守宣言
医　師/する…■
培養士/する…■

診療日	月	火	水	木	金	土	日	祝祭日
am	●	●	●	●	●	●	▲	▲
pm	●	●	●		●			

予約受付時間　8・9・10・11・12・13・14・15・16・17・18・19・20・21・22時

ブライダルチェック＝○　婦人科検診＝●

▲日曜・祝日は予約診療。※コロナ感染症対策のため、8月末までは火曜日 午前のみ、水曜日 午後5時半まで。

夫婦での診療 ……○	顕微授精 ……△	漢方薬の扱い ……●
患者への治療説明 ……●	自然・低刺激周期採卵法 ●	新薬の使用 ……○
使用医薬品の説明 ……●	刺激周期採卵法(FSH,hMG) ●	カウンセリング ……○
治療費の詳細公開 ……●	凍結保存 ……○	運動指導 ……○
治療費助成金扱い …有り	男性不妊 ○連携施設あり	食事指導 ……○
タイミング療法 ……●	不育症 ……●	女性医師がいる ……×
人工授精 ……●	妊婦健診 ……○34週まで	料金目安 初診費用 5,000円〜
人工授精 (AID) ……×	2人目不妊通院配慮 …○	体外受精費用 30万〜35万円
体外受精 ……●	腹腔鏡検査 ……×	顕微授精費用 —

❖中野レディースクリニック

柏市

Tel.04-7162-0345　柏市柏2-10-11-1F　since2005.4

医師1名　培養士2名
心理士0名

◆倫理・厳守宣言
医　師/する…■
培養士/する…■

診療日	月	火	水	木	金	土	日	祝祭日
am	●	●	●	●	●	●		
pm	●	▲	●	▲	●			

予約受付時間　8・9・10・11・12・13・14・15・16・17・18・19・20・21・22時

ブライダルチェック＝△　婦人科検診＝●

▲火・木曜は午後5時まで

夫婦での診療 ……●	顕微授精 ……●	漢方薬の扱い ……○
患者への治療説明 ……●	自然・低刺激周期採卵法 ●	新薬の使用 ……●
使用医薬品の説明 ……●	刺激周期採卵法(FSH,hMG) ●	カウンセリング ……△
治療費の詳細公開 ……○	凍結保存 ……●	運動指導 ……△
治療費助成金扱い …有り	男性不妊 ●連携施設あり	食事指導 ……△
タイミング療法 ……●	不育症 ……▲	女性医師がいる ……×
人工授精 ……●	妊婦健診○12〜30週まで	料金目安 初診費用 —
人工授精 (AID) ……×	2人目不妊通院配慮 …○	体外受精費用 40万〜50万円
体外受精 ……●	腹腔鏡検査 ……×	顕微授精費用 50万〜60万円

東京都

男性不妊専門　エス・セットクリニック

千代田区

Tel.03-6262-0745　千代田区神田岩本町1-5 清水ビル7F　since 2012.9

医師6名　培養士0名
心理士0名

◆倫理・厳守宣言
医　師/する…■
培養士/する…■

診療日	月	火	水	木	金	土	日	祝祭日
am						●	●	●
pm	●	●	●	●	●	●	●	●

予約受付時間　8・9・10・11・12・13・14・15・16・17・18・19・20・21・22時

ブライダルチェック＝●　婦人科検診＝×

※完全予約制

夫婦での診療 ……●	顕微授精 ……×	漢方薬の扱い ……●
患者への治療説明 ……●	自然・低刺激周期採卵法 ×	新薬の使用 ……●
使用医薬品の説明 ……●	刺激周期採卵法(FSH,hMG) ×	カウンセリング ……●
治療費の詳細公開 ……●	凍結保存 ……●	運動指導 ……×
治療費助成金扱い ……△	男性不妊 ……●	食事指導 ……○
タイミング療法 ……×	不育症 ……×	女性医師がいる ……×
人工授精 ……×	妊婦健診 ……×	料金目安 初診費用 5,400円〜
人工授精 (AID) ……×	2人目不妊通院配慮 …●	体外受精費用 —
体外受精 ……×	腹腔鏡検査 ……×	顕微授精費用 —

❖Natural ART Clinic日本橋

港区

Tel.03-6262-5757　中央区日本橋2-7-1 東京日本橋タワー8F　since 2016.02

医師8名　培養士18名
心理士0名

◆倫理・厳守宣言
医　師/する…■
培養士/する…■

診療日	月	火	水	木	金	土	日	祝祭日
am	●	●	●	●	●	●	●	●
pm		●	●	●	●			

予約受付時間　8・9・10・11・12・13・14・15・16・17・18・19・20・21・22時

ブライダルチェック＝×　婦人科検診＝×

夫婦での診療 ……●	顕微授精 ……●	漢方薬の扱い ……×
患者への治療説明 ……●	自然・低刺激周期採卵法 ●	新薬の使用 ……○
使用医薬品の説明 ……●	刺激周期採卵法(FSH,hMG) ×	カウンセリング ……×
治療費の詳細公開 ……●	凍結保存 ……●	運動指導 ……×
治療費助成金扱い …有り	男性不妊 ……●	食事指導 ……×
タイミング療法 ……×	不育症 ……×	女性医師がいる ……○
人工授精 ……○	妊婦健診 ……○10週まで	料金目安 HPを参照
人工授精 (AID) ……×	2人目不妊通院配慮 …○	https://www.naturalart.or.jp
体外受精 ……●	腹腔鏡検査 ……×	

❖新橋夢クリニック

港区

Tel.03-3593-2121　港区新橋2-5-1 EXCEL新橋　since 2007.04

医師7名　培養士15名
心理士0名

◆倫理・厳守宣言
医　師/する…■
培養士/する…■

診療日	月	火	水	木	金	土	日	祝祭日
am	●	●	●	●	●	●	●	●
pm	●	●		●	●			

予約受付時間　8・9・10・11・12・13・14・15・16・17・18・19・20・21・22時

ブライダルチェック＝×　婦人科検診＝×

夫婦での診療 ……●	顕微授精 ……●	漢方薬の扱い ……○
患者への治療説明 ……●	自然・低刺激周期採卵法 ●	新薬の使用 ……○
使用医薬品の説明 ……●	刺激周期採卵法(FSH,hMG) ×	カウンセリング ……×
治療費の詳細公開 ……●	凍結保存 ……●	運動指導 ……×
治療費助成金扱い …有り	男性不妊 ……●	食事指導 ……×
タイミング療法 ……○	不育症 ……○	女性医師がいる ……○
人工授精 ……○	妊婦健診 ……○10週まで	料金目安 HPを参照
人工授精 (AID) ……×	2人目不妊通院配慮 …○	https://www.yumeclinic.net
体外受精 ……●	腹腔鏡検査 ……×	

❖桜十字渋谷バースクリニック

渋谷区

Tel.03-5728-6626　渋谷区宇田川町3-7 ヒューリック渋谷公園通りビル4F　since 2018.5

医師3名 培養士3名
心理士0名

◆倫理・厳守宣言
医　師/する…■
培養士/する…■

診療日	月	火	水	木	金	土	日	祝祭日
am	●	●	●	●	●	●		
pm	●	●		●	●			

予約受付時間　8・9・10・11・12・13・14・15・16・17・18・19・20・21・22時

ブライダルチェック＝○　婦人科検診＝○

夫婦での診療 ……●	顕微授精 ……●	漢方薬の扱い ……○
患者への治療説明 ……●	自然・低刺激周期採卵法 ●	新薬の使用 ……●
使用医薬品の説明 ……●	刺激周期採卵法(FSH,hMG) ●	カウンセリング ……△
治療費の詳細公開 ……●	凍結保存 ……●	運動指導 ……×
治療費助成金扱い …有り	男性不妊 ●連携施設あり	食事指導 ……×
タイミング療法 ……●	不育症 ……●	女性医師がいる ……○
人工授精 ……●	妊婦健診 ……○10週まで	料金目安 HPを参照
人工授精 (AID) ……×	2人目不妊通院配慮 …×	https://www.sj-shibuya-bc.jp/
体外受精 ……●	腹腔鏡検査 ……×	

❖峯レディースクリニック

目黒区

Tel.03-5731-8161　目黒区自由が丘2-10-4 ミルシェ自由が丘4F　since 2017.06

医師1名　培養士4名
心理士0名

◆倫理・厳守宣言
医　師/する…■
培養士/する…■

診療日	月	火	水	木	金	土	日	祝祭日
am	●	●	●	●	●	●		
pm	●	●	●	●				

予約受付時間　8・9・10・11・12・13・14・15・16・17・18・19・20・21・22時

ブライダルチェック＝●　婦人科検診＝●

夫婦での診療 ……●	顕微授精 ……●	漢方薬の扱い ……○
患者への治療説明 ……●	自然・低刺激周期採卵法 ●	新薬の使用 ……○
使用医薬品の説明 ……●	刺激周期採卵法(FSH,hMG) ●	カウンセリング ……○
治療費の詳細公開 ……●	凍結保存 ……●	運動指導 ……×
治療費助成金扱い …有り	男性不妊 ……●	食事指導 ……×
タイミング療法 ……●	不育症 ……●	女性医師がいる ……×
人工授精 ……●	妊婦健診 ……○10週まで	料金目安 初診費用 2660円〜
人工授精 (AID) ……×	2人目不妊通院配慮 …△	体外受精費用 30万〜40万円
体外受精 ……●	腹腔鏡検査 ……×	顕微授精費用 35万〜50万円

[各項目のチェックについて]　○…実施している　●…常に力を入れて実施している　△…検討中である　×…実施していない

関東地方 / ピックアップ クリニック

東京都

❖三軒茶屋ウィメンズクリニック

世田谷区

Tel.03-5779-7155　世田谷区太子堂1-12-34-2F　since2011.2

医師1名 培養士3名
心理士0名

◆倫理・厳守宣言
医　師/する…■
培養士/する…■

診療日		月	火	水	木	金	土	日	祝祭日
	am	●	●	●	●	●	●		
	pm	●	●	●		●			

予約受付時間　8・9・10・11・12・13・14・15・16・17・18・19・20・21・22時

ブライダルチェック＝○　婦人科検診＝○

- 夫婦での診療 …………●
- 患者への治療説明 ……●
- 使用医薬品の説明 ……●
- 治療費の詳細公開 ……●
- 治療費助成金扱い …有り
- タイミング療法 ………●
- 人工授精 ………………●
- 人工授精（AID） ………×
- 体外受精 ………………●
- 顕微授精 ………………●
- 自然・低刺激周期採卵法 ●
- 刺激周期採卵法(FSH,hMG) ●
- 凍結保存 ………………●
- 男性不妊　○連係施設あり
- 不育症 …………………○
- 妊婦健診………○8週まで
- 2人目不妊通院配慮 …○
- 腹腔鏡検査 ……………×
- 漢方薬の扱い …………○
- 新薬の使用 ……………○
- カウンセリング ………△
- 運動指導 ………………×
- 食事指導 ………………×
- 女性医師がいる ………×

料金目安
- 初診費用　2,500円〜
- 体外受精費用　21万〜28万円
- 顕微授精費用　26万〜38万円

❖荻窪病院 虹クリニック

杉並区

Tel.03-5335-6577　杉並区荻窪4-32-2 東洋時計ビル8階/9階　since 2008.12

医師9名　培養士5名
心理士1名

◆倫理・厳守宣言
医　師/する…■
培養士/する…■

診療日		月	火	水	木	金	土	日	祝祭日
	am	●	●	●	●	●	●		
	pm	●	●	●	●	●			

診療受付時間　8・9・10・11・12・13・14・15・16・17・18・19・20・21・22時

ブライダルチェック＝×　婦人科検診＝×

- 夫婦での診療 …………●
- 患者への治療説明 ……●
- 使用医薬品の説明 ……●
- 治療費の詳細公開 ……●
- 治療費助成金扱い …有り
- タイミング療法 ………○
- 人工授精 ………………●
- 人工授精（AID） ………×
- 体外受精 ………………●
- 顕微授精 ………………●
- 自然・低刺激周期採卵法 ●
- 刺激周期採卵法(FSH,hMG) ●
- 凍結保存 ………………●
- 男性不妊　○連携施設あり
- 不育症 …………………○
- 妊婦検診 ………………○
- 2人目不妊通院配慮 …△
- 腹腔鏡検査 ……………×
- 漢方薬の扱い …………○
- 新薬の使用 ……………●
- カウンセリング ………●
- 運動指導 ………………△
- 食事指導 ………………△
- 女性医師がいる ………○

料金目安
- 初診費用　4,000円〜
- 体外受精費用　30万〜50万円
- 顕微授精費用　30万〜60万円

❖明大前アートクリニック

杉並区

Tel.03-3325-1155　杉並区和泉2-7-1 甘酒屋ビル2F　since 2017.12

医師1名 培養士3名
心理士1名

◆倫理・厳守宣言
医　師/する…■
培養士/する…■

診療日		月	火	水	木	金	土	日	祝祭日
	am	●	●	●	●	●	●		
	pm	●	★	●	★	●	▲		

予約受付時間　8・9・10・11・12・13・14・15・16・17・18・19・20・21・22時

ブライダルチェック＝○　婦人科検診＝×

★火・木曜は18時、▲土曜は17時まで

- 夫婦での診療 …………●
- 患者への治療説明 ……●
- 使用医薬品の説明 ……●
- 治療費の詳細公開 ……●
- 治療費助成金扱い …有り
- タイミング療法 ………○
- 人工授精 ………………●
- 人工授精（AID） ………×
- 体外受精 ………………●
- 顕微授精 ………………●
- 自然・低刺激周期採卵法 ●
- 刺激周期採卵法(FSH,hMG) ●
- 凍結保存 ………………●
- 男性不妊　○連携施設あり
- 不育症 …………………○
- 妊婦検診………○8週まで
- 2人目不妊通院配慮 …△
- 腹腔鏡検査 ……………×
- 漢方薬の扱い …………○
- 新薬の使用 ……………●
- カウンセリング ………●
- 運動指導 ………………△
- 食事指導 ………………△
- 女性医師がいる ………×

料金目安
- 初診費用　9,000円〜
- 体外受精費用　30万〜50万円
- 顕微授精費用　40万〜60万円

❖松本レディース リプロダクションオフィス

豊島区

Tel.03-6907-2555　豊島区東池袋1-41-7 池袋東口ビル7F　since1999.12

医師9名 培養士9名
心理士1名

◆倫理・厳守宣言
医　師/する…■
培養士/する…■

診療日		月	火	水	木	金	土	日	祝祭日
	am	●	●	●	●	●	■	▲	▲
	pm	●	●		●	●	■		

予約受付時間　8・9・10・11・12・13・14・15・16・17・18・19・20・21・22時

ブライダルチェック＝●　婦人科検診＝●

■土曜は8:00〜11:30、13:45〜16:00
▲日・祝日は8:00〜11:30(予約のみ)

- 夫婦での診療 …………●
- 患者への治療説明 ……●
- 使用医薬品の説明 ……●
- 治療費の詳細公開 ……●
- 治療費助成金扱い …有り
- タイミング療法 ………●
- 人工授精 ………………●
- 人工授精（AID） ………×
- 体外受精 ………………●
- 顕微授精 ………………●
- 自然・低刺激周期採卵法 ●
- 刺激周期採卵法(FSH,hMG) ●
- 凍結保存 ………………●
- 男性不妊 ………………●
- 不育症 …………………○
- 妊婦健診 ………………×
- 2人目不妊通院配慮 …○
- 腹腔鏡検査 ……………×
- 漢方薬の扱い …………●
- 新薬の使用 ……………△
- カウンセリング ………○
- 運動指導 ………………×
- 食事指導 ………………×
- 女性医師がいる ………●

料金目安
- 初診費用　3,000円〜
- 体外受精費用　27万円〜
- 顕微授精費用　29万円〜

❖幸町IVFクリニック

府中市

Tel.042-365-0341　府中市府中町1-18-17 コンテント府中1F・2F　since 1990.4

医師3名　培養士4名
心理士0名

◆倫理・厳守宣言
医　師/する…■
培養士/する…■

診療日		月	火	水	木	金	土	日	祝祭日
	am		●	●	●	●	●	●	
	pm		●	●	●	●	▲	▲	

予約受付時間　8・9・10・11・12・13・14・15・16・17・18・19・20・21・22時

ブライダルチェック＝×　婦人科検診＝○

▲土日の受付時間は15:00〜16:00

- 夫婦での診療 …………●
- 患者への治療説明 ……●
- 使用医薬品の説明 ……●
- 治療費の詳細公開 ……○
- 治療費助成金扱い …有り
- タイミング療法 ………×
- 人工授精 ………………○
- 人工授精（AID） ………×
- 体外受精 ………………●
- 顕微授精 ………………●
- 自然・低刺激周期採卵法 ●
- 刺激周期採卵法(FSH,hMG) ●
- 凍結保存 ………………●
- 男性不妊　●連携施設あり
- 不育症 …………………○
- 妊婦健診 ……○10週まで
- 2人目不妊通院配慮 …△
- 腹腔鏡検査 ……………×
- 漢方薬の扱い …………○
- 新薬の使用 ……………●
- カウンセリング ………△
- 運動指導 ………………△
- 食事指導 ………………△
- 女性医師がいる ………×

料金目安
- 初診費用　850円〜
- 体外受精費用　33万〜36万円
- 顕微授精費用　39万〜55万円

❖みむろウィメンズクリニック

町田市

Tel.042-710-3609　町田市中町1-2-5 SHELL MIYAKO V 2F　since 2006.07

医師5名　培養士7名
心理士0名（内部）

◆倫理・厳守宣言
医　師/する…■
培養士/する…■

診療日		月	火	水	木	金	土	日	祝祭日
	am	●	●	●	●	●	●		
	pm	●	▲	●	▲	●			

予約受付時間　8・9・10・11・12・13・14・15・16・17・18・19・20・21・22時

ブライダルチェック＝○　婦人科検診＝○

▲ 火・木曜午後は再診患者さんのための相談及び検査の時間。

- 夫婦での診療 …………○
- 患者への治療説明 ……●
- 使用医薬品の説明 ……○
- 治療費の詳細公開 ……●
- 治療費助成金扱い …有り
- タイミング療法 ………●
- 人工授精 ………………●
- 人工授精（AID） ………×
- 体外受精 ………………●
- 顕微授精 ………………●
- 自然・低刺激周期採卵法 ●
- 刺激周期採卵法(FSH,hMG) ●
- 凍結保存 ………………●
- 男性不妊　●連携施設あり
- 不育症 …………………○
- 妊婦健診 ………………×
- 2人目不妊通院配慮 …●
- 腹腔鏡検査 ……………×
- 漢方薬の扱い …………●
- 新薬の使用 ……………○
- カウンセリング ………●
- 運動指導 ………………×
- 食事指導 ………………○
- 女性医師がいる ………●

料金目安
- 初診費用　860円〜
- 体外受精費用　20万円〜
- 顕微授精費用　30万円〜

神奈川県

❖みなとみらい夢クリニック

横浜市

Tel.045-228-3131　横浜市西区みなとみらい3-6-3　MMパークビル2F・3F(受付)　since 2008.2

医師6名　培養士22名
心理士0名

◆倫理・厳守宣言
医　師/する…■
培養士/する…■

診療日		月	火	水	木	金	土	日	祝祭日
	am	●	●	●	□	●	●	★	□
	pm	●	■	●		●	■		

予約受付時間※　8・9・10・11・12・13・14・15・16・17・18・19・20・21・22時

ブライダルチェック＝×　婦人科検診＝×

■火曜・土曜午後は14:30〜16:30　★指定患者様のみ
□木曜・祝日は8:30〜13:00　※診療時間に準ずる

- 夫婦での診療 …………●
- 患者への治療説明 ……●
- 使用医薬品の説明 ……●
- 治療費の詳細公開 ……●
- 治療費助成金扱い …有り
- タイミング療法 ………○
- 人工授精 ………………○
- 人工授精（AID） ………×
- 体外受精 ………………●
- 顕微授精 ………………●
- 自然・低刺激周期採卵法 ●
- 刺激周期採卵法(FSH,hMG) ×
- 凍結保存 ………………●
- 男性不妊 ………………●
- 不育症 …………………●
- 妊婦検診…………9週まで
- 2人目不妊通院配慮 …●
- 腹腔鏡検査 ……………×
- 漢方薬の扱い …………○
- 新薬の使用 ……………○
- カウンセリング ………○
- 運動指導 ………………×
- 食事指導 ………………○
- 女性医師がいる ………○

料金目安
- 初診費用　4,000円〜
- 体外受精費用　34.5万円〜
- 顕微授精費用　上記+3,2万〜

［各項目のチェックについて］ ○…実施している　●…常に力を入れて実施している　△…検討中である　×…実施していない

神奈川県

❖神奈川レディースクリニック

横浜市

Tel.045-290-8666　横浜市神奈川区西神奈川1-11-5 ARTVISTA横浜ビル　since 2003.6

医師5名　培養士20名
心理士0名
◆倫理・厳守宣言
医　師/する…■
培養士/する…■

診療日		月	火	水	木	金	土	日	祝祭日
	am	●	●	●	△	●	●	●	●
	pm	●	●	●	△	●			

診療受付時間　8・9・10・11・12・13・14・15・16・17・18・19・20・21・22時

ブライダルチェック＝×　婦人科検診＝○　※受付順番システム導入（携帯で順番確認可能）△予約制

夫婦での診療 …………●
患者への治療説明 ……●
使用医薬品の説明 ……●
治療費の詳細公開 ……●
治療費助成金扱い …有り
タイミング療法 ………●
人工授精 ………………●
人工授精 (AID) ………×
体外受精 ………………●
顕微授精 ………………●
自然・低刺激周期採卵法 ●
刺激周期採卵法(FSH,hMG) ●
凍結保存 ………………●
男性不妊 ●連携施設あり
不育症 …………………●
妊婦健診 ………………×
2人目不妊通院配慮 …●
腹腔鏡検査 ……………×
漢方薬の扱い …………●
新薬の使用 ……………●
カウンセリング ………●
運動指導 ………………○
食事指導 ………………○
女性医師がいる ………×

料金目安
初診費用　6,000～ 2万円
体外受精費用　28万～38万円
顕微授精費用　32万～45万円

❖馬車道レディスクリニック

横浜市

Tel.045-228-1680　横浜市中区相生町4-65-3 馬車道メディカルスクエア　since 2001.4

医師2名　培養士5名
心理士0名
◆倫理・厳守宣言
医　師/する…■
培養士/する…■

診療日		月	火	水	木	金	土	日	祝祭日
	am	●		●	●	●	●	●	
	pm	●		●	●	●			

予約受付時間　8・9・10・11・12・13・14・15・16・17・18・19・20・21・22時

ブライダルチェック＝○　婦人科検診＝×　※予約受付はWEBにて24時間対応

夫婦での診療 …………●
患者への治療説明 ……●
使用医薬品の説明 ……●
治療費の詳細公開 ……●
治療費助成金扱い …有り
タイミング療法 ………●
人工授精 ………………●
人工授精 (AID) ………×
体外受精 ………………●
顕微授精 ………………●
自然・低刺激周期採卵法 ●
刺激周期採卵法(FSH,hMG) ●
凍結保存 ………………●
男性不妊 ○連携施設あり
不育症 …………………×
妊婦健診 ……○12週まで
2人目不妊通院配慮 …●
腹腔鏡検査 ……………×
漢方薬の扱い …………●
新薬の使用 ……………●
カウンセリング ………○
運動指導 ………………○
食事指導 ………………○
女性医師がいる ………○

料金目安
初診費用　5,000円～
体外受精費用　25万～30万円
顕微授精費用　32万～37万円

❖メディカルパーク横浜

横浜市

Tel.045-232-4741　横浜市中区桜木町1-1-8 日石横浜ビル4F　since 2019.5

医師1名 培養士5名
心理士0名
◆倫理・厳守宣言
医　師/する…■
培養士/する…■

診療日		月	火	水	木	金	土	日	祝祭日
	am	●	●	●		●	●		●
	pm	●	●	●		●	●		●

予約受付時間　8・9・10・11・12・13・14・15・16・17・18・19・20・21・22時

ブライダルチェック＝●　婦人科検診＝×

夫婦での診療 …………●
患者への治療説明 ……●
使用医薬品の説明 ……●
治療費の詳細公開 ……●
治療費助成金扱い …有り
タイミング療法 ………●
人工授精 ………………●
人工授精 (AID) ………×
体外受精 ………………●
顕微授精 ………………●
自然・低刺激周期採卵法 ●
刺激周期採卵法(FSH,hMG) ●
凍結保存 ………………●
男性不妊 ○連携施設あり
不育症 …………………○
妊婦健診………○8週まで
2人目不妊通院配慮 …○
腹腔鏡検査 ……………●
漢方薬の扱い …………○
新薬の使用 ……………●
カウンセリング ………○
運動指導 ………………○
食事指導 ………………○
女性医師がいる ………○

料金目安
HPを参照
https://medicalpark-yokohama.com

❖福田ウイメンズクリニック

横浜市

Tel.045-825-5525　横浜市戸塚区品濃町549-2 三宅ビル7F　since 1993.8

医師1名　培養士4名
心理士0名
◆倫理・厳守宣言
医　師/する…■
培養士/する…■

診療日		月	火	水	木	金	土	日	祝祭日
	am	●	●	●	●	●	●		
	pm	●	●	●		●			

予約受付時間　8・9・10・11・12・13・14・15・16・17・18・19・20・21・22時

ブライダルチェック＝●　婦人科検診＝●　※ 卵巣刺激のための注射は日曜日・祝日も行います。

夫婦での診療 …………●
患者への治療説明 ……●
使用医薬品の説明 ……●
治療費の詳細公開 ……●
治療費助成金扱い …有り
タイミング療法 ………●
人工授精 ………………●
人工授精 (AID) ………×
体外受精 ………………●
顕微授精 ………………●
自然・低刺激周期採卵法 ●
刺激周期採卵法(FSH,hMG) ●
凍結保存 ………………●
男性不妊 ………………●
不育症 …………………●
妊婦健診 ………………○
2人目不妊通院配慮 …●
腹腔鏡検査 ……………×
漢方薬の扱い …………●
新薬の使用 ……………●
カウンセリング ………○
運動指導 ………………△
食事指導 ………………△
女性医師がいる ………○

料金目安
初診費用　4,620円～
体外受精費用　25万～30万円
顕微授精費用　30万～35万円

❖湘南レディースクリニック

藤沢市

Tel.0466-55-5066　藤沢市鵠沼花沢町1-12 第5相澤ビル5・6F　since 2007.9

医師3名　培養士5名
心理士0名
◆倫理・厳守宣言
医　師/する…■
培養士/する…■

診療日		月	火	水	木	金	土	日	祝祭日
	am	●	●	●	●	●	●	●	
	pm	●	●	●	●	●			

予約受付時間　8・9・10・11・12・13・14・15・16・17・18・19・20・21・22時

ブライダルチェック＝○　婦人科検診＝●　※受付はWEBにて24時間対応

夫婦での診療 …………●
患者への治療説明 ……●
使用医薬品の説明 ……●
治療費の詳細公開 ……●
治療費助成金扱い …有り
タイミング療法 ………●
人工授精 ………………●
人工授精 (AID) ………×
体外受精 ………………●
顕微授精 ………………●
自然・低刺激周期採卵法 ●
刺激周期採卵法(FSH,hMG) ●
凍結保存 ………………●
男性不妊 ○連携施設あり
不育症 …………………●
妊婦健診 ………32週まで
2人目不妊通院配慮 …●
腹腔鏡検査 ……………×
漢方薬の扱い …………●
新薬の使用 ……………●
カウンセリング ………●
運動指導 ………………○
食事指導 ………………○
女性医師がいる ………●

料金目安
初診費用　5,000円～
体外受精費用　16万～30万円
顕微授精費用　20万～37万円

[各項目のチェックについて]　○…実施している　●…常に力を入れて実施している　△…検討中である　×…実施していない

中部・東海地方

富山県

かみいち総合病院
Tel.076-472-1212　中新川郡上市町

● 富山赤十字病院
Tel.076-433-2222　富山市牛島本町

● 小嶋ウィメンズクリニック
Tel.076-432-1788　富山市五福

● 富山県立中央病院
Tel.0764-24-1531　富山市西長江

● 女性クリニック We! TOYAMA
Tel.076-493-5533　富山市根塚町

富山市民病院
Tel.0764-22-1112　富山市今泉北部町

高岡市民病院
Tel.0766-23-0204　高岡市宝町

● あい ART クリニック
Tel.0766-27-3311　高岡市下伏間江

済生会高岡病院
Tel.0766-21-0570　高岡市二塚

● 源川産婦人科クリニック
Tel.025-272-5252　新潟市東区

● 木戸病院
Tel.025-273-2151　新潟市東区

● 新津産科婦人科クリニック
Tel.025-384-4103　新潟市江南区

● 産科・婦人科ロイヤルハートクリニック
Tel.025-244-1122　新潟市中央区

● 新潟大学医歯学総合病院
Tel.025-227-2320　新潟市中央区

● ART 女性クリニック白山
Tel.025-378-3065　新潟市中央区

● 済生会新潟病院
Tel.025-233-6161　新潟市西区

荒川レディースクリニック
Tel.0256-72-2785　新潟市西蒲区

● レディスクリニック石黒
Tel.0256-33-0150　三条市荒町

● 関塚医院
Tel.0254-26-1405　新発田市小舟町

新潟県

● 立川綜合病院生殖医療センター
Tel.0258-33-3111　長岡市旭岡

● 長岡レディースクリニック
Tel.0258-22-7780　長岡市新保

セントポーリアウィメンズクリニック
Tel.0258-21-0800　長岡市南七日町

● 大島クリニック
Tel.025-522-2000　上越市鴨島

● 菅谷ウイメンズクリニック
Tel.025-546-7660　上越市新光町

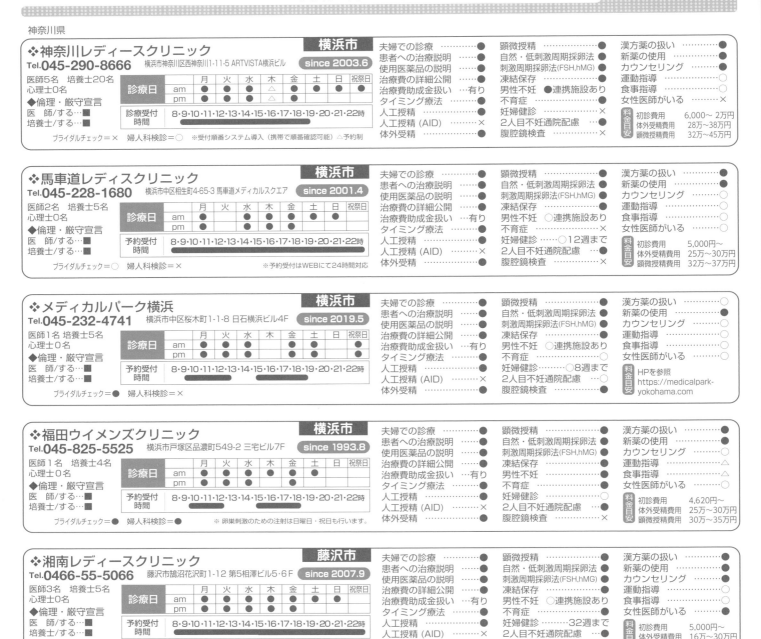

愛知県

● 豊橋市民病院
Tel.0532-33-6111 豊橋市青竹町

● つつじが丘ウイメンズクリニック
Tel.0532-66-5550 豊橋市つつじが丘

● 竹内産婦人科 ART センター
Tel.0532-52-3463 豊橋市新本町

豊川市民病院
Tel.0533-86-1111 豊川市八幡町

エンジェルベルホスピタル
Tel.0564-66-0301 岡崎市錦町

● ART クリニックみらい
Tel.0564-24-9293 岡崎市大樹寺

稲垣レディスクリニック
Tel.0563-54-1188 西尾市横手町

● 八千代病院
Tel.0566-97-8111 安城市住吉町

● ジュンレディースクリニック安城
Tel.0566-71-0308 安城市篠目町

● G&O レディスクリニック
Tel.0566-27-4103 刈谷市泉田町

セントソフィアクリニック
Tel.052-551-1595 名古屋市中村区

● 浅田レディース名古屋駅前クリニック
Tel.052-551-2203 名古屋市中村区

かとうのりこレディースクリニック
Tel.052-587-2888 名古屋市中村区

● レディースクリニックミュウ
Tel.052-551-7111 名古屋市中村区

かなくらレディスクリニック
Tel.052-587-3111 名古屋市中村区

● 名古屋第一赤十字病院
Tel.052-481-5111 名古屋市中村区

● ダイヤビルレディースクリニック
Tel.052-561-1881 名古屋市中村区

川合産婦人科
Tel.052-502-1501 名古屋市西区

● 野崎クリニック
Tel.052-303-3811 名古屋市中川区

● 金山レディースクリニック
Tel.052-681-2241 名古屋市熱田区

● 山口レディスクリニック
Tel.052-823-2121 名古屋市南区

名古屋市立緑市民病院
Tel.052-892-1331 名古屋市緑区

● ロイヤルベルクリニック不妊センター
Tel.052-879-6673 名古屋市緑区

● おち夢クリニック名古屋
Tel.052-968-2203 名古屋市中区

● いくたウィメンズクリニック
Tel.052-263-1250 名古屋市中区

● 可世木婦人科 ART クリニック
Tel.052-251-8801 名古屋市中区

● 成田産婦人科
Tel.052-221-1595 名古屋市中区

● おかだウィメンズクリニック
Tel.052-683-0018 名古屋市中区

AOI 名古屋病院
Tel.052-932-7128 名古屋市東区

上野レディスクリニック
Tel.052-981-1184 名古屋市北区

平田レディースクリニック
Tel.052-914-7277 名古屋市北区

● 稲垣婦人科
Tel.052-910-5550 名古屋市北区

● 星ケ丘マタニティ病院
Tel.052-782-6211 名古屋市千草区

咲江レディスクリニック
Tel.052-757-0222 名古屋市千草区

● さわだウイメンズクリニック
Tel.052-788-3588 名古屋市千草区

● まるた ART クリニック
Tel.052-764-0010 名古屋市千草区

レディースクリニック山原
Tel.052-731-8181 名古屋市千草区

若葉台クリニック
Tel.052-777-2888 名古屋市名東区

● あいこ女性クリニック
Tel.052-777-8080 名古屋市名東区

● 名古屋大学医学部附属病院
Tel.052-741-2111 名古屋市昭和区

● 名古屋市立大学病院
Tel.052-851-5511 名古屋市瑞穂区

● 八事レディースクリニック
Tel.052-834-1060 名古屋市天白区

● 平針北クリニック
Tel.052-803-1103 日進市赤池町

● このはなクリニック
Tel.0265-98-8814 伊那市上新田

平岡産婦人科
Tel.0266-72-6133 茅野市ちの

● 諏訪マタニティークリニック
Tel.0266-28-6100 諏訪郡下諏訪町

ひろおか さくらレディースウィメンズクリニック
Tel.0263-85-0013 塩尻市広丘吉田

岐阜県

● 高橋産婦人科
Tel.058-263-5726 岐阜市梅ケ枝町

● 古田産科婦人科クリニック
Tel.058-265-2395 岐阜市金町

● 岐阜大学医学部附属病院
Tel.058-230-6000 岐阜市柳戸

● 操レディスホスピタル
Tel.058-233-8811 岐阜市津島町

● おおのレディースクリニック
Tel.058-233-0201 岐阜市光町

● クリニックママ
Tel.0584-73-5111 大垣市今宿

● 大垣市民病院
Tel.0584-81-3341 大垣市南頬町

東海中央病院
Tel.0583-82-3101 各務原市蘇原東島町

久美愛厚生病院
Tel.0577-32-1115 高山市中切町

● 中西ウィメンズクリニック
Tel.0572-25-8882 多治見市大正町

とまつレディースクリニック
Tel.0574-61-1138 可児市広見

● 松波総合病院
Tel.058-388-0111 羽島郡笠松町

静岡県

● いながきレディースクリニック
Tel.055-926-1709 沼津市宮前町

● 沼津市立病院
Tel.055-924-5100 沼津市東椎路春ノ木

● 岩端医院
Tel.055-962-1368 沼津市大手町

● かぬき岩端医院
Tel.055-932-8189 沼津市下香貫前原

聖隷沼津病院
Tel.055-952-1000 沼津市本字松下

こまきウィメンズクリニック
Tel.055-972-1057 三島市西若町

● 三島レディースクリニック
Tel.055-991-0770 三島市南本町

● 富士市立中央病院
Tel.0545-52-1131 富士市高島町

● 長谷川産婦人科医院
Tel.0545-53-7575 富士市吉原

● 望月産婦人科医院
Tel.0545-34-0445 富士市比奈

宮崎クリニック
Tel.0545-66-3731 富士市松岡

静岡市立静岡病院
Tel.054-253-3125 静岡市葵区

レディースクリニック古川
Tel.054-249-3733 静岡市葵区

● 静岡レディースクリニック
Tel.054-251-0770 静岡市葵区

● 菊池レディースクリニック
Tel.054-272-4124 静岡市葵区

● 俵 IVF クリニック
Tel.054-288-2882 静岡市駿河区

静岡市立清水病院
Tel.054-336-1111 静岡市清水区

● 焼津市立総合病院
Tel.054-623-3111 焼津市道原

● 聖隷浜松病院
Tel.053-474-2222 浜松市中区

● アクトタワークリニック
Tel.053-413-1124 浜松市中区

● 西村ウイメンズクリニック
Tel.053-479-0222 浜松市中区

水本レディスクリニック
Tel.053-433-1103 浜松市東区

● 浜松医科大学病院
Tel.053-435-2309 浜松市東区

● 聖隷三方原病院リプロダクションセンター
Tel.053-436-1251 浜松市北区

● 可睡の杜レディースクリニック
Tel.0538-49-5656 袋井市可睡の杜

● 西垣 ART クリニック
Tel.0538-33-4455 磐田市中泉

厚生連高岡病院
Tel.0766-21-3930 高岡市永楽町

黒部市民病院
Tel.0765-54-2211 黒部市三日市

● あわの産婦人科医院
Tel.0765-72-0588 下新川郡入善町

津田産婦人科医院
Tel.0763-33-3035 砺波市寿町

石川県

● 石川県立中央病院
Tel.076-237-8211 金沢市鞍月東

● 吉澤レディースクリニック
Tel.076-266-8155 金沢市稚日野町

あい ART クリニック金沢
Tel.050-5873-3935 金沢市堀川新町

金沢大学附属病院
Tel.076-265-2000 金沢市宝町

金沢医療センター
Tel.076-262-4161 金沢市石引

● 金沢たまごクリニック
Tel.076-237-3300 金沢市諸江町

うきた産婦人科医院
Tel.076-291-2277 金沢市新神田

● 鈴木レディスホスピタル
Tel.076-242-3155 金沢市寺町

金沢医科大学病院
Tel.076-286-2211 河北郡内灘町

やまぎしレディスクリニック
Tel.076-287-6066 野々市市藤平田

● 永遠幸レディスクリニック
Tel.0761-23-1555 小松市小島町

荒木病院
Tel.0761-22-0301 小松市若杉町

川北レイクサイドクリニック
Tel.0761-22-0232 小松市今江町

恵寿総合病院
Tel.0767-52-3211 七尾市富岡町

● 深江レディースクリニック
Tel.076-294-3336 野々市市郷町

福井県

● 本多レディースクリニック
Tel.0776-24-6800 福井市宝永

福井県立病院
Tel.0776-54-5151 福井市四ツ井

● 西ウイミンズクリニック
Tel.0776-33-3663 福井市木田

公立丹南病院
Tel.0778-51-2260 鯖江市三六町

中山クリニック
Tel.0770-56-5588 小浜市多田

● 福井大学医学部附属病院
Tel.0776-61-3111 吉田郡永平寺町

山梨県

● このはな産婦人科
Tel.055-225-5500 甲斐市西八幡

● 薬袋レディースクリニック
Tel.055-226-3711 甲府市飯田

● 甲府昭和婦人クリニック
Tel.055-226-5566 中巨摩郡昭和町

● 山梨大学医学部附属病院
Tel.055-273-1111 中央市下河東

長野県

● 吉澤産婦人科医院
Tel.026-226-8475 長野市七瀬中町

長野赤十字病院
Tel.026-226-4131 長野市若里

● 長野市民病院
Tel.026-295-1199 長野市富竹

● 南長野医療センター篠ノ井総合病院
Tel.026-292-2261 長野市篠ノ井会

● 佐久市立国保浅間総合病院
Tel.0267-67-2295 佐久市岩村田

● 佐久平エンゼルクリニック
Tel.0267-67-5816 佐久市長土呂

● 三浦産婦人科
Tel.0268-22-0350 上田市中央

● 西澤産婦人科クリニック
Tel.0265-24-3800 飯田市本町

● わかばレディス＆マタニティクリニック
Tel.0263-45-0103 松本市浅間温泉

● 信州大学医学部附属病院
Tel.0263-35-4600 松本市旭

● 北原レディースクリニック
Tel.0263-48-3186 松本市島立

● ヨナハ産婦人科小児科病院
Tel.0594-27-1703 桑名市大字和泉イノ割

金丸産婦人科
Tel.059-229-5722 津市観音寺町

● 三重大学病院
Tel.059-232-1111 津市江戸橋

● 西山産婦人科　不妊治療センター
Tel.059-229-1200 津市栄町

● 済生会松阪総合病院
Tel.0598-51-2626 松阪市朝日町

本橋産婦人科
Tel.0596-23-4103 伊勢市一之木

武田産婦人科
Tel.0595-64-7655 名張市鴻之台

● 森川病院
Tel.0595-21-2425 伊賀市上野忍町

● 浅田レディース勝川クリニック
Tel.0568-35-2203 春日井市松新町

公立陶生病院
Tel.0561-82-5101 瀬戸市西追分町

● 中原クリニック
Tel.0561-88-0311 瀬戸市山手町

一宮市立市民病院
Tel.0586-71-1911 一宮市文京

● つかはらレディースクリニック
Tel.0586-81-8000 一宮市浅野居森野

● 可世木レディスクリニック
Tel.0586-47-7333 一宮市平和

三重県

● こうのとり WOMAN'S CARE クリニック
Tel.059-355-5577 四日市市諏訪栄町

● 慈芳産婦人科・内科・リウマチ科
Tel.059-353-0508 四日市市ときわ

● みのうらレディースクリニック
Tel.0593-80-0018 鈴鹿市磯山

愛知県

● 森脇レディースクリニック
Tel.0561-33-5512 みよし市三好町

● 藤田医科大学病院
Tel.0562-93-2111 豊明市沓掛町

● グリーンベル ART クリニック
Tel.0120-822-229 豊田市喜多町

● トヨタ記念病院不妊センター
Tel.0565-28-0100 豊田市平和町

● 常滑市民病院
Tel.0569-35-3170 常滑市飛香台

● ふたばクリニック
Tel.0569-20-5000 半田市吉田町

● 原田レディースクリニック
Tel.0562-36-1103 知多市寺本新町

● 江南厚生病院
Tel.0587-51-3333 江南市高屋町

● 小牧市民病院
Tel.0568-76-4131 小牧市常普請

中部・東海地方 / ピックアップ クリニック

長野県

❖吉澤産婦人科医院

長野市

Tel.026-226-8475 長野市七瀬中町96

since 1966.2

医師１名　培養士4名
不妊カウンセラー0名
◆倫理・厳守宣言
医　師/する…■
培養士/する…■

診療日		月	火	水	木	金	土	日	祝祭日
	am	●	●	●	●	●	●		
	pm	●	●		●	●			

予約受付時間　8・9・10・11・12・13・14・15・16・17・18・19・20・21・22時

ブライダルチェック＝○　婦人科検診＝○

夫婦での診療 …………○
患者への治療説明 ……○
使用医薬品の説明 ……○
治療費の詳細公開 ……○
治療費助成金扱い …有り
タイミング療法 ………○
人工授精 ………………●
人工授精 (AID) ………×
体外受精 ………………●

顕微授精 ………………●
自然・低刺激周期採卵法 ×
刺激周期採卵法(FSH,hMG) ○
凍結保存 ………………●
男性不妊 ………………○
不育症 …………………○
妊婦健診 ………………×
2人目不妊通院配慮 …○
腹腔鏡検査 ……………×

漢方薬の扱い …………○
新薬の使用 ……………○
カウンセリング ………△
運動指導 ………………×
食事指導 ………………×
女性医師がいる ………×

料金目安
初診費用 —
体外受精費用 25万円~
顕微授精費用 30万円~

❖佐久平エンゼルクリニック

佐久市

Tel.0267-67-5816 佐久市長土呂字宮ノ前1210-1

since 2014.4

医師１名　培養士２名
心理士０名
◆倫理・厳守宣言
医　師/する…■
培養士/する…■

診療日		月	火	水	木	金	土	日	祝祭日
	am	●	●	●	●	●	●	※	※
	pm	●	●		△	●		●	

予約受付時間　8・9・10・11・12・13・14・15・16・17・18・19・20・21・22時

ブライダルチェック＝●　婦人科検診＝●

夫婦での診療 …………●
患者への治療説明 ……●
使用医薬品の説明 ……●
治療費の詳細公開 ……●
治療費助成金扱い …有り
タイミング療法 ………●
人工授精 ………………●
人工授精 (AID) ………×
体外受精 ………………●

顕微授精 ………………●
自然・低刺激周期採卵法 ●
刺激周期採卵法(FSH,hMG) ●
凍結保存 ………………●
男性不妊 ………………●
不育症 …………………●
妊婦健診 ……○10週まで
2人目不妊通院配慮 …●
腹腔鏡検査 ……………×

漢方薬の扱い …………●
新薬の使用 ……………●
カウンセリング ………●
運動指導 ………………×
食事指導 ………………●
女性医師がいる ………×

料金目安
初診費用 12,000円~
体外受精費用 125,200円~
顕微授精費用 137,700円~

岐阜県

❖操レディスホスピタル

岐阜市

Tel.058-233-8811 岐阜市津島町6-19

since 2001.1

医師４名　培養士５名
心理士１名（内部）
◆倫理・厳守宣言
医　師/する…■
培養士/する…■

診療日		月	火	水	木	金	土	日	祝祭日
	am	●	●	●	●	●	●		
	pm	●	●	●		●	●		

予約受付時間　8・9・10・11・12・13・14・15・16・17・18・19・20・21・22時

ブライダルチェック＝○　婦人科検診＝●

夫婦での診療 …………●
患者への治療説明 ……●
使用医薬品の説明 ……●
治療費の詳細公開 ……●
治療費助成金扱い …有り
タイミング療法 ………●
人工授精 ………………●
人工授精 (AID) ………×
体外受精 ………………●

顕微授精 ………………●
自然・低刺激周期採卵法 ●
刺激周期採卵法(FSH,hMG) ●
凍結保存 ………………●
男性不妊 ………………●
不育症 …………………●
妊婦健診 ……●出産まで
2人目不妊通院配慮 …●
腹腔鏡検査 ……………×

漢方薬の扱い …………●
新薬の使用 ……………●
カウンセリング ………●
運動指導 ………………●
食事指導 ………………●
女性医師がいる ………●

料金目安
初診費用 —
体外受精費用 18万円~
顕微授精費用 上記+3万円~

❖中西ウィメンズクリニック

多治見市

Tel.0572-25-8882 多治見市大正町1-45

since 2003.7

医師4名　培養士5名
心理士0名
◆倫理・厳守宣言
医　師/する…■
培養士/する…■

診療日		月	火	水	木	金	土	日	祝祭日
	am	●	●	●	●	●	●		
	pm	●	●	●		●			

予約受付時間　8・9・10・11・12・13・14・15・16・17・18・19・20・21・22時

ブライダルチェック＝○　婦人科検診＝○

夫婦での診療 …………○
患者への治療説明 ……●
使用医薬品の説明 ……●
治療費の詳細公開 ……●
治療費助成金扱い …有り
タイミング療法 ………●
人工授精 ………………●
人工授精 (AID) ………×
体外受精 ………………●

顕微授精 ………………●
自然・低刺激周期採卵法 ○
刺激周期採卵法(FSH,hMG) ●
凍結保存 ………………●
男性不妊 ○連係施設あり
不育症 …………………○
妊婦健診 ……●出産まで
2人目不妊通院配慮 …●
腹腔鏡検査 ……………×

漢方薬の扱い …………●
新薬の使用 ……………○
カウンセリング ………●
運動指導 ………………○
食事指導 ………………○
女性医師がいる ………×

料金目安
初診費用 3,000円~
体外受精費用 24万円~
顕微授精費用 上記+5万5千円~

静岡県

❖可睡の杜レディースクリニック

袋井市

Tel.0538-49-5656 袋井市可睡の杜31-6

since 2003.11

医師１名　培養士２名
心理士０名
◆倫理・厳守宣言
医　師/する…■
培養士/する…■

診療日		月	火	水	木	金	土	日	祝祭日
	am	●	●	●	●	●	●		
	pm	●	●		●	●			

予約受付時間　8・9・10・11・12・13・14・15・16・17・18・19・20・21・22時

ブライダルチェック＝●　婦人科検診＝○

夫婦での診療 …………●
患者への治療説明 ……●
使用医薬品の説明 ……●
治療費の詳細公開 ……●
治療費助成金扱い …有り
タイミング療法 ………●
人工授精 ………………●
人工授精 (AID) ………×
体外受精 ………………●

顕微授精 ………………●
自然・低刺激周期採卵法 ○
刺激周期採卵法(FSH,hMG) ●
凍結保存 ………………●
男性不妊 ………………○
不育症 …………………○
妊婦健診 ………………×
2人目不妊通院配慮 …○
腹腔鏡検査 ……………×

漢方薬の扱い …………●
新薬の使用 ……………△
カウンセリング ………×
運動指導 ………………×
食事指導 ………………×
女性医師がいる ………×

料金目安
初診費用 3,450円~
体外受精費用 20万～45万円
顕微授精費用 上記+5万円~

[各項目のチェックについて]　○ … 実施している　● … 常に力を入れて実施している　△ … 検討中である　× … 実施していない

中部・東海地方 / ピックアップ クリニック

愛知県

❖ダイヤビルレディースクリニック　名古屋市

Tel.052-561-1881　名古屋市西区名駅1-1-17 名駅ダイヤメイテツビル2F　since 2004.04

医師5名　培養士3名
心理士1名（外部）

◆倫理・厳守宣言
医　師/する…■
培養士/する…■

診療日		月	火	水	木	金	土	日	祝祭日
	am	●	●	●	●	●	●		
	pm	●	●	●	●	●			

予約受付時間　8・9・10・11・12・13・14・15・16・17・18・19・20・21・22時

ブライダルチェック＝○　婦人科検診＝○

夫婦での診療 …………○
患者への治療説明 ……●
使用医薬品の説明 ……○
治療費の詳細公開 ……○
治療費助成金扱い …有り
タイミング療法 ………○
人工授精 ………………○
人工授精 (AID) ………×
体外受精 ………………●
顕微授精 ………………●
自然・低刺激周期採卵法 ○
刺激周期採卵法(FSH,hMG) ○
凍結保存 ………………●
男性不妊 ○連係施設あり
不育症 …………………●
妊婦健診 ……○33週まで
2人目不妊通院配慮 …○
腹腔鏡検査 ……………○
漢方薬の扱い …………○
新薬の使用 ……………○
カウンセリング ………○
運動指導 ………………○
食事指導 ………………○
女性医師がいる ………○

料金目安
初診費用　3千円～
体外受精費用　11万～32万円
顕微授精費用　14万～35万円

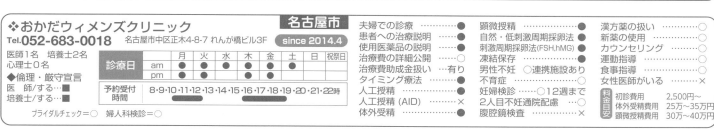

❖いくたウィメンズクリニック　名古屋市

Tel.052-263-1250　名古屋市中区栄3丁目15-17 いちご栄ビル3F　since2003.5

医師１名　培養士１名
心理士１名（外部）

◆倫理・厳守宣言
医　師/する…■
培養士/する…■

診療日		月	火	水	木	金	土	日	祝祭日
	am	●	●	●	●	●	●		
	pm	●	●	●		●			

予約受付時間　8・9・10・11・12・13・14・15・16・17・18・19・20・21・22時

ブライダルチェック＝○　婦人科検診＝○

夫婦での診療 …………○
患者への治療説明 ……●
使用医薬品の説明 ……○
治療費の詳細公開 ……○
治療費助成金扱い …有り
タイミング療法 ………○
人工授精 ………………○
人工授精 (AID) ………×
体外受精 ………………●
顕微授精 ………………●
自然・低刺激周期採卵法 ○
刺激周期採卵法(FSH,hMG) ○
凍結保存 ………………○
男性不妊 ………………○
不育症 …………………○
妊婦検診 ………16週まで
2人目不妊通院配慮 …△
腹腔鏡検査 ……………○
漢方薬の扱い …………○
新薬の使用 ……………○
カウンセリング ………○
運動指導 ………………—
食事指導 ………………—
女性医師がいる ………×

料金目安
初診費用　5千円～
体外受精費用　37万～
顕微授精費用　42万～

❖おかだウィメンズクリニック　名古屋市

Tel.052-683-0018　名古屋市中区正木4-8-7 れんが橋ビル3F　since 2014.4

医師1名　培養士2名
心理士０名

◆倫理・厳守宣言
医　師/する…■
培養士/する…■

診療日		月	火	水	木	金	土	日	祝祭日
	am	●	●	●	●	●	●		
	pm	●	●		●	●			

予約受付時間　8・9・10・11・12・13・14・15・16・17・18・19・20・21・22時

ブライダルチェック＝○　婦人科検診＝○

夫婦での診療 …………●
患者への治療説明 ……●
使用医薬品の説明 ……●
治療費の詳細公開 ……○
治療費助成金扱い …有り
タイミング療法 ………●
人工授精 ………………●
人工授精 (AID) ………×
体外受精 ………………●
顕微授精 ………………●
自然・低刺激周期採卵法 ●
刺激周期採卵法(FSH,hMG) ●
凍結保存 ………………●
男性不妊 ○連携施設あり
不育症 …………………○
妊婦検診 ……○12週まで
2人目不妊通院配慮 …○
腹腔鏡検査 ……………×
漢方薬の扱い …………○
新薬の使用 ……………○
カウンセリング ………○
運動指導 ………………○
食事指導 ………………○
女性医師がいる ………×

料金目安
初診費用　2,500円～
体外受精費用　25万～35万円
顕微授精費用　30万～40万円

❖さわだウィメンズクリニック 名古屋不妊センター　名古屋市

Tel.052-788-3588　名古屋市千種区四谷通1-18-1　since 2001.4

医師２名　培養士5名
心理士０名

◆倫理・厳守宣言
医　師/する…■
培養士/する…■

診療日		月	火	水	木	金	土	日	祝祭日
	am	●	●	●	●	●	●		
	pm	●	●		●	●			

予約受付時間　8・9・10・11・12・13・14・15・16・17・18・19・20・21・22時

ブライダルチェック＝○　婦人科検診＝○

夫婦での診療 …………○
患者への治療説明 ……●
使用医薬品の説明 ……●
治療費の詳細公開 ……○
治療費助成金扱い …有り
タイミング療法 ………○
人工授精 ………………●
人工授精 (AID) ………×
体外受精 ………………●
顕微授精 ………………●
自然・低刺激周期採卵法 ●
刺激周期採卵法(FSH,hMG) ●
凍結保存 ………………●
男性不妊 ○連携施設あり
不育症 …………………●
妊婦健診 ………10週まで
2人目不妊通院配慮 …△
腹腔鏡検査 ……紹介あり
漢方薬の扱い …………●
新薬の使用 ……………●
カウンセリング ………●
運動指導 ………………○
食事指導 ………………○
女性医師がいる ………●

料金目安
初診費用　7千～8千円
体外受精費用　～30万円
顕微授精費用　上記＋5万～7万

[各項目のチェックについて]　○ … 実施している　● … 常に力を入れて実施している　△ … 検討中である　× … 実施していない

● 田村秀子婦人科医院
Tel.075-213-0523　京都市中京区
● 足立病院
Tel.075-253-1382　京都市中京区
大野婦人科医院
Tel.075-253-2465　京都市中京区
京都第一赤十字病院
Tel.075-561-1121　京都市東山区
日本バプテスト病院
Tel.075-781-5191　京都市左京区
● 京都大学医学部附属病院
Tel.075-751-3712　京都市左京区
● IDA クリニック
Tel.075-583-6515　京都市山科区
細田クリニック
Tel.075-322-0311　京都市右京区
● 身原病院
Tel.075-392-3111　京都市西京区
田村産婦人科医院
Tel.0771-24-3151　亀岡市安町

大阪府

● 大阪 New ART クリニック
Tel.06-6341-1556　大阪市北区

山崎クリニック
Tel.0748-42-1135　東近江市山路町
● 神野レディスクリニック
Tel.0749-22-6216　彦根市中央町
足立レディースクリニック
Tel.0749-22-2155　彦根市佐和町
● 草津レディースクリニック
Tel.077-566-7575　草津市渋川
● 清水産婦人科
Tel.077-562-4332　草津市野村
南草津 野村病院
Tel.077-561-3788　草津市野路
産科・婦人科ハピネスバースクリニック
Tel.077-564-3101　草津市矢橋町

京都府

志馬クリニック四条烏丸
Tel.075-221-6821　京都市下京区
南部産婦人科
Tel.075-313-6000　京都市下京区
● 醍醐渡辺クリニック
Tel.075-571-0226　京都市伏見区
● 京都府立医科大学病院
Tel.075-251-5560　京都市上京区

近畿地方

滋賀県

● リプロダクション浮田クリニック
Tel.077-526-1451　大津市打出浜
● 木下レディースクリニック
Tel.077-526-1451　大津市打出浜
● 桂川レディースクリニック
Tel.077-511-4135　大津市御殿浜
● 竹林ウィメンズクリニック
Tel.077-547-3557　大津市大萱
● 滋賀医科大学医学部附属病院
Tel.077-548-2111　大津市瀬田月輪町
● 希望が丘クリニック
Tel.077-586-4103　野洲市三宅
甲西 野村産婦人科
Tel.0748-72-6633　湖南市柑子袋

● レディースクリニック Taya
Tel.072-771-7717　伊丹市伊丹

● 近畿中央病院
Tel.072-781-3712　伊丹市車塚

● 小原ウイメンズクリニック
Tel.0797-82-1211　宝塚市山本東

ベリタス病院
Tel.072-793-7890　川西市新田

● シオタニレディースクリニック
Tel.079-561-3500　三田市中央町

タマル産婦人科
Tel.079-590-1188　篠山市東吹

● 中林産婦人科
Tel.079-282-6581　姫路市白国

● koba レディースクリニック
Tel.079-223-4924　姫路市北条口

● 西川産婦人科
Tel.079-253-2195　姫路市花田町

● 親愛産婦人科
Tel.079-271-6666　姫路市網干区

久保みずきレディースクリニック 明石診療所
Tel.078-913-9811　明石市本町

二見レディースクリニック
Tel.078-942-1783　明石市二見町

● 博愛産科婦人科
Tel.078-941-8803　明石市二見町

● 親愛レディースクリニック
Tel.079-421-5511　加古川市加古川町

ちくご・ひらまつ産婦人科
Tel.079-424-5163　加古川市加古川町

● 小野レディースクリニック
Tel.0794-62-1103　小野市西本町

● 福田産婦人科麻酔科
Tel.0791-43-5357　赤穂市加里屋

● 赤穂中央病院
Tel.0791-45-7290　赤穂市惣門町

公立神崎総合病院
Tel.0790-32-1331　神崎郡神河町

奈良県

好川婦人科クリニック
Tel.0743-75-8600　生駒市東新町

高山クリニック
Tel.0742-35-3611　奈良市柏木町

● ASKA レディース・クリニック
Tel.0742-51-7717　奈良市北登美ヶ丘

すぎはら婦人科
Tel.0742-46-4127　奈良市中登美ヶ丘

● 久永婦人科クリニック
Tel.0742-32-5505　奈良市西大寺東町

● 赤崎クリニック　高度生殖医療センター
Tel.0744-43-2468　桜井市谷

桜井病院
Tel.0744-43-3541　桜井市桜井

● SACRA レディースクリニック
Tel.0744-23-1199　橿原市上品寺町

奈良県立医科大学病院
Tel.0744-22-3051　橿原市四条町

● ミズクリニックメイワン
Tel.0744-20-0028　橿原市四条町

● 三橋仁美レディースクリニック
Tel.0743-51-1135　大和郡山市矢田町

和歌山県

● 日赤和歌山医療センター
Tel.073-422-4171　和歌山市小松原通

● うつのみやレディースクリニック
Tel.073-474-1987　和歌山市美園町

和歌山県立医科大学附属病院
Tel.073-447-2300　和歌山市紀三井寺

● 岩橋産科婦人科
Tel.073-444-4060　和歌山市関戸

いくこレディースクリニック
Tel.073-482-0399　海南市日方

榎本産婦人科
Tel.0739-22-0019　田辺市湊

● 奥村レディースクリニック
Tel.0736-32-8511　橋本市東家

折野産婦人科
Tel.072-857-0243　枚方市楠葉朝日

● 関西医科大学附属病院
Tel.072-804-0101　枚方市新町

● 天の川レディースクリニック
Tel.072-892-1124　交野市私部西

● IVF 大阪クリニック
Tel.06-4308-8824　東大阪市長田東

なかじまレディースクリニック
Tel.072-929-0506　東大阪市長田東

平松産婦人科クリニック
Tel.072-955-8881　藤井寺市藤井寺

船内クリニック
Tel.072-955-0678　藤井寺市藤井寺

● てらにしレディースクリニック
Tel.072-367-0666　大阪狭山市池尻自由丘

● 近畿大学病院
Tel.072-366-0221　大阪狭山市大野東

● ルナレディースクリニック　不妊・更年期センター
Tel.072-224-6317　堺市堺区

● いしかわクリニック
Tel.072-232-8751　堺市堺区

● KAWA レディースクリニック
Tel.072-297-2700　堺市南区

小野クリニック
Tel.072-285-8110　堺市東区

● 府中のぞみクリニック
Tel.0725-40-5033　和泉市府中町

● 谷口病院
Tel.072-463-3232　泉佐野市大西

● レオゲートタワーレディースクリニック
Tel.072-460-2800　泉佐野市りんくう往来北

兵庫県

神戸大学医学部附属病院
Tel.078-382-5111　神戸市中央区

● 英ウィメンズクリニック
Tel.078-392-8723　神戸市中央区

● 神戸元町夢クリニック
Tel.078-325-2121　神戸市中央区

● 山下レディースクリニック
Tel.078-265-6475　神戸市中央区

● 神戸 ART レディスクリニック
Tel.078-261-3500　神戸市中央区

● 神戸アドベンチスト病院
Tel.078-981-0161　神戸市北区

● 中村レディースクリニック
Tel..078-925-4103　神戸市西区

● 久保みずきレディースクリニック 菅原記念診療所
Tel.078-961-3333　神戸市西区

英ウイメンズクリニック たるみ
Tel.078-704-5077　神戸市垂水区

● くぼたレディースクリニック
Tel.078-843-3261　神戸市東灘区

● レディースクリニックごとう
Tel.0799-45-1131　南あわじ市山添

● オガタファミリークリニック
Tel.0797-25-2213　芦屋市松ノ内町

吉田レディースクリニック
Tel.06-6483-6111　尼崎市西大物町

武庫之荘レディースクリニック
Tel.06-6435-0488　尼崎市南武庫之荘

産科・婦人科衣笠クリニック
Tel.06-6494-0070　尼崎市東園田町

JUN レディースクリニック
Tel.06-4960-8115　尼崎市潮江

● 徐クリニック・ART センター
Tel.0798-54-8551　西宮市松籟荘

● スギモトレディースクリニック
Tel.0798-63-0325　西宮市甲風園

● すずきレディースクリニック
Tel.0798-39-0555　西宮市田中町

● レディース＆ ART クリニック　サンタクルス
Tel.0798-62-1188　西宮市高松町

● 兵庫医科大学病院
Tel.0798-45-6111　西宮市武庫川町

山田産婦人科
Tel.0798-41-0272　西宮市甲子園町

明和病院
Tel.0798-47-1767　西宮市上鳴尾町

木内女性クリニック
Tel.0798-63-2271　西宮市高松町

大阪府

オーク梅田レディースクリニック
Tel.06-6348-1511　大阪市北区

● HORAC グランフロント大阪クリニック
Tel.06-6377-8824　大阪市北区

● リプロダクションクリニック大阪
Tel.06-6136-3344　大阪市北区

● 越田クリニック
Tel.06-6316-6090　大阪市北区

● 扇町レディースクリニック
Tel.06-6311-2511　大阪市北区

● うめだファティリティークリニック
Tel.06-6371-0363　大阪市北区

● レディースクリニックかたかみ
Tel.06-6100-2525　大阪市淀川区

かわばたレディスクリニック
Tel.06-6308-7660　大阪市淀川区

● 小林産婦人科
Tel.06-6924-0934　大阪市都島区

● レディースクリニック北浜
Tel.06-6202-8739　大阪市中央区

● 西川婦人科内科クリニック
Tel.06-6201-0317　大阪市中央区

● ウィメンズクリニック本町
Tel.06-6251-8686　大阪市中央区

● 春木レディースクリニック
Tel.06-6281-3788　大阪市中央区

● 脇本産婦人科・麻酔科
Tel.06-6761-5537　大阪市天王寺区

大阪赤十字病院
Tel.06-6771-5131　大阪市天王寺区

聖バルナバ病院
Tel.06-6779-1600　大阪市天王寺区

おおつかレディースクリニック
Tel.06-6776-8856　大阪市天王寺区

都竹産婦人科医院
Tel.06-6754-0333　大阪市生野区

SALA レディースクリニック
Tel.06-6622-0221　大阪市阿倍野区

大阪市立大学病院
Tel.06-6645-2121　大阪市阿倍野区

● 大阪鉄道病院
Tel.06-6628-2221　大阪市阿倍野区

● IVF なんばクリニック
Tel.06-6534-8824　大阪市西区

● オーク住吉産婦人科
Tel.0120-009-345　大阪市西成区

● 岡本クリニック
Tel.06-6696-0201　大阪市住吉区

沢井産婦人科医院
Tel.06-6694-1115　大阪市住吉区

● 大阪急性期総合医療センター
Tel.06-6692-1201　大阪市住吉区

たかせ産婦人科
Tel.06-6855-4135　豊中市上野東

● 園田桃代 ART クリニック
Tel.06-6155-1511　豊中市新千里東町

● たまごクリニック　内分泌センター
Tel.06-4865-7017　豊中市曽根西町

松崎産婦人科クリニック
Tel.072-750-2025　池田市菅原町

● なかむらレディースクリニック
Tel.06-6378-7333　吹田市豊津町

● 吉本婦人科クリニック
Tel.06-6337-0260　吹田市片山町

市立吹田市民病院
Tel.06-6387-3311　吹田市片山町

● 大阪大学医学部附属病院
Tel.06-6879-5111　吹田市山田丘

● 奥田産婦人科
Tel.072-622-5253　茨木市竹橋町

サンタマリア病院
Tel.072-627-3459　茨木市新庄町

● 大阪医科大学附属病院
Tel.072-683-1221　高槻市大学町

● 後藤レディースクリニック
Tel.072-683-8510　高槻市白梅町

● イワサクリニック香里診療所 セントマリー不妊センター
Tel.072-831-1666　寝屋川市香里本通町

● ひらかた ART クリニック
Tel.072-804-4124　枚方市大垣内町

近畿地方 / ピックアップ クリニック

京都府

❖醍醐渡辺クリニック

京都市

Tel.075-571-0226　京都市伏見区醍醐高畑町30-15　since 1971.9

医師6名 培養士8名
心理士1名

◆倫理・厳守宣言
医　師/する…■
培養士/する…■

診療日		月	火	水	木	金	土	日	祝祭日
	am	●	●	●	●	●	●	▲	▲
	pm	●		●		●			

予約受付時間　8・9・10・11・12・13・14・15・16・17・18・19・20・21・22時

ブライダルチェック＝●　婦人科検診＝●

電話受付は 月・水・金は9時～20時半、
火・木・土は9時～17時、日祝は9時半～12時半

夫婦での診療 …………●
患者への治療説明 ……●
使用医薬品の説明 ……●
治療費の詳細公開 ……●
治療費助成金扱い …有り
タイミング療法 ………●
人工授精 ………………●
人工授精（AID） ………×
体外受精 ………………●

顕微授精 ………………●
自然・低刺激周期採卵法 ●
刺激周期採卵法(FSH,hMG) ●
凍結保存 ………………●
男性不妊 ………………○
不育症 …………………●
妊婦健診 ……●出産まで
2人目不妊通院配慮 …●
腹腔鏡検査 ……………×

漢方薬の扱い …………●
新薬の使用 ……………○
カウンセリング ………●
運動指導 ………………×
食事指導 ………………×
女性医師がいる ………●

料金目安
初診費用　2,500円～
体外受精費用 20万～40万円
顕微授精費用 30万～50万円

大阪府

❖園田桃代ARTクリニック

豊中市

Tel.06-6155-1511　豊中市新千里東町1-5-3 千里朝日阪急ビル3F　since 2010.9

医師2名 培養士9名
心理士０名

◆倫理・厳守宣言
医　師/する…■
培養士/する…■

診療日		月	火	水	木	金	土	日	祝祭日
	am	●	●	●	●	●	●		
	pm	●		●		●			

予約受付時間　8・9・10・11・12・13・14・15・16・17・18・19・20・21・22時

ブライダルチェック＝○　婦人科検診＝×

夫婦での診療 …………●
患者への治療説明 ……●
使用医薬品の説明 ……●
治療費の詳細公開 ……●
治療費助成金扱い …有り
タイミング療法 ………●
人工授精 ………………●
人工授精（AID） ………×
体外受精 ………………●

顕微授精 ………………●
自然・低刺激周期採卵法 ●
刺激周期採卵法(FSH,hMG) ●
凍結保存 ………………●
男性不妊 ………………●
不育症 …………………○
妊婦検診 ……○初期まで
2人目不妊通院配慮 …●
腹腔鏡検査 ……………×

漢方薬の扱い …………○
新薬の使用 ……………○
カウンセリング ………●
運動指導 ………………○
食事指導 ………………○
女性医師がいる ………●

料金目安
初診費用　13,000円～
体外受精費用　21万円～
顕微授精費用　26万円～

❖岡本クリニック

大阪市

Tel.06-6696-0201　大阪市住吉区長居東3-4-28　since 1993.05

医師3名　培養士4名
心理士0名

◆倫理・厳守宣言
医　師／する　…■
培養士／する　…■

診療日		月	火	水	木	金	土	日	祝祭日
	am	●	●	●	●	●	●		
	pm	●		●		●			

予約受付時間　8・9・10・11・12・13・14・15・16・17・18・19・20・21・22時

ブライダルチェック＝○　婦人科検診＝○

夫婦での診療 …………●
患者への治療説明 ……●
使用医薬品の説明 ……●
治療費の詳細公開 ……●
治療費助成金扱い …有り
タイミング療法 ………●
人工授精 ………………●
人工授精（AID） ………×
体外受精 ………………●

顕微授精 ………………●
自然・低刺激周期採卵法 ●
刺激周期採卵法(FSH,hMG) ●
凍結保存 ………………●
男性不妊 ●連係施設あり
不育症 …………………●
妊婦検診………○8週まで
2人目不妊通院配慮 …○
腹腔鏡検査 ……………×

漢方薬の扱い …………●
新薬の使用 ……………●
カウンセリング ………○
運動指導 ………………○
食事指導 ………………○
女性医師がいる ………○

料金目安
初診費用　千～
体外受精費用　22万～35万
顕微授精費用　27万～40万

兵庫県

❖神戸元町夢クリニック

神戸市

Tel.078-325-2121　神戸市中央区明石町44 神戸御幸ビル3Ｆ　since 2008.11

医師7名　培養士12名
心理士0名

◆倫理・厳守宣言
医　師/する…■
培養士/する…■

診療日		月	火	水	木	金	土	日	祝祭日
	am	●	●	●	●	●	●	●	●
	pm	●	●	●	●	●		★	

予約受付時間　8・9・10・11・12・13・14・15・16・17・18・19・20・21・22時

ナチュプレチェック(妊娠ドック)＝●　婦人科検診＝×　★男性不妊外来 第2・4日曜15:00～17:00

夫婦での診療 …………●
患者への治療説明 ……●
使用医薬品の説明 ……●
治療費の詳細公開 ……●
治療費助成金扱い …有り
タイミング療法 ………○
人工授精 ………………○
人工授精（AID） ………×
体外受精 ………………●

顕微授精 ………………●
自然・低刺激周期採卵法 ●
刺激周期採卵法(FSH,hMG) ×
凍結保存 ………………●
男性不妊 ………………●
不育症 …………………○
妊婦健診 ……○10週まで
2人目不妊通院配慮 …○
腹腔鏡検査 …紹介施設あり

漢方薬の扱い 紹介施設あり
新薬の使用 ……………○
カウンセリング ………○
運動指導 ………………×
食事指導 ………………×
女性医師がいる ………○

料金目安
HPを参照
https://www.yumeclinic.or.jp

❖Kobaレディースクリニック

姫路市

Tel.079-223-4924　姫路市北条口2-18　since2003.6

医師２名　培養士4名
心理士１名（内部）

◆倫理・厳守宣言
医　師/する…■
培養士/する…■

診療日		月	火	水	木	金	土	日	祝祭日
	am	●	●	●	●	●	●		
	pm	●	●		●	●			

予約受付時間　8・9・10・11・12・13・14・15・16・17・18・19・20・21・22時

ブライダルチェック＝×　婦人科検診＝○

夫婦での診療 …………○
患者への治療説明 ……●
使用医薬品の説明 ……○
治療費の詳細公開 ……○
治療費助成金扱い …有り
タイミング療法 ………○
人工授精 ………………○
人工授精（AID） ………×
体外受精 ………………●

顕微授精 ………………●
自然・低刺激周期採卵法 ○
刺激周期採卵法(FSH,hMG) ○
凍結保存 ………………●
男性不妊 ●連携施設あり
不育症 …………………○
妊婦健診 …8～10週まで
2人目不妊通院配慮 …●
腹腔鏡検査 …●他施設で

漢方薬の扱い …………○
新薬の使用 ……………○
カウンセリング ………●
運動指導 ………………×
食事指導 ………………×
女性医師がいる ………○

料金目安
初診費用　1千～3千円
体外受精費用　30万～35万円
顕微授精費用　35万～40万円

[各項目のチェックについて]　○ … 実施している　● … 常に力を入れて実施している　△ … 検討中である　× … 実施していない

中国・四国地方

鳥取県

● タグチ IVF レディースクリニック
Tel.0857-39-2121　鳥取市覚寺区

● 鳥取県立中央病院
Tel.0857-26-2271　鳥取市江津区

● ミオ　ファティリティクリニック
Tel.0859-35-5211　米子市車尾南区

● 鳥取大学医学部附属病院
Tel.0859-33-1111　米子市西町区

● 彦名レディスライフクリニック
Tel.0859-29-0159　米子市彦名町区

島根県

● 内田クリニック
Tel.0852-55-2889　松江市浜乃木区

● 八重垣レディースクリニック
Tel.0852-52-7790　松江市東出雲町

家族・絆の吉岡医院
Tel.0854-22-2065　安来市安来町

● 島根大学医学部附属病院
Tel.0853-20-2389　出雲市塩冶町

島根県立中央病院
Tel.0853-22-5111　出雲市姫原

大田市立病院
Tel.0854-82-0330　大田市大田町

岡山県

くにかたウィメンズクリニック
Tel.086-255-0080　岡山市北区

● 岡山大学病院
Tel.086-223-7151　岡山市北区

● 名越産婦人科リプロダクションセンター
Tel.086-293-0553　岡山市北区

● 岡山二人クリニック
Tel.086-256-7717　岡山市北区

さくらクリニック
Tel.086-241-8188　岡山市南区

● 三宅医院生殖医療センター
Tel.086-282-5100　岡山市南区

● 岡南産婦人科医院
Tel.086-264-3366　岡山市南区

● ペリネイト母と子の病院
Tel.086-276-8811　岡山市中区

● 赤堀病院
Tel.0868-24-1212　津山市椿高下

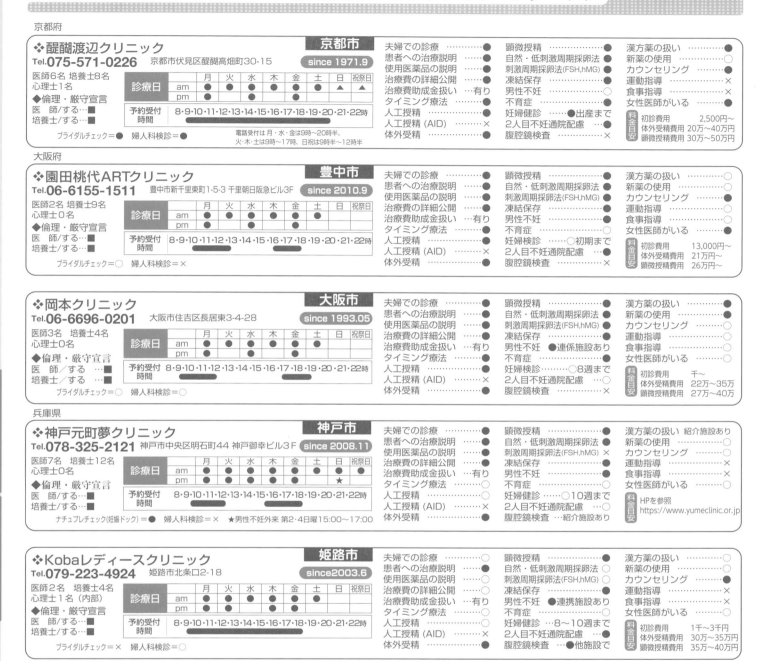

岡山県

石井医院
Tel.0868-24-4333　津山市沼

● 倉敷中央病院
Tel.086-422-0210　倉敷市美和

● 倉敷成人病センター
Tel.086-422-2111　倉敷市白楽町

落合病院
Tel.0867-52-1133　真庭市落合垂水

広島県

まつなが産婦人科
Tel.084-923-0145　福山市三吉町

● 幸の鳥レディスクリニック
Tel.084-940-1717　福山市春日町

● よしだレディースクリニック内科・小児科
Tel.084-954-0341　福山市新涯町

● 広島中央通り　香月産婦人科
Tel.082-546-2555　広島市中区

● 絹谷産婦人科
Tel.082-247-6399　広島市中区

● 広島 HART クリニック
Tel.082-567-3866　広島市南区

● IVF クリニックひろしま
Tel.082-264-1131　広島市南区

真田病院
Tel.082-253-1291　広島市南区

● 県立広島病院
Tel.082-254-1818　広島市南区

● 香月産婦人科
Tel.082-272-5588　広島市西区

藤東クリニック
Tel.082-284-2410　安芸郡府中町

● 笠岡レディースクリニック
Tel.0823-23-2828　呉市西中央

松田医院
Tel.0824-28-0019　東広島市八本松町

山口県

周東総合病院
Tel.0820-22-3456　柳井市古開作

● 山下ウイメンズクリニック
Tel.0833-48-0211　下松市瑞穂町

● 徳山中央病院
Tel.0834-28-4411　周南市孝田町

● 山口県立総合医療センター
Tel.0835-22-4411　防府市大崎

● 関門医療センター
Tel.083-241-1199　下関市長府外浦町

● 済生会下関総合病院
Tel.083-262-2300　下関市安岡町

総合病院山口赤十字病院
Tel.083-923-0111　山口市八幡馬場

● 新山口こうのとりクリニック
Tel.083-902-8585　山口市小郡花園町

● 山口大学医学部附属病院
Tel.0836-22-2522　宇部市南小串

なかむらレディースクリニック
Tel.0838-22-1557　荻市熊谷町

都志見病院
Tel.0838-22-2811　萩市江向

徳島県

● 蕙愛レディースクリニック
Tel.0886-53-1201　徳島市佐古三番町

● 徳島大学病院
Tel.088-631-3111　徳島市蔵本町

春名産婦人科
Tel.088-652-2538　徳島市南二軒屋町

徳島市民病院
Tel.088-622-5121　徳島市北常三島町

● 中山産婦人科
Tel.0886-92-0333　板野郡藍住町

徳島県鳴門病院
Tel.088-683-1857　鳴門市撫養町

木下産婦人科内科医院
Tel.0884-23-3600　阿南市学原町

香川県

● 高松市立みんなの病院
Tel.087-813-7171　高松市仏生山町

● 高松赤十字病院
Tel.087-831-7101　高松市番町

● よつばウィメンズクリニック
Tel.087-885-4103　高松市円座町

● 安藤レディースクリニック
Tel.087-815-2833　高松市多肥下町

香川大学医学部附属病院
Tel.087-898-5111　木田郡三木町

回生病院
Tel.0877-46-1011　坂出市室町

● 厚仁病院
Tel.0877-85-5353　丸亀市通町

● 四国こどもとおとなの医療センター
Tel.0877-62-1000　善通寺市仙遊町

谷病院
Tel.0877-63-5800　善通寺市原田町

高瀬第一医院
Tel.0875-72-3850　三豊市高瀬町

愛媛県

● 梅岡レディースクリニック
Tel.089-943-2421　松山市竹原町

● 矢野産婦人科
Tel.089-921-6507　松山市昭和町

● 福井ウイメンズクリニック
Tel.089-969-0088　松山市星岡町

● つばきウイメンズクリニック
Tel.089-905-1122　松山市北土居

● ハートレディースクリニック
Tel.089-955-0082　東温市野田

● 愛媛大学医学部附属病院
Tel.089-964-5111　東温市志津川

● こにしクリニック
Tel.0897-33-1135　新居浜市庄内町

● 愛媛労災病院
Tel.0897-33-6191　新居浜市南小松原町

サカタ産婦人科
Tel.0897-55-1103　西条市下島山甲

県立今治病院
Tel.0898-32-7111　今治市石井町

高知県

愛宕病院
Tel.088-823-3301　高知市愛宕町

● レディスクリニックコスモス
Tel.088-861-6700　高知市杉井流

● 高知医療センター
Tel.088-837-3000　高知市池

小林レディスクリニック
Tel.088-805-1777　高知市竹島町

北村産婦人科
Tel.0887-56-1013　香南市野市町

● 高知大学医学部附属病院
Tel.088-886-5811　南国市岡豊町

四国地方 / ピックアップ クリニック

高知県

❖レディスクリニックコスモス

高知市　since 2001.1

Tel.088-861-6700　高知市杉井流6-27

医師2名 培養士4名
心理士０名

◆倫理・厳守宣言
医　師/する…■
培養士/する…■

診療日		月	火	水	木	金	土	日	祝祭日
	am	●	●	●	●	●	●		
	pm	●	●		●	●	●		

予約受付時間　8・9・10・11・12・13・14・15・16・17・18・19・20・21・22時

ブライダルチェック＝○　婦人科検診＝○

夫婦での診療 …………●
患者への治療説明 ……○
使用医薬品の説明 ……○
治療費の詳細公開 ……○
治療費助成金扱い …有り
タイミング療法 ………○
人工授精 ………………○
人工授精 (AID) ………×
体外受精 ………………●

顕微授精 ………………●
自然・低刺激周期採卵法 ○
刺激周期採卵法(FSH,hMG) ●
凍結保存 ………………○
男性不妊 ………………○
不育症 …………………○
妊婦健診 ………………×
2人目不妊通院配慮 …○
腹腔鏡検査 ……………×

漢方薬の扱い …………○
新薬の使用 ……………○
カウンセリング ………○
運動指導 ………………×
食事指導 ………………○
女性医師がいる ………○

料金目安
初診費用　－
体外受精費用 20万～35万円
顕微授精費用 25万～40万円

[各項目のチェックについて]　○ … 実施している　● … 常に力を入れて実施している　△ … 検討中である　× … 実施していない

九州・沖縄地方

福岡県

産婦人科麻酔科いわさクリニック
Tel.093-371-1131　北九州市門司区

● 石松ウイメンズクリニック
Tel.093-474-6700　北九州市小倉南区

● ほりたレディースクリニック
Tel.093-513-4122　北九州市小倉北区

● セントマザー産婦人科医院
Tel.093-601-2000　北九州市八幡西区

● 齋藤シーサイドレディースクリニック
Tel.093-701-8880　遠賀郡芦屋町

野崎ウイメンズクリニック
Tel.092-733-0002　福岡市中央区

● 井上　善レディースクリニック
Tel.092-406-5302　福岡市中央区

● アイブイエフ詠田クリニック
Tel.092-735-6655　福岡市中央区

● 古賀文敏ウイメンズクリニック
Tel.092-738-7711　福岡市中央区

● 中央レディスクリニック
Tel.092-736-3355　福岡市中央区

MR しょうクリニック＜男性不妊専門＞
Tel.092-739-8688　福岡市中央区

● en 婦人科クリニック
Tel.092-791-2533　福岡市中央区

ガーデンヒルズウィメンズクリニック小笹
Tel.092-521-7500　福岡市中央区

● 日浅レディースクリニック
Tel.092-726-6105　福岡市中央区

さの ウィメンズクリニック
Tel.092-739-1717　福岡市中央区

● 浜の町病院
Tel.092-721-0831　福岡市中央区

● 丸田病院
Tel.0986-23-7060　都城市八幡町

宮崎大学医学部附属病院
Tel.0985-85-1510　宮崎市清武町

鹿児島県

● 徳永産婦人科
Tel.099-202-0007　鹿児島市田上

● あかつき ART クリニック
Tel.099-296-8177　鹿児島市中央町

中江産婦人科
Tel.099-255-9528　鹿児島市中央町

● 鹿児島大学病院
Tel.099-275-5111　鹿児島市桜ケ丘

マミィクリニック伊集院
Tel.099-263-1153　鹿児島市中山町

● レディースクリニックあいいく
Tel.099-260-8878　鹿児島市小松原

石塚レディースクリニック
Tel.099-222-2509　鹿児島市新屋敷町

● 松田ウイメンズクリニック 不妊生殖医療センター
Tel.099-224-4124　鹿児島市山之口町

中村（哲）産婦人科内科
Tel.099-223-2236　鹿児島市樋之口町

みつお産婦人科
Tel.0995-44-9339　霧島市隼人町

● フィオーレ第一病院
Tel.0995-63-2158　姶良市加治木町

● 竹内レディースクリニック附設高度生殖医療センター
Tel.0995-65-2296　姶良市東餅田

沖縄県

● ウイメンズクリニック糸数
Tel.098-869-8395　那覇市泊

● 友愛医療センター
Tel.098-850-3811　豊見城市与根

● 空の森クリニック
Tel.098-998-0011　島尻郡八重瀬町

Ｎａｏｋｏ女性クリニック
Tel.098-988-9811　浦添市経塚

● うえむら病院　リプロ・センター
Tel.098-895-3535　中頭郡中城村

● 琉球大学医学部附属病院
Tel.098-895-3331　中頭郡西原町

● やびく産婦人科・小児科
Tel.098-936-6789　中頭郡北谷町

熊本県

● 福田病院
Tel.096-322-2995　熊本市中央区

● 熊本大学医学部附属病院
Tel.096-344-2111　熊本市中央区

● ソフィアレディースクリニック水道町
Tel.096-322-2996　熊本市中央区

● 森川レディースクリニック
Tel.096-381-4115　熊本市中央区

● ART 女性クリニック
Tel.096-360-3670　熊本市中央区

● 伊井産婦人科病院
Tel.096-364-4003　熊本市中央区

下川産婦人科医院
Tel.0968-73-3527　玉名市中

熊本労災病院
Tel.0965-33-4151　八代市竹原町

● 片岡レディスクリニック
Tel.0965-32-2344　八代市本町

愛甲産婦人科麻酔科医院
Tel.0966-22-4020　人吉市駒井田町

大分県

● セント・ルカ産婦人科
Tel.097-547-1234　大分市東大道

● 大川産婦人科・高砂
Tel.097-532-1135　大分市高砂町

● 別府医療センター
Tel.0977-67-1111　別府市大字内竈

みよしクリニック
Tel.0973-24-1515　日田市三芳小渕町

● 大分大学医学部附属病院
Tel.097-549-4411　由布市挾間町

宮崎県

● 古賀総合病院
Tel.0985-39-8888　宮崎市池内町

● ゆげレディスクリニック
Tel.0985-77-8288　宮崎市橘通東

● ART レディスクリニックやまうち
Tel.0985-32-0511　宮崎市高千穂通

● 渡辺病院
Tel.0982-57-1011　日向市大字平岩

● 野田産婦人科医院
Tel.0986-24-8553　都城市蔵原町

● 蔵本ウイメンズクリニック
Tel.092-482-5558　福岡市博多区

原三信病院
Tel.092-291-3434　福岡市博多区

● 九州大学病院
Tel.092-641-1151　福岡市東区

● 福岡山王病院
Tel.092-832-1100　福岡市早良区

すみい婦人科クリニック
Tel.092-534-2301　福岡市南区

● 婦人科永田おさむクリニック
Tel.092-938-2209　糟屋郡粕屋町

● 福岡東医療センター
Tel.092-943-2331　古賀市千鳥

● 久留米大学病院
Tel.0942-35-3311　久留米市旭町

● いでウィメンズクリニック
Tel.0942-33-1114　久留米市天神町

● 高木病院
Tel.0944-87-0001　大川市酒見

● メディカルキューブ平井外科産婦人科
Tel.0944-54-3228　大牟田市明治町

佐賀県

● 谷口眼科婦人科
Tel.0954-23-3170　武雄市武雄町

● おおくま産婦人科
Tel.0952-31-6117　佐賀市高木瀬西

長崎県

● 岡本ウーマンズクリニック
Tel.095-820-2864　長崎市江戸町

● 長崎大学病院
Tel.095-849-7363　長崎市坂本

● みやむら女性のクリニック
Tel.095-849-5507　長崎市川口町

杉田レディースクリニック
Tel.095-849-3040　長崎市松山町

まつお産科・婦人科クリニック
Tel.095-845-1721　長崎市石神町

山崎医院
Tel.0957-64-1103　島原市湊町

レディースクリニックしげまつ
Tel.0957-54-9200　大村市古町

佐世保共済病院
Tel.0956-22-5136　佐世保市島地町

九州地方 / ピックアップ クリニック

福岡県

❖アイブイエフ詠田クリニック　福岡市

Tel.092-735-6655　福岡市中央区天神1-12-1-6 F　since1999.4

医師4名　培養士8名
公認心理師1名
◆倫理・厳守宣言
医　師/する…■
培養士/する…■

診療日	月	火	水	木	金	土	日	祝祭日
am	●	●	●	●	●	●		
pm	●	●		●		▲		

予約受付時間　8・9・10・11・12・13・14・15・16・17・18・19・20・21・22時

ブライダルチェック＝×　婦人科検診＝×　▲土曜日は9：00～15：00

夫婦での診療 …………●
患者への治療説明 ……●
使用医薬品の説明 ……●
治療費の詳細公開 ……●
治療費助成金扱い …有り
タイミング療法 ………△
人工授精 ………………●
人工授精（AID） ………×
体外受精 ………………●
顕微授精 ………………●
自然・低刺激周期採卵法 ●
刺激周期採卵法(FSH,hMG) ●
凍結保存 ………………●
男性不妊　●連携施設あり
不育症 …………………●
妊婦健診………○8週まで
2人目不妊通院配慮 …△
腹腔鏡検査 ……………×
漢方薬の扱い …………○
新薬の使用 ……………●
カウンセリング ………●
運動指導 ………………●
食事指導 ………………○
女性医師がいる ………●

料金目安
初診費用　約5,000円～
体外受精費用　24万円～
顕微授精費用　32万円～

鹿児島県

❖徳永産婦人科　鹿児島市

Tel.099-202-0007　鹿児島市田上2-27-17　since 2019.9

医師1名 培養士4名
心理士0名
◆倫理・厳守宣言
医　師/する…■
培養士/する…■

診療日	月	火	水	木	金	土	日	祝祭日
am	●	●	●	●	●	●		
pm	★	●		●	★			

予約受付時間　8・9・10・11・12・13・14・15・16・17・18・19・20・21・22時

ブライダルチェック＝○　婦人科検診＝●　午前9時～13時、午後15時～19時　★月・金午後15～18時

夫婦での診療 …………●
患者への治療説明 ……●
使用医薬品の説明 ……●
治療費の詳細公開 ……●
治療費助成金扱い …有り
タイミング療法 ………●
人工授精 ………………●
人工授精（AID） ………×
体外受精 ………………●
顕微授精 ………………●
自然・低刺激周期採卵法 ●
刺激周期採卵法(FSH,hMG) ●
凍結保存 ………………●
男性不妊 ………………○
不育症 …………………●
妊婦健診 ……●出産まで
2人目不妊通院配慮 …○
腹腔鏡検査 ……………△
漢方薬の扱い …………●
新薬の使用 ……………●
カウンセリング ………●
運動指導 ………………●
食事指導 ………………●
女性医師がいる ………△

料金目安
初診費用　2,500円～
体外受精費用 18万～21万円
顕微授精費用 19万～26万円

[各項目のチェックについて]　○…実施している　●…常に力を入れて実施している　△…検討中である　×…実施していない

特定治療支援事業
問合せ窓口

＜各地区の助成金などの問合せ窓口です＞

都道府県、政令指定都市、中核市

北海道・東北地方

北海道	子ども未来推進局 子育て支援課	tel：011-231-4111
札幌市	不妊専門相談センター	tel：011-622-4500
函館市	保健所健康づくり 母子保健課	tel：0138-32-1533
旭川市	子育て支援部 子育て相談課 母子保健係	tel：0166-26-2395
青森県	こどもみらい課 家庭支援グループ	tel：017-734-9303
青森市	保健所 あおもり親子はぐくみプラザ	tel：017-718-2984
岩手県	保健福祉部 子ども子育て支援室	tel：019-629-5456
八戸市	健康部 健康づくり推進課	tel：0178-43-9061
盛岡市	保健所健康推進課 母子保健担当	tel：019-603-8303
宮城県	保健福祉部 子育て支援課 助成支援班	tel：022-211-2532

仙台市	子供未来局 子供保険福祉課	tel：022-214-8189
秋田県	健康推進課 母子・健康増進班	tel：018-860-1426
秋田市	子ども未来部 子ども健康課	tel：018-883-1172
山形県	子ども家庭課 母子保健担当	tel：023-630-2260
山形市	健康医療部 母子保健課 母子保健第一係	tel：023-647-2280
福島県	こども未来局 子育て支援課	tel：024-521-7174
福島市	こども未来部 こども政策課	tel：024-525-7671
郡山市	子ども部 子ども支援課	tel：024-924-3691
いわき市	子ども家庭課 母子保健係	tel：0246-27-8597

関東地方

茨城県	少子化対策課・母子保健グループ	tel：029-301-3257
水戸市	水戸市保健センター	tel：029-243-7311
栃木県	こども政策課	tel：028-623-3064
宇都宮市	子ども家庭課 子ども給付グループ	tel：028-632-2296
群馬県	生活こども部 児童福祉・青少年課	tel：027-226-2606
前橋市	前橋保健センター 子育て支援課	tel：027-220-5704
高崎市	健康課	tel：027-381-6113
埼玉県	保健医療部 健康長寿課 母子保健担当	tel：048-830-3561
さいたま市	保健福祉局 保健所 地域保健支援課	tel：048-840-2218
川越市	保健医療部 総合保健センター 健康づくり支援課	tel：049-229-4125
川口市	保健所地域保健センター母子保健係	tel：048-256-2022
越谷市	福祉部 保健センター	tel：048-978-3511

千葉県	児童家庭課 母子保健担当	tel：043-223-2332
千葉市	健康支援課	tel：043-238-9925
船橋市	保健所 地域保健課	tel：047-409-3274
柏市	保健所 地域健康づくり課	tel：04-7167-1256
東京都	家庭支援課 母子医療助成担当	tel：03-5320-4375
八王子市	健康部 保健対策課	tel：042-645-5162
神奈川県	保健医療部 健康増進課	tel：045-210-4786
横浜市	こども家庭課 親子保健係 治療費助成担当	tel：045-671-3874
川崎市	市民・こども局こども本部 こども家庭課	tel：044-200-2450
相模原市	保健所 健康企画課	tel：042-769-8345
横須賀市	こども健康課	tel：046-824-7141

中部・東海地方

新潟県	福祉保健部 健康対策課 母子保健係	tel：025-280-5197
新潟市	保健所 健康増進課	tel：025-226-8157
富山県	厚生部 健康課	tel：076-444-3226
富山市	こども家庭部 こども健康課	tel：076-443-2248
石川県	健康福祉部 少子化対策監室 子育て支援課	tel：076-225-1421
金沢市	健康総務課	tel：076-220-2233
〃	泉野福祉保健センター	tel：076-242-1131
〃	元町福祉健康センター	tel：076-251-0200
〃	駅西福祉健康センター	tel：076-234-5103
福井県	健康福祉部 子ども家庭課	tel：0776-20-0341
福井市	福井市保健センター 母子保健係	tel：0776-28-1256
山梨県	子育て支援局 子育て政策課 母子保健担当	tel：055-223-1425
甲府市	母子保健課	tel：055-237-8950

長野県	健康福祉部 保健疾病対策課	tel：026-235-7141
長野市	健康課	tel：026-226-9960
岐阜県	健康福祉部 子ども・女性局 子育て支援課	tel：058-272-1111
岐阜市	岐阜市保健所 子育て支援課	tel：058-252-7193
静岡県	健康福祉部 こども未来局 こども家庭課	tel：054-221-3309
静岡市	子ども未来部 子ども家庭課	tel：054-221-1161
浜松市	健康福祉部 健康増進課	tel：053-453-6125
愛知県	健康福祉部児童家庭課 母子保健グループ	tel：052-954-6283
名古屋市	子ども青少年局 子育て支援課	tel：052-972-2629
豊橋市	保健所 こども保健課	tel：0532-39-9153
岡崎市	保健所 健康増進課 母子保健２班	tel：0564-23-6180
豊田市	子ども部 子ども家庭課	tel：0565-34-6636
三重県	健康福祉部 こども家庭局 子育て支援課	tel：059-224-2248

近畿地方

滋賀県	健康医療福祉部 健康寿命推進課	tel：077-528-3653
大津市	大津市総合保健センター 母子保健グループ	tel：077-528-2748
京都府	健康福祉部 こども青少年総合対策室	tel：075-414-4727
京都市	子ども若者未来部 子ども家庭支援課	tel：075-746-7625
大阪府	健康医療部 保健医療室 地域保健課	tel：06-6944-6698
大阪市	子ども青少年局 子育て支援部	tel：06-6208-9966
堺市	子ども青少年育成部 子ども育成課	tel：072-228-7612
豊中市	保健所 健康増進課	tel：06-6858-2800
高槻市	子ども部 子ども育成室 子ども保健課	tel：072-661-1108
枚方市	保健予防課	tel：072-807-7625
八尾市	健康まちづくり部 保健予防課	tel：072-994-6644
寝屋川市	保険事業室	tel：072-812-2363
東大阪市	保健所 母子保健・感染症課	tel：072-960-3805
吹田市	健康医療部 地域保険課	tel：06-6339-2227
兵庫県	健康福祉部健康局 健康増進課	tel：078-341-7711
神戸市	こども企画育成部 こども家庭支援課	tel：078-322-6513
姫路市	保健所 健康課	tel：0792-89-1641
尼崎市	保健所 健康増進担当	tel：06-4869-3053
明石市	福祉局 保健総務課	tel：078-918-5414
西宮市	健康増進課	tel：0798-26-3667
奈良県	保健予防課 保健対策係	tel：0742-27-8661
奈良市	母子保健課	tel：0742-34-1978
和歌山県	健康推進課 母子保健班、各保健所	tel：073-441-2642
和歌山市	和歌山市保健所 地域保健課	tel：073-433-2261

中国・四国地方

鳥取県	子育て・人財局 家庭支援課	tel：0857-26-7572
鳥取市	保健所 健康・子育て推進課 子育て支援係	tel：0857-30-8584
島根県	健康福祉部 健康推進課	tel：0852-22-6130
松江市	子育て部 子育て支援課	tel：0852-55-5326
岡山県	保健福祉部 健康推進課	tel：086-226-7329
岡山市	保健所健康づくり課 母子歯科保健係	tel：086-803-1264
倉敷市	健康づくり課 健康管理係	tel：086-434-9820
呉市	呉市保健所 健康増進課	tel：0823-25-3540
広島県	健康福祉局 子育て・少子化対策課	tel：082-513-3175
広島市	こども家庭支援課	tel：082-504-2623
福山市	福山市保健所 健康推進課	tel：084-928-3421
山口県	健康福祉部 こども政策課	tel：083-933-2947
下関市	保健部　健康推進課	tel：083-231-1447
徳島県	保健福祉部 健康増進課	tel：088-621-2220
香川県	子ども家庭課	tel：087-832-3285
高松市	健康づくり推進課	tel：087-839-2363
愛媛県	健康衛生局 健康増進課	tel：089-912-2400
松山市	健康づくり推進課	tel：089-911-1870
高知県	健康政策部 健康対策課	tel：088-823-9659
高知市	母子保健課	tel：088-855-7795

九州・沖縄地方

福岡県	保健医療介護部 健康増進課	tel：092-643-3307
北九州市	子ども家庭部 子育て支援課	tel：093-582-2410
福岡市	こども未来局 子ども発達支援課	tel：092-711-4178
〃	各区の保健福祉センター 健康課	
久留米市	保健所 健康推進課	tel：0942-30-9731
佐賀県	健康福祉部 男女参画・こども局 こども家庭課	tel：0952-25-7056
長崎県	こども家庭課	tel：095-895-2442
長崎市	こども健康課	tel：095-829-1316
佐世保市	子ども未来部 子ども保健課	tel：0956-24-1111
熊本県	子ども未来課	tel：096-383-2209
熊本市	健康福祉局 子ども政策課	tel：096-328-2156
大分県	福祉保健部 こども未来課	tel：097-506-2712
大分市	大分市保健所 健康課	tel：097-536-2562
宮崎県	福祉保健部 健康増進課	tel：0985-44-2621
宮崎市	宮崎市保健所 健康支援課	tel：0985-29-5286
鹿児島県	保健福祉部 子ども福祉課	tel：099-286-2775
鹿児島市	母子保健課	tel：099-216-1485
沖縄県	保健医療部 健康長寿課	tel：098-866-2209
那覇市	那覇市保健所 地域保健課	tel：098-853-7962

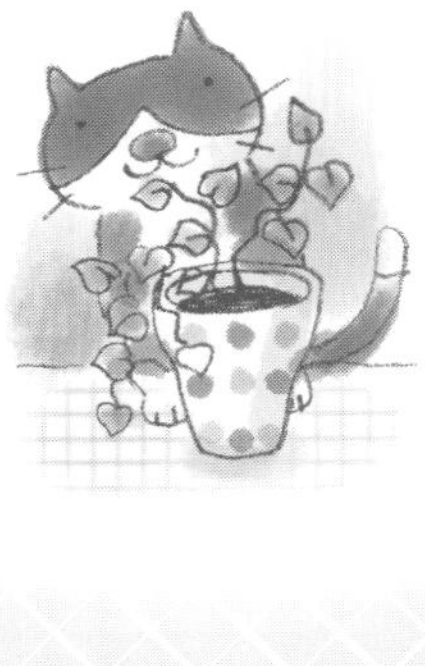

全国の不妊専門相談センター一覧

都道府県、指定都市、中核市が設置している不妊専門相談センターでは、不妊に悩む夫婦に対し、不妊に関する医学的・専門的な相談や不妊による心の悩み等について医師・助産師等の専門家が相談に対応したり、診療機関ごとの不妊治療の実施状況などに関する情報提供を行っています。（各センターの受付は祝祭日と年末年始を除きます）

厚生労働省一覧より（2020 年 8 月 1 日現在）

北海道・東北地方

実 施	開設場所	相談方式			電話番号、相談日及び時間など
		電話	面接	メール	
北海道	国立大学法人旭川医科大学	○	○	×	火曜日　11：00 ～ 16：00　電話相談　☎ 0166-68-2568 火曜日　11：00 ～ 16：00　面接相談　※要予約　☎ 0166-68-2568　月～金曜日　10：00 ～ 16：00
札幌市	札幌市不妊専門相談センター	○	○	×	月～金曜日　9：00 ～ 12：15　13：00 ～ 17：00　一般相談：電話・面接　☎ 011-622-4500（専用） 毎月第 1・3 火曜日 / 午後　専門相談：面接相談／医師による相談　※要予約　☎ 011-622-4500 毎月第 2・4 月曜日 / 午後　専門相談：面接相談／不妊カウンセラーによる相談　※要予約 ☎ 同上
青森県	弘前大学医学部附属病院 産科婦人科	×	○	○	金曜日　14：00 ～ 16：00　※要予約　☎ 017-734-9303　青森県こどもみらい課 メール相談　http://www.pref.aomori.lg.jp/life/family/funincenter.html
青森市	青森市保健所	×	○	×	月 1 回　産婦人科医師等による面接　※要予約　☎ 017-718-2984　青森市保健所あおもり親子はぐくみプラザ
八戸市	八戸市保健所　健康づくり推進課 （八戸市総合保健センター内）	○	○	×	月 1 回指定日　産婦人科医による面接相談　※要予約　☎ 0178-38-0714
岩手県	岩手医科大学附属病院	○	○	×	火・水曜日　14：30 ～ 16：30　電話相談　☎ 019-653-6251 木曜日　14：30 ～ 16：30　面接相談　※要予約　電話相談実施日に受付 ウェブ予約は随時　https://reserva.be/iwatefuninsoudan
宮城県	東北大学病院産婦人科	○	○	×	水曜日　9：00 ～ 10：00 ／ 毎週木曜日　15：00 ～ 17：00　電話相談　☎ 022-728-5225 木曜日　15：00 ～ 17：00　面接相談　※要予約　☎ 022-728-5225
仙台市	東北大学病院産婦人科	○	○	×	水曜日　9：00 ～ 10：00 ／ 毎週木曜日　15：00 ～ 17：00　電話相談　☎ 022-728-5225 毎週木曜日　15：00 ～ 17：00　面接相談　※要予約　☎ 022-728-5225
秋田県	秋田大学医学部附属病院婦人科	○	○	○	毎週水・金曜日　12：00 ～ 14：00　電話相談　☎ 018-884-6234 月～金曜日　9：00 ～ 17：00　☎ 018-884-6666　面接相談予約専用 毎週月曜日と金曜日　14：00 ～ 16：00　治療・費用等 第 1・3 水曜日　14：00 ～ 16：00　心理的な相談 URL：https://common3.pref.akita.lg.jp/kokokara/　メール相談 ホームページ上の専用フォーム使用
山形県	山形大学医学部附属病院産婦人科	○	○	×	月・水・金曜日　9：00 ～ 12：00　面接相談予約受付　☎ 023-628-5571 火・金曜日　15：00 ～ 16：00　電話及び面接相談　☎ 023-628-5571
福島県	専門相談 福島県立医科大学附属病院 生殖医療センター内 一般相談 各保健福祉事務所	○	○	×	毎週木曜日　13：30 ～ 16：30　専門相談　※要予約　予約は以下の各保健福祉事務所で受付 月～金曜日　9：00 ～ 17：00　一般相談 県北保健福祉事務所　☎ 024-535-5615　県中保健福祉事務所　☎ 0248-75-7822 県南保健福祉事務所　☎ 0248-21-0067　会津保健福祉事務所　☎ 0242-27-4550 南会津保健福祉事務所　☎ 0241-62-1700　相双保健福祉事務所　☎ 0244-26-1186
郡山市	郡山市こども総合支援センター	×	○	×	☎ 024-924-3691 奇数月に専門相談日を開設（休止中）　事前予約制　不妊症看護認定看護師等対応

関東地方

茨城県	茨城県三の丸庁舎 茨城県県南生涯学習センター	×	○	○	月～金曜日　9：00 ～ 15：00　※要予約　☎ 029-241-1130 第 1･4 日曜日 14：00 ～ 17：00 ／第 2･3 木曜日 17：30 ～ 20：30　県三の丸庁舎 第 1･3 木曜日 18：00 ～ 21：00 ／第 2･4 日曜日　9：00 ～ 12：00　県南生涯学習センター URL：http://www.ibaog.jp　メール相談 ホームページ上の専用フォーム使用
栃木県	とちぎ男女共同参画センター（パルティ）	○	○	○	火～土曜日及び第 4 日曜日　10：00 ～ 12：30、13：30 ～ 16：00　助産師による電話相談 毎月 1 回　14：00 ～ 16：00　医師による面接相談　※要予約　☎ 028-665-8099 メール相談　funin.fuiku-soudan@air.ocn.ne.jp
群馬県	群馬県不妊・不育専門相談センター （群馬大学医学部附属病院内）	×	○	×	第 2 金曜日、第 4 水曜日　14：00 ～ 16：00 ※要予約 / 月～金曜日　9：00 ～ 16：00　☎ 027 - 220 - 8425
埼玉県	埼玉医科大学総合医療センター	×	○	×	火曜日・金曜日　16：00 ～ 17：30　医師による面接相談　※要予約　☎ 049-228-3674
	一般社団法人埼玉県助産師会	○	×	×	月曜日・金曜日　10：00 ～ 15：00 第 1・3 土曜日　11：00 ～ 15：00、16：00 ～ 19：00　☎ 048-799-3613
さいたま市	さいたま市保健所	○	○	×	月・木・金曜日　10：00 ～ 16：00 月 1 回　10：00 ～ 11：35　カウンセラーによる面接相談　※要予約　☎ 048-840-2233
川越市	埼玉医科大学総合医療センター	×	○	×	火曜日・金曜日　16：00 ～　※要予約　月～金曜日 14：00 ～ 16：30　☎ 049-228-3674
川口市	埼玉医科大学総合医療センター	×	○	×	火・金曜日 16：00 ～ 18：00　※要予約　月～金曜日 14：00 ～ 16：30　☎ 049-228-3674
越谷市	埼玉医科大学総合医療センター	×	○	×	火・金曜日 16：00 ～、16：30 ～、17：00 ～　※要予約　月～金曜日 14：00～16：30　☎ 049-228-3674

＊は国庫補助を受けず、自治体単独で実施している事業　　※相談日及び時間は変更することがあります

実施	開設場所	相談方式			電話番号、相談日及び時間など
		電話	面接	メール	
千葉県	千葉県不妊・不育オンライン相談	○	○	×	火曜日 10：00 ～ 14：00、木曜日 18：00 ～ 22：00、土曜日 10：00 ～ 14：00（Zoom による音声相談） 第２・４日曜日 11：00 ～ 14：45 （1 日 4 組）（Zoom によるビデオ通話）
千葉市	千葉市助産師会（電話相談） 千葉市保健所（健康支援課）（面接相談）	○	○	×	木曜日 15：30 ～ 20：00（最終受付 19：30） 助産師による電話相談 ☎ 090-6307-1122 毎月 1 回水曜日（午後）、年 3 回金曜日（夜間） ※要予約 ☎ 043 － 238-9925
船橋市	船橋市保健所 地域保健課	○	○	×	医師による面接相談 ※要予約 ☎ 047-409-3274 助産師による面接・電話相談（要予約） ☎ 047-409-3274
東京都	不妊・不育ホットライン	○	×	×	火曜日 10：00 ～ 16：00 ☎ 03-3235-7455
八王子市＊	八王子市保健所＊	○	○	×	月～金曜日 9：00 ～ 16：30 保健師による電話相談 ☎ 042-645-5196
神奈川県	神奈川県不妊・不育専門相談センター （神奈川県平塚保健福祉事務所内）	○	○	×	毎月２～３回 9：00 ～ 11：30 助産師による電話相談 ☎ 0463-34-6717 毎月２～３回 14：00 ～ 16：00 医師・臨床心理士等面接相談 ※要予約 ☎ 045-210-4786 神奈川県健康増進課 8：30 ～ 17：15(来所または Zoom)
横浜市	横浜市立大学附属市民総合医療センター	×	○	×	月２～３回 第 1 水曜日（奇数月）、第 2 水曜日、第 4 水曜日 16：00 ～ 17：00 ※要予約 ☎（予約）045-671-3874 月～金曜日 8:45 ～ 17:00（こども青少年局こども家庭課親子保健係） 第 3 水曜日 年 4 回 16：30 ～ 17：00 男性不妊専門相談日あり
川崎市	川崎市ナーシングセンター （川崎市不妊・不育専門相談センター）	×	○	×	毎月 1 回 土曜日 9：30 ～ 11：30 専門医師や不妊症看護認定看護師による面接相談 ☎（予約）：044-711-3995 9：30 ～ 16：30 月～金曜日
相模原市	妊活サポート相談（不妊・不育専門相談）	○	○	×	月 1 回 9：00 ～ 11：30 電話相談 ☎ 042-769-8345（相模原市こども家庭課、面接予約兼用） 月 1 回 13：00 ～ 15：30 ※要予約 ☎ 042-769-8345
横須賀市	横須賀市不妊・不育専門相談センター （こども健康課内）	○	○	○	月～金曜日 8：30 ～ 17：00 電話相談 ☎ 046-822-9818 月 1 回程度 医師による面接相談 ※要予約 メール相談：chaw-cfr@city.yokosuka.kanagawa.jp

中部・東海地方

新潟県	新潟大学医歯学総合病院	○	○	○	火曜日 15：00 ～ 17：00 電話相談 面接相談 ※要予約 平日 10：00 ～ 16：00 ☎ 025-225-2184 メール相談：sodan@med.niigata-u.ac.jp
富山県	富山県不妊専門相談センター	○	○	×	火、木、土曜日 9：00 ～ 13：00 水、金曜日 14：00 ～ 18：00 電話相談 ☎ 076-482-3033 火、木、土曜日 14：00 ～ 18：00 水、金曜日 9：00 ～ 13：00 面接相談 ※要予約
石川県	石川県不妊相談センター	○	○	○	月～土曜日 9：30 ～ 12：30 火曜日 18：00 ～ 21：00 助産師による（電話・面接・メール） 年４回 14：00 ～ 16：00 ＜泌尿器科医師による男性不妊専門 面接相談＞ ※面接要予約 ☎ 076-237-1871 メール相談：funin@pref.ishikawa.lg.jp
福井県＊	福井県看護協会＊	○	○	×	月・水曜日 13：30 ～ 16：00 電話相談 ☎ 0776-54-0080 水曜日 16：00 ～ 17：00、毎月第２火 15：00 ～ 16：00 医師による面接相談 ※要予約 水曜日 13：30 ～ 16：00 助産師による面接相談 ※要予約
山梨県	山梨県福祉プラザ３階 ルピナス	○	○	○	水曜日 15：00 ～ 17：00 保健師による電話相談 ☎ 055-254-2001 第２、第４水曜日 15：00 ～ 17：00 専門医師、心理カウンセラーによる面接相談 ※要予約 メール相談：kosodate@pref.yamanashi.lg.jp
長野県	長野県看護協会会館 （(公社) 長野県看護協会内）	○	○	○	火・木曜日 10：00 ～ 16：00 毎月第３土曜日 13：00 ～ 16：00 電話相談 ☎ 026-226-9963 ／不妊相談コーディネーターによる面接相談 ※要予約 / 電話相談日 第４木曜日 13：30 ～ 16：00 産婦人科医師による面接相談 ※要予約 / 電話相談日 メール相談：funin@nursen.or.jp
長野市	長野市保健所	○	○	×	平日 8：30 ～ 17：00 保健師による電話相談 ☎ 026-226-9963 毎月第 3 水曜日 13：00 ～ 16：00 不妊カウンセラーによる面接相談 ※要予約
岐阜県	岐阜県健康科学センター内	○	○	○	月・金曜日 10：00 ～ 12：00 13：00 ～ 16：00 電話相談 ☎ 058-389-8258 ※面接要予約 メール相談：c11223a@pref.gifu.lg.jp
静岡県	静岡県不妊・不育専門相談センター （一般社団法人静岡県助産師会内）	○	○	×	火曜日 10：00 ～ 19：00 木・土曜日 10：00 ～ 15：00 ☎ 080-3636-3229 年 3 回（開設日は電話でお問い合わせください） 医師による面接相談 ※要予約 問い合わせ先：静岡県庁こども家庭課 ☎ 054-221-3309
浜松市	健康増進課	×	○	×	開催日等詳細はお問合せください 医師による面接相談 ※要予約 ☎ 053-453-6188 はままつ女性の健康相談 月～金曜日 13：00 ～ 16：00
愛知県	名古屋大学医学部附属病院	○	○	○	月曜日 10：00 ～ 14：00 木曜日 10：00 ～ 13：00、第 3 水曜日 18：00 ～ 21：00 電話相談 ☎ 052-741-7830 火曜日 16：00 ～ 17：30 医師による面接相談 ※要予約 第 1・3 月曜日 14：30 ～ 15：30、第 2・4 木曜日 13：30 ～ 14：30 カウンセラーによる面接相談 ※要予約 メール相談：http://www.med.nagoya-u.ac.jp/obgy/afsc/aichi/
名古屋市	名古屋市立大学病院内	○	×	×	火曜日 12：00 ～ 15：00 金曜日 9：00 ～ 12：00 ☎ 052-851-4874
豊田市	豊田市役所	×	○	×	広報とよた・市ホームページに日時を掲載 不妊症看護認定看護師による面接相談 ☎ 0565-34-6636
豊橋市	豊橋市不妊・不育専門相談センター （豊橋市保健所こども保健課内）	○	○	×	月～金曜日 8：30 ～ 17：15 予約不要、随時相談可 ☎ 0532-39-9160
岡崎市	岡崎市保健所	×	○	×	毎月第 4 金曜日の午後 ※ 2 日前までの事前予約必要 ☎ 0564-23-6084
三重県	三重県不妊専門相談センター （三重県立看護大学内）	○	○	×	相談専用ダイヤル ☎ 059-211-0041 火曜日 10：00 ～ 16：00（第３火曜日のみ 10:00 ～ 20:00） 電話相談 ☎ 059-211-0041 火曜日 面接相談 ※要予約

近畿地方

実 施	開設場所	相談方式			電話番号、相談日及び時間など
		電話	面接	メール	
滋賀県	滋賀県不妊専門相談センター （滋賀医科大学附属病院内）	○	○	○	月～金曜日　9：00 ～ 16：00　電話相談　☎ 077-548-9083 毎週水曜日　15：00 ～　　　　面接相談　※要予約 メール相談フォーム：http://www.sumsog.jp/consulting-a-doctor/advice-for-sterility
大津市	大津市総合保健センター内	○	○	×	平日 10：00 ～ 16：00　☎ 077-528-2748　※要予約
京都府	きょうと子育てピアサポートセンター	○	○	×	月～金曜日　9：15 ～ 13：15、14：00 ～ 16：00 電話 / 面接相談（助産師）要予約　☎ 075-692-3449 毎月 第 1 金曜日 9：15 ～ 13：15、月～金曜日　9：00 ～ 21：00 仕事との両立に関する相談　☎ 075-692-3467　※面接相談は要予約
京都市	京都府助産師会（京都府助産師会館）	×	○	×	助産師による面接相談・交流会　要予約　受付　☎ 075-841-1521（月～金曜日 10：00 ～ 15：00) 相談日　第 1 木曜日・第 3 土曜日　14：00 ～ 16：00 (7、9、12、3 月は第 1 木曜日のみ） 交流会　7、9、12、3 月の第 3 土曜日　14：00 ～ 16：00
大阪府 大阪市	おおさか不妊専門相談センター （ドーンセンター）	○	○	×	☎ 06-6910-8655(電話相談専用）　☎ 06-6910-1310(面接相談予約電話） 電話相談　第 1・3 水曜日 10：00 ～ 19：00　第 2・4 水曜日 10：00 ～ 16：00　第 1 ～ 4 金曜日 10：00 ～ 16：00　第 4 土曜日 13：00 ～ 16：00　（第 5 水曜日、第 5 金曜日、平日の祝日は除く） 面接相談　第 4 土曜日 14：00 ～ 17：00 (30 分 /4 組）　※要予約　火～金曜日 13：30 ～ 18：00 18：45 ～ 21：00 、土・日曜日　9：30 ～ 13：00　13：45 ～ 18：00
堺市	堺市役所等	×	○	×	助産師・不妊カウンセラーによる面接相談　（要予約）各保健センター受付 相談日時　月 1 回（第 4 木曜日)13：00 ～ 16：00(相談時間 45 分間）　日時変更されることもあり
兵庫県	兵庫県立男女共同参画センター （神戸クリスタルタワー 7 階）	○	○	×	不妊・不育専門相談 電話相談　☎ 078-360-1388　第 1、3 土曜日 10：00 ～ 16：00 助産師（不妊症看護認定看護師） 面接相談（完全予約制予約専用　☎ 078-362-3250) 第 2 土曜日 14：00 ～ 17：00 助産師（不妊症看護認定看護師） 第 4 水曜日 14：00 ～ 17：00 産婦人科医師
	兵庫医科大学病院内	×	○	×	不妊・不育専門相談　　面接相談（完全予約制 ☎ 078-362-3250) 第 1 火曜日 14：00 ～ 15：00　産婦人科医師
	男性不妊専門相談：神戸市内	○	○	×	男性不妊専門相談　☎ 078-360-1388 第 1、3 土曜日 10：00 ～ 16：00 助産師（不妊症看護認定看護師） 面接相談（完全予約制）予約専用　☎ 078-362-3250 第 1 水曜日 15：00 ～ 17：00 泌尿器科医師　第 2 土曜日 14：00 ～ 17：00 助産師（不妊症看護認定看護師）
西宮市＊	西宮市保健所＊	○	×	×	月～金曜日 9：00 ～ 17：30　☎ 0798-26-3667
明石市	あかし保健所	×	○	×	毎月第 4 水曜日 13：30 ～ 16：30（一人 1 時間まで）予約受付　☎ 078-918-5414(保健総務課） （広報あかしに日時を掲載）市の委託保健師による面接相談（不育症相談窓口を兼ねる）
奈良県	奈良県医師会館内	○	○	×	金曜日 13:00 ～ 16:00　電話相談（助産師）　☎ 0744-22-0311 毎月第 2 金曜日 13:00 ～ 16:00　面接相談（産婦人科医師）要予約
和歌山県	県内 3 保健所（岩出、湯浅、田辺）	○	○	○	相談受付（予約兼用）岩出 ☎ 0736-61-0049　湯浅　☎ 0737-64-1294　田辺　☎ 0739-26-7952 電話相談　月～金曜日 9：00 ～ 17：45(保健師）　面接相談　（医師）要予約 メール相談：e0412004@pref.wakayama.lg.jp
和歌山市＊	和歌山市保健所 地域保健課＊	○	○	×	月～金　8：30 ～ 17：15　☎ 073-488-5120　保健師による電話相談 医師による面接相談（予約制）　毎月第 1 水曜日 13：00 ～ 15：15

中国地方

鳥取県	鳥取県東部不妊専門相談センター （鳥取県立中央病院内）	○	○	○	火・金・土曜日 8：30 ～ 17：00　☎ 0857-26-2271 水・木曜日 13：00 ～ 17：00（メール・電話のみ）　※面接要予約 メール相談：funinsoudan@pref.tottori.lg.jp　FAX 相談：0857-29-3227
	鳥取県西部不妊専門相談センター （ミオ・ファティリティ・クリニック内）	○	○	○	月・水・金曜日　9：00 ～ 12：00、14：00 ～ 17：00　電話・面接相談　☎ 0859-35-5223 火・木・土曜日　14：00 ～ 17：00 メール相談：seibufuninsoudan@mfc.or.jp
島根県	島根県立中央病院	○	○	○	月～金曜日　15：00 ～ 17：00　電話相談　☎ 0853-21-3584 医師による面接　※要予約　☎ 0853-21-3584 メール相談：funinshimane@spch.izumo.shimane.jp
岡山県	岡山大学病院	○	○	○	月・水・金曜日 13：00 ～ 17：00 毎月 第 1 土・日曜日 10：00 ～ 13：00　電話／面接　※面接相談は要予約　☎ 086-235-6542 メール相談：funin@okayama-u.ac.jp
広島県	広島県不妊専門相談センター	○	○	○	月・木・土曜日　10：00 ～ 12：30　火・水・金曜日 15：00 ～ 17：30　☎ 082-870-5445 金曜日　15：00 ～ 16：00　助産師による面接相談 年 6 回　医師による面接相談　※要予約　☎ 082-870-5445 メール相談フォーム：https://www.pref.hiroshima.lg.jp/soshiki/248/funinsenmonsoudan.html ※ FAX 相談・メール相談／原則 1 週間以内に返信
山口県	山口県立総合医療センター	○	○	○	9：30 ～ 16：00　保健師又は助産師　電話相談　☎ 0835-22-8803 第 1 ・第 3 月曜日　14：00 ～ 16：00　臨床心理士による面接相談　☎ 0835-22-8803 産婦人科医師による面接相談　※要予約　☎ 0835-22-8803 メール相談：nayam119@ymghp.jp
下関市	下関市役所	○	○	×	産婦人科医師・泌尿器科医師・臨床心理士による専門相談　※要予約 詳細は、URL：　http://www.city.shimonoseki.lg.jp/www/contents/1133251371142/index_k.html 保健師による一般相談　☎ 083-231-1447 下関市保健部健康推進課

＊は国庫補助を受けず、自治体単独で実施している事業　　※相談日及び時間は変更することがあります

四国地方

実 施	開設場所	相談方式			電話番号、相談日及び時間など
		電話	面接	メール	
徳島県	徳島県不妊・不育相談室	×	○	×	月・金曜日 15：00～17：00 ※要予約　火曜　9：30～12：00　月曜日、木曜日　13：30～17：00　☎ 088-633-7227
香川県	不妊・不育症相談センター	○	○	○	専用ダイヤル　☎ 087-816-1085（相談と予約） 月～金曜日　10：00～16：00　電話相談 月１～２回　専門医による面接相談　※要予約 月２回　13：30～16：00　心理カウンセラーによる面接相談　※要予約 メール相談：サイト内フォームより　https://www.pref.kagawa.lg.jp/kosodate/baby/index.html
愛媛県	愛媛県心と体の健康センター	○	○	×	水曜日　13：00～16：00　電話相談　☎ 089-927-7117 月１回　面接相談　※要予約 / 毎週水曜日 13：00～16：00　☎ 089-927-7117
	休日不妊相談ダイヤル＊ （愛媛助産師会）	○	×	×	土曜日　13：00～17：00　☎ 080-4359-8187（2020 年７月～ 2021 年３月まで実施）
松山市	松山市保健所　健康づくり推進課	○	○	×	平日 8：30～17：15　☎ 089-911-1870
高知県	高知県・高知市病院企業団立高知医療センター内 「ここから相談室」	○	○	×	水曜日、毎月第３土曜日　9：00～12：00　電話相談　☎ 070-5511-1679 毎月第１水曜日 13：00～16：20　面接相談　※要予約 / 水曜日、毎月第３土曜日　9：00～12：00 2020 年度１月に男性不妊専門相談　※要予約　水曜日、毎月第３土曜日　9：00～12：00 予約専用アドレス：kokokara@khsc.or.jp

九州・沖縄地方

福岡県	県内３保健福祉環境事務所 （宗像・遠賀、嘉穂・鞍手、北筑後）	○	○	×	月～金曜日　9：00～17：00　電話相談　※面接相談は要予約 宗像・遠賀保健福祉環境事務所　☎ 0940-37-4070 …… 第３金曜日 13：00～16：00 嘉穂・鞍手保健福祉環境事務所　☎ 0948-29-0277 …… 第１水曜日 13：30～16：30 北筑後保健福祉環境事務所　☎ 0946-22-4211 ………… 偶数月の第３金曜日 13：30～16：30
北九州市	小倉北区役所健康相談コーナー内	○	○	×	月～金曜日　9：00～12：00　13：00～17：00　電話相談・助産師による面接相談　☎ 093-571-2305 月１回　医師による面接相談　※要予約
福岡市	福岡市不妊専門相談センター	○	○	×	月、火、木曜日　10：00～18：00　水、金曜日　13：00～19：00 第２・４土曜日　13：00～17：00　不妊カウンセラーによる面接相談　※要予約　☎ 080-3986-8872
	各区保健福祉センター健康課				助産師による面接相談　※要予約　☎ 各区保健福祉センター健康課
佐賀県	佐賀中部保健福祉事務所（専門相談）	○	○	×	月～金曜日　9：00～17：00　☎ 0952-33-2298 第３水曜日　15：00～17：00　専門医・カウンセラー面接相談　※要予約 月～金曜日　9：00～17：00　保健師面接相談
	各保健福祉事務所（一般相談）				月～金曜日　9：00～17：00　電話 / 面接相談　（面接相談は要事前連絡） 鳥栖　☎ 0942-83-2172　伊万里　☎ 0955-23-2102　唐津　☎ 0955-73-4228　杵藤　☎ 0954-23-3174
長崎県	各保健所	○	○	×	月曜日～金曜日　9：00～17：45　電話／面接相談 西彼保健所 ☎ 095-856-5159　県央保健所 ☎ 0957-26-3306 県南保健所 ☎ 0957-62-3289　県北保健所 ☎ 0950-57-3933 五島保健所 ☎ 0959-72-3125　上五島保健所 ☎ 0959-42-1121 壱岐保健所 ☎ 0920-47-0260　対馬保健所 ☎ 0920-52-0166
熊本県	熊本県女性相談センター	○	○	×	月～土曜日　9：00～20：00　電話相談　☎ 096-381-4340 第４金曜　14：00～16：00　産婦人科医師による面接相談　※要予約　☎ 096-381-4340
大分県	大分県不妊専門相談センター （大分大学医学部附属病院）	○	○	○	☎ 097-586-6368（直通）　☎ 080-1542-3268（携帯） 火曜日～土曜日　10：00～16：00　電話相談 随時　不妊カウンセラー（専任助産師）による面接相談 週１回　医師による面接相談 月２～３回　臨床心理士による面接相談 月２回　胚培養士による面接相談　※面接相談は要予約 メール相談：hopeful@oita-u.ac.jp
宮崎県	宮崎県中央保健所	○	○	×	月～金曜日　9：30～15：30　☎ 0985-22-1018（専用）　※面接は要予約
	宮崎県都城保健所 宮崎県延岡保健所	×	○	×	都城保健所　9：30～15：30　☎ 0986-23-4504　※要予約 延岡保健所　9：30～15：30　☎ 0982-33-5373　※要予約
鹿児島県	鹿児島大学病院（専門相談）	○	×	○	月・金曜日　15：00～17：00　電話相談　☎ 099-275-6839 メール相談：funin@pref.kagoshima.lg.jp
	各保健所（一般相談）	○	○	×	月～金曜日　8：30～17：15　電話相談／面接相談 指宿保健所 ☎ 0993-23-3854　志布志保健所 ☎ 099-472-1021　加世田保健所 ☎ 0993-53-2315 鹿屋保健所 ☎ 0994-52-2105　伊集院保健所 ☎ 099-273-2332　西之表保健所 ☎ 0997-22-0012 川薩保健所 ☎ 0996-23-3165　屋久島保健所 ☎ 0997-46-2024　出水保健所 ☎ 0996-62-1636 名瀬保健所 ☎ 0997-52-5411　大口保健所 ☎ 0995-23-5103　徳之島保健所 ☎ 0997-82-0149 姶良保健所 ☎ 0995-44-7953
鹿児島市	鹿児島県助産師会 （鹿児島中央助産院）	○	○	○	水曜日　10：00～17：00　☎ 099-210-7559　※面接相談は要予約 メール相談：so-dan@k-midwife.or.jp
沖縄県	沖縄県看護研修センター内	○	○	○	水・木・金曜日　13：30～16：30　電話相談　☎ 098-888-1176（直通） 月１～２回　14：00～17：00　面接相談　☎ 098-888-1176（直通）　※要予約 メール相談：woman.h@oki-kango.or.jp

〔 編集後記 〕

「赤ちゃんを授かる」これが、こんなにも大変なことだったなんて知らなかった！！

卵胞も無事に育って、採卵できて、受精して、胚が成長して、胚盤胞になって3BA。妊娠判定頃にお腹がパンパンになってOHSSじゃん！？と、少しビビりながら、これってHCGホルモンが出まくってるからじゃない？ と、前向きに切り替える。

よし！これならいける！今回は、マジ期待できる！

フライング検査でも、うっすら2本目が見える！（と思う）。

さぁ、行くぞ！妊娠判定日だ！

…なのに、 血中HCG値が低くて、絶望的。

「なんで？」「どうして？」放心状態。そのあと、トイレで号泣。

そんな経験をして、私の今があります。

胚移植は治療過程のなかでは集大成ですが、患者にとっては妊娠への入り口で、ちっとも「まとめ上げ」ではありません。しかし、治療のなかでは集大成であり、ここへつなげるためには、いくつもの選択が必要になります。

それは、排卵誘発、受精、胚培養から、胚凍結、胚評価、胚移植、とさまざまな過程のなかにあり、その時々に必要となる情報は1つや2つではありません。また、それら情報は、前の治療過程から続き、その後の治療過程へと続いていきます。選択するポイントはあれど、それは赤ちゃんへと続く線の上にあるのです。

自然妊娠だったら、知らないで終わっていたこともたくさんあります。辛い思いも、不安も疑問も。けれど、そうした知識と得る感情は負の遺産ではなく、ある意味、不妊治療をした夫婦の財産ではないかと思っています。けれど、辛い思いは、出産の時に産み落としましょう！ 手放すことも大事です。

赤ちゃんを授かって、辛い思いを手放せるように。

そう願って、今回のテーマ「胚移植」をまとめました。

松島 美紀

i-wish... ママになりたい

胚移植 - 凍結融解胚移植 -

発行日	｜	2021年　3月5日
発行人	｜	谷高　哲也
構成 & 編集	｜	不妊治療情報センター・funin.info
発行所	｜	株式会社シオン　電話 03-3397-5877 〒167- 0042 東京都杉並区西荻北 2-3-9 グランピア西荻窪 6 F
発売所	｜	丸善出版株式会社　電話 03-3512-3256 〒101- 0051 東京都千代田区神田神保町 2-17 神田神保町ビル 6F
印刷・製本	｜	シナノ印刷株式会社

ISBN978-4-903598-76-5

i-wish ママになりたい　次号のご案内

vol.63

男性不妊 - 原因と治療 -

〔 特集 〕

★ 男性不妊かも？！チェックしてみよう

★ 男性不妊の原因には何がある？

★ どのような症状があるの？

★ どのような治療をするの？治るの？

★ 精子を追求！精子から見た妊娠と不妊

不妊の原因の約半分は、男性にあります。最近では、「男性にも不妊原因がある」ことが広まってきましたが、それでもまだまだ情報が行き届いていません。夫婦が赤ちゃんを授かるために、今、精子を考えよう。

〔 不妊治療 最前線 〕

★ ドクター・インタビュー

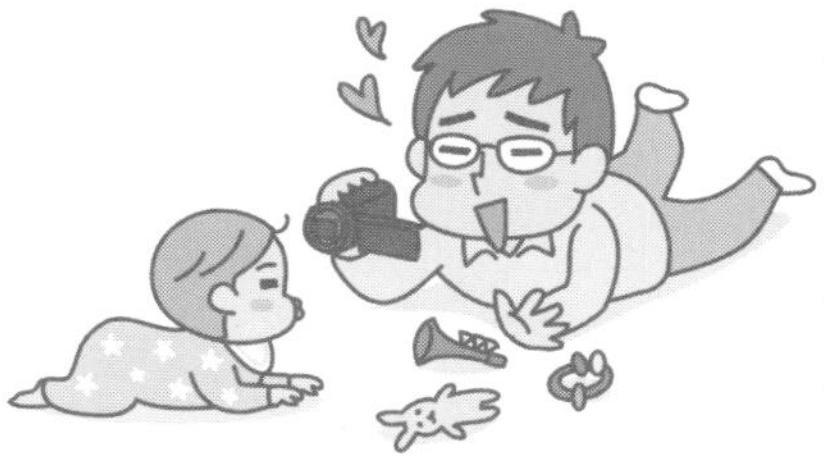

〔 そのほか 〕

★ ママなり応援レシピ

★ ママなり教室

★ 全国不妊治療施設一覧

★ 不妊相談センター一覧

ほか

発売予定　2021年6月

内容は、変更になることがあります。

i-wish ママになりたい は、どこで買えるの？

i-wish ママになりたい は、年に4回発行しております。

全国の書店やインターネット書店などでお買い求めいただけます。

honto

★ i-wish ショップ 楽天市場店

https://www.rakuten.co.jp/i-wishshop/

★ i-wish ショップ

http://funin.shop-pro.jp/